■ 任公越　汪湘　谢新才　编著

经络信息诊疗法

——基于经络状态测定的诊断和针灸疗法

U0304661

中医古籍出版社

图书在版编目（CIP）数据

经络信息诊疗法：基于经络状态测定的诊断和针灸疗法 / 任公越，汪湘，谢新才著． — 北京：中医古籍出版社，2013.6

ISBN 978-7-5152-0394-2

Ⅰ．①经… Ⅱ．①任… ②汪… ③谢… Ⅲ．①针灸疗法－经络 Ⅳ．①R224.1

中国版本图书馆CIP数据核字(2013)第096897号

经络信息诊疗法：

基于经络状态测定的诊断和针灸疗法

编　　著：任公越，汪湘，谢新才
责任编辑：邓永标
策　　划：严友谅
出版发行：中医古籍出版社
社　　址：北京市东直门内南小街16号（100700）
印　　刷：大厂正兴印务有限公司
经　　销：全国新华书店
开　　本：710×1000　1/16
印　　张：16
字　　数：240千字
版　　次：2014年1月第1版
印　　次：2014年1月第1次印刷
标准书号：ISBN 978-7-5152-0394-2
定　　价：28.00元

如发现印装质量问题，影响阅读，请与印刷厂联系调换

三吉生物醫藥品技術研究所汪浙同志惠存

弘揚古代傳統醫藥學，必須

与當代高新科技相结合，才

能發揚光大。

贺普仁题

一九九九年春月

著名老中医国医大师贺普仁教授为本书作者所属的三吉生物技术研究所题词

社会在前进科学在发展中医随

代化更须努力不断提高

江湘同志曾在市科委工作多年

对中医事业及科学发展尚不断

努力现以天命之年近期著将中

医经络之穴位用电子计算机结合

临床辨证诊断及治疗用在临床取

得显著效益经名种学位批华此为

中医现代化之一创举特此

祝贺

关幼波书

著名老中医肝病专家关幼波教授生前题词

祝 JXZ-1 型经络协调诊疗系统成功

证明中医的理论实践与当代高科技相结合成功的首创典范

人为万物之灵。人体各部系统的生理功能及气血运动都联系到人体整个体表，是通过经络穴位表露出来的，而且是不能离开人体，也是不能解剖出来的。功能是衡量人体健康与疾病的试金石。人有某种疾病，就是某些方面的功能欠正常，只要调整它的功能，疾病就会消失，这是功能与疾病的根本关系。我认为，药物治疗不是药物直接作用疾病，而是药物去调整功能，疾病还是靠功能来驱除的。针灸、推拿、点穴等等治疗方法，它没有带进药物，而是靠调整功能起决定性作用。因此，中医学对人体一切生理功能的理论，现在以高科技手段，代替人工方法，可以自动诊断和调整功能，更加正确有效。

如果我们完整地系统地掌握了体表的一切功能线路和枢纽，可以说人的健康完全能掌握在人的手里。如果达到这样的程度，相信不久的将来，人可以达到少生病、不生病，健康长寿，将是中医学的伟大发展。

八十七岁老中医　吕炳奎

2000年6月20日于北京

著名老中医前国家中医药局局长吕炳奎教授题词

序

　　针灸为什么能治病，亘古以来知其然而不知其所以然。现代医家云：是神经调节的结果。但神经调节之规律若何？又感茫然。

　　本书作者诸君，对针灸治疗有了新的说法。针灸是信息疗法，针灸治病的规律是对病经施行虚补实泻，即向病经输入虚补实泻之负反馈信息。

　　作者列举了近代经络试验，证实经络的五行配置，经络的五行生克，虚则补其母，实则泻其子和左病右治之规律的正确性，并举出了不少实例。

　　中医学现代化、与现代科学接轨，是中医学发展的必然之路。信息医学的提出，使心理治疗、养生先养心、针灸推拿，有了统一的归类。广义针灸的提出，使各类声、光、电、热、磁和穴位贴敷、穴位注射等穴位刺激疗法，有了研究方向。其发展前景，十分诱人。

　　本书之出版值得庆贺，余深感欣慰，特为之作序。在我国针灸申报世界非物质遗产成功之际，向广大读者推荐此书，亦适足以厉后学。

賀普仁

2011.11.30.

著名老中医国医大师贺普仁教授为本书作序

目　录

序

前言

第一章　针灸是信息疗法

第一节　什么是信息 ……………………………………… 25

第二节　广义信息疗法 …………………………………… 26

　　一、通过条件反射神经系统(视觉、听觉、嗅觉、味觉和触觉等)
　　　输入治疗信息 …………………………………… 26

　　二、通过非条件反射神经系统(植物神经系统、经络等)输入治疗
　　　信息 ……………………………………………… 27

　　三、通过口服或注射药物输入治疗信息 ……………… 28

　　四、基因疗法 ……………………………………… 28

第三节　狭义信息疗法——广义针灸疗法 ……………… 28

第四节　信疗原理 ………………………………………… 30

第五节　信疗治病的速度和治病极限 …………………… 31

第六节　狭义信疗的研究方法和工具 …………………… 31

　　一、经穴是信号变换器 ……………………………… 31

　　二、经络是信息传输系统 …………………………… 31

　　三、经络是信息处理和控制系统 …………………… 32

第二章　藏象学说

第一节　五脏的生理功能 ………………………………… **34**

　　一、心 ………………………………………… 34

　　二、肺 ………………………………………… 36

　　三、脾 ………………………………………… 39

　　四、肝 ………………………………………… 42

　　五、肾 ………………………………………… 45

　　六、心包 ……………………………………… 48

第二节　六腑的生理功能 ………………………………… **49**

　　一、胆 ………………………………………… 49

　　二、胃 ………………………………………… 50

　　三、小肠 ……………………………………… 50

　　四、大肠 ……………………………………… 51

　　五、膀胱 ……………………………………… 51

　　六、三焦 ……………………………………… 51

第三节　脏与腑的关系 …………………………………… **52**

　　一、心与小肠 ………………………………… 53

　　二、肺与大肠 ………………………………… 53

　　三、脾与胃 …………………………………… 53

　　四、肝与胆 …………………………………… 53

　　五、肾与膀胱 ………………………………… 54

第四节　脏与脏之间的关系 ……………………………… **54**

　　一、相生的关系 ……………………………… 54

　　二、相克的关系 ……………………………… 55

第五节　先天之本、后天之本 …………………………… **56**

　　一、先天之本 ………………………………… 56

　　二、后天之本 ………………………………… 58

第六节　性命之根——性腺 ……………………………… **59**

第三章　经络和经络学说

第一节　经络 ··· **60**

一、经络的主要内容 ···································· 60

第二节　《黄帝内经》有关经络认识的现代分析 ············· **75**

一、经络的发生与形态 ································ 75

二、经脉的循行与功能 ································ 76

三、腧穴 ·· 77

四、针感与循感 ······································ 78

第三节　经络实质与假说 ······························· **78**

一、经络假说 ·· 78

二、特定穴与递质能神经元的对应关系 ················ 80

三、相关及其他论述 ·································· 81

四、经脉——对应染色体活性轨迹 ···················· 83

第四节　经络研究进展及其探析 ························· **86**

一、经络的外周结构 ·································· 86

二、经络的神经主导论(中枢论) ······················ 87

三、其他见解 ·· 90

四、针刺的作用机制研究 ······························ 90

五、其他的相关研究 ·································· 91

六、本书作者的假说 ·································· 91

七、经络现象观测 ···································· 92

八、现代经络研究状况 ································ 93

第四章　阴阳五行学说

一、十二经和五输穴的五行配置 ······················ 97

二、阴阳五行的相生相克 ······························ 97

三、五输穴五行配置的验证 ···························· 99

四、作者对经络的理解 ································ 100

第五章　经络的控制论研究

第一节　经络——人体控制系统 …………………… **101**

一、经络简述 ………………………………………… 101

二、经络——人体控制系统 ………………………… 101

三、"经络神经统一观" ……………………………… 103

第二节　经络学说——古典的生物控制论 ………… **106**

一、从"整体"观念出发，着重系统功能 ………… 106

二、"黑箱"方法的应用 …………………………… 106

三、概念与术语的相似 ……………………………… 107

第三节　经络——"多级协调控制系统" ………… **107**

一、协调控制信息 …………………………………… 107

二、"多级递阶"结构 ……………………………… 108

三、输入输出共享 …………………………………… 109

四、多种信息载体 …………………………………… 109

五、高度信息压缩与全息性 ………………………… 110

六、低速信息传输 …………………………………… 112

第四节　广义"经络人"研究开发 ………………… **112**

一、广义"经络人"的概念 ………………………… 112

二、数字"经络人"研究 …………………………… 113

三、软件"经络人"研究 …………………………… 114

四、生物工程"经络人"研究 ……………………… 116

五、"经络"与"经络人"的科学意义 …………… 117

六、"经络"与"经络人"的应用价值 …………… 117

第五节　针麻——"多级协调控制"过程 ………… **118**

一、针麻概况 ………………………………………… 118

二、针麻是一种生物控制过程 ……………………… 118

三、针刺信息与致痛信息输入通道 ………………… 120

四、针刺镇痛的多级协调控制过程 ………………… 121

　　五、针刺镇痛过程的控制方式 ……………………………………… 124

　　六、针刺对生理功能的多级协调控制 …………………………… 125

第六章　经络特定穴

　　一、背部俞穴 …………………………………………………… 128

　　二、腹部募穴 …………………………………………………… 128

　　三、原穴 ………………………………………………………… 128

　　四、五输穴 ……………………………………………………… 128

　　五、络穴 ………………………………………………………… 129

　　六、郄穴 ………………………………………………………… 130

　　七、六腑下合穴 ………………………………………………… 130

　　八、八会穴 ……………………………………………………… 131

　　九、八脉交会穴 ………………………………………………… 131

　　十、交会穴 ……………………………………………………… 131

第七章　腧穴总论

第一节　穴位的命名 ……………………………………………… **136**

　　一、水流和山谷 ………………………………………………… 136

　　二、生物和体形 ………………………………………………… 136

　　三、居处与活动 ………………………………………………… 136

　　四、脏象和功能 ………………………………………………… 136

　　五、天象和位置 ………………………………………………… 136

第二节　穴位的演变与发展 ……………………………………… **137**

第三节　穴位定位尺度和方法 …………………………………… **137**

　　一、体表标志 …………………………………………………… 138

　　二、骨度分寸 …………………………………………………… 138

　　三、指寸法 ……………………………………………………… 140

第四节　生物全息现象 …………………………………………… **141**

第八章　信疗常用腧穴

一、背俞和腹募 ·························· 146

二、原穴和络穴 ·························· 146

三、井穴 ······························· 146

四、合穴 ······························· 146

五、等位穴 ····························· 146

六、八会穴、奇经八脉交会穴和各经交会穴 ·········· 147

第九章　经络状态的测定

第一节　经络状态的测定 ························ **148**

一、压痛点、皮下硬结、凹陷、皮肤着色探测法 ········· 148

二、知热感度测定法 ····················· 148

三、穴位皮肤电导测定法 ··················· 149

四、穴位皮肤阻抗测定法 ··················· 149

五、EVA(Electroacupuncture According to Voll——弗尔电刺激
疗法)诊断法 ·························· 149

六、EAV药物疗效预测 ···················· 150

七、穴位皮肤温度测定法 ··················· 150

八、穴位皮肤电位测定法 ··················· 150

九、皮电点测定法 ······················ 150

十、差电点测定法 ······················ 151

十一、红外线热像摄影法 ··················· 151

十二、液晶热像摄影法 ···················· 151

十三、电晕放电摄影法 ···················· 151

十四、穴位红外线辐射强度测定法 ·············· 151

十五、穴位可见冷光辐射强度测定法 ············· 151

第二节　知热感度测定法 ································ **152**

一、测量点 ······································ 152

二、测量方法 ···································· 156

三、病经分析 ···································· 157

第三节　电导测定法 ································ **159**

一、测量点 ······································ 159

二、测量方法 ···································· 160

三、病经分析 ···································· 161

第四节　疾病的预防和疗效预测 ············ **162**

第五节　经络状态自动测试、诊断系统 ········ **162**

第十章　狭义信息疗法的基本规律

一、循经律 ······································ 164

二、反映律 ······································ 164

三、虚实律 ······································ 164

四、补泻律 ······································ 165

五、阴阳表里律 ·································· 167

六、左右律 ······································ 168

七、手足律 ······································ 169

八、交叉律 ······································ 170

九、生克律 ······································ 171

十、巨刺律 ······································ 172

十一、等位律 ···································· 175

十二、全息律 ···································· 175

十三、俞募律 ···································· 175

十四、对偶律 ···································· 176

第十一章　治疗过程

第一节　经络状态测定 ……………………………………… **177**

第二节　治疗过程 …………………………………………… **179**

第三节　治疗实例 …………………………………………… **180**

　　附录： ……………………………………………………… 183

第四节　信疗方式与刺激信息 …………………………… **185**

　　一、机械刺激信息 ……………………………………… 185

　　二、电刺激信息 ………………………………………… 186

　　三、超声波刺激信息 …………………………………… 186

　　四、光刺激 ……………………………………………… 187

　　五、磁刺激信息 ………………………………………… 187

　　六、热刺激信息 ………………………………………… 187

　　七、化学刺激信息 ……………………………………… 187

　　八、综合刺激信息 ……………………………………… 187

第五节　常用信疗取穴法(最优信息输入点选取法)……… **188**

　　一、寻找经络反应点 …………………………………… 188

　　二、选用要穴 …………………………………………… 188

　　三、选用特定穴 ………………………………………… 188

　　四、循经取穴 …………………………………………… 188

　　五、病区局部沿经取穴 ………………………………… 188

　　六、巨刺与偶刺 ………………………………………… 188

第六节　简便针灸 ………………………………………… **188**

第七节　信息输入区的选择 ……………………………… **189**

第十二章　生物节律与子午流注——备受争议的课题

　　一、生物节律现象 ……………………………………… 190

　　二、时间针灸的内容 …………………………………… 190

　　三、有待验证的课题 …………………………………… 190

第十三章 信息疗法的诊断处方自动化——经络信息协调诊疗系统

第一节 临床研究 ⋯⋯⋯⋯⋯⋯⋯⋯⋯ **192**

　一、慢性支气管炎 ⋯⋯⋯⋯⋯⋯⋯⋯⋯ 192

　二、心律紊乱（1970年8～11月） ⋯⋯⋯⋯ 193

　三、精神病（1994～1996年） ⋯⋯⋯⋯⋯ 193

第二节 诊治机制 ⋯⋯⋯⋯⋯⋯⋯⋯⋯ **194**

　一、测定经络状态 ⋯⋯⋯⋯⋯⋯⋯⋯⋯ 194

　二、输入负反馈信息 ⋯⋯⋯⋯⋯⋯⋯⋯ 194

　三、经络信息协调疗法与传统针灸疗法的差异 ⋯⋯ 195

　四、经络信息协调疗法与现代科学的关系 ⋯⋯ 195

第三节 中医经络信息协调诊疗系统 ⋯⋯⋯ **196**

　一、引言 ⋯⋯⋯⋯⋯⋯⋯⋯⋯⋯⋯⋯ 196

　二、方法 ⋯⋯⋯⋯⋯⋯⋯⋯⋯⋯⋯⋯ 196

　三、功能模块 ⋯⋯⋯⋯⋯⋯⋯⋯⋯⋯ 197

　四、临床应用效果 ⋯⋯⋯⋯⋯⋯⋯⋯⋯ 198

第十四章 狭义信息疗法展望

　一、经络状态测定 ⋯⋯⋯⋯⋯⋯⋯⋯⋯ 201

　二、经络实质研究 ⋯⋯⋯⋯⋯⋯⋯⋯⋯ 201

　三、经络信息编码 ⋯⋯⋯⋯⋯⋯⋯⋯⋯ 201

　四、经络控制论的诞生 ⋯⋯⋯⋯⋯⋯⋯ 201

　五、全自动信疗系统 ⋯⋯⋯⋯⋯⋯⋯⋯ 202

附录一 经络穴位图 ⋯⋯⋯⋯⋯⋯⋯ **203**

附录二 针灸常用穴 ⋯⋯⋯⋯⋯⋯⋯ **214**

　一、手太阴肺经 ⋯⋯⋯⋯⋯⋯⋯⋯⋯⋯ 214

　二、手阳明大肠经 ⋯⋯⋯⋯⋯⋯⋯⋯⋯ 215

三、足阳明胃经 ……………………………………… 217

四、足太阴脾经 ……………………………………… 221

五、手少阴心经 ……………………………………… 223

六、手太阳小肠经 …………………………………… 224

七、足太阳膀胱经 …………………………………… 226

八、足少阴肾经 ……………………………………… 233

九、手厥阴心包经 …………………………………… 235

十、手少阳三焦经 …………………………………… 237

十一、足少阳胆经 …………………………………… 239

十二、足厥阴肝经 …………………………………… 243

附录三 奇经八脉 ………………………………… **245**

一、督脉 ……………………………………………… 245

二、任脉 ……………………………………………… 247

三、冲脉 ……………………………………………… 250

四、带脉 ……………………………………………… 250

五、阴维脉 …………………………………………… 250

六、阳维脉 …………………………………………… 250

七、阴跷脉 …………………………………………… 250

八、阳跷脉 …………………………………………… 250

附录四 经络是如何正在被证明的 ……………… **251**

参考文献 …………………………………………… **255**

序

中国医药学是一个伟大的宝库，应当努力发掘，加以提高。

早在20世纪60年代，我在中国科学院自动化研究所学习和工作时，在钱学森、贝时璋、杨嘉墀、疏松桂先生的影响和指导下开展了控制论、仿生学、人机系统的研究工作。其后，在中国科学院自动化研究所，成立了"控制论"研究组。

20世纪70年代，在北京市科技局、卫生局领导和组织下，中国科学院自动化研究所控制论组与北京市中医院、北京协和医院、北京中医学院、中国科学院生物物理研究所、动物研究所等协作，开展了"从控制论观点探讨针刺麻醉原理与经络系统实质"的研究工作，我们提出了"经络－人体控制系统"、"针麻－多级协调控制过程"的观点，研制了"经络电子测试仪"、"经络知热感测试仪"、"噪声电子针麻仪"，进行了"中医经络信息诊疗方法"的研究与实验。

1980年，在总结上述研究、开发、应用工作的基础上，我和黄秉宪、郭荣江、潘华合作，撰写了国内首本《生物控制论》专著，由科学出版社出版。其中，论述了"经络——人体控制系统"、"针麻——多级协调控制过程"，我们认为：中医的"经络学说"是古典的"生物控制论"，"经络系统"内属脏腑、外络肢节，是以"元神之府"(脑)为"控制中心"的"生物控制系统"，所谓"气血"意味着：信息及其载体，"经脉、络脉"是"气血"的运行通路，意味着："信息通道"，经络在体表的"穴位"意味着：人体控制系统的输入端(控制器)、输出端(显示器)。上述观点已为我国许多现代中医大夫认可，并已流传到香港、澳门、台湾，以及东南亚、欧美等海外华侨地区。

中医根据"经络学说"，通过"经络系统"，协调阴阳、平衡虚实、疏通表里、五行生克、子午流注，意味着：通过"人体控制系统"、进行"多级协调控制"，可以"处百病、决生死"。这既是我国中医几千年治病救人的医疗实践，也是海外华侨地区的许多中医治病救人的生动实例。

任公越、汪湘、谢新才在总结多年从事中医"经络信息诊疗法与广义针灸诊疗法"诊疗实践工作的基础上，撰写了《经络信息诊疗法》的专著，即将问世。这是他们坚持不懈、艰苦努力的成果，也是感到高兴、值得庆贺的事情。

为了表示祝贺，特献贺诗一首：

杏林瑰宝露奇葩，

经络开出锦上花；

探索信疗除百病，

协调控制惠千家。

中国人工智能学会 荣誉理事长

北京科技大学信息学院 教授

涂序彦

2010年9月1日

前　言

本书是作者们医疗实践的总结。

经　络

早在两千多年前《黄帝内经》上就有了对经络的精辟论断。近代医学兴起后，医学家发现在解剖刀和显微镜下看不到经络，而针灸治疗疾病的原因又说不明白，于是产生了针灸治疗是心理作用的说法。在近代史上中国和日本都出现了否定针灸治疗作用，甚至出现政府用法律禁止使用针灸治病的现象。

20世纪50年代初期，日本医学博士长滨善夫和丸山昌朗发现了一个名叫白万郎的经络敏感患者，并进行了相当全面的经络感传试验，证明了用已有的神经知识不能解释的经络现象，并编写了一本名为《经络之研究》的书籍出版。1951年日本中谷义雄发现经络经过的皮肤呈电的良导现象，因此称经络为良导络，掀起了近代使用医学和生物物理学方法研究针灸和经络的热潮。中国科学院生物物理研究所又发现了穴位的可见光辐射，经络的隐性感传和高音线与良导线一致现象。

近代医学是建立在生物学、物理学和生物化学的基础上的，医学家花费了很多精力试图在显微镜下看到经络实体，但都失败了。朝鲜金凤汉自称用独特的方法看到了经络实体，但别人无法实现；在他的助手揭露他做假后，跳楼自杀(虽然近来有人为金凤汉翻案，并未得到医学界认可)。以后又有人做了认为经络的"地"层是骨间膜和生物液晶的实验，还未达到世界公认的程度。但可以认为，经络与物理学中的"场"相似，可以看到效应，看不到实体。

西方人参加的近代的经络和针灸研究，创造了很多治疗方法(如皮电点，弗尔针法等)，发现了很多经络穴位的生物物理特性和效应，到20世纪70年代，凡是了解经络研究成果的现代医学家，都承认了经络的存在，至少认为经络效应和经络现象是客观存在的。

应用这些经络效应，出现了很多广义针灸(使用声、光、电、热、磁和化学刺激)治疗方法。50年代初，日本赤羽幸兵卫发现了生病时人体井穴对热的知觉敏感程度发生变异，发明了经络状态知热感度测定法。在长滨善夫的协助下，证实了背部与十二经同名的俞穴是头等治疗要穴。编写出版了《知热感度测定法——针灸治疗学》一书。

本书作者对常用的原穴(即同位穴)、井穴直流电导，原穴(即同位穴)、井穴交流阻抗及井穴知热感度测定法(热测法)的临床应用，发现电测法对十四岁以下儿童和青年白领妇女治疗效果较好，对大部分神志清醒的成年患者，知热感度测定法效果较好。

本书介绍的主要依靠经络状态测定结果和经络功能施治，效果比按经验施治更好。

狭义信息诊疗法

世界由物质、能量和信息组成。

人的认识是不断发展和不断深化的，认识过程永远不会完结。人的认识来源于社会实践。人对自然界的认识是由社会生产力发展水平和科学研究水平所决定的。随着生产力和科学的发展，人类较早认识了物质和能量。到20世纪初，爱因斯坦又发现了物质和能量间的互相转化关系。但人们对信息认识较晚，1928年哈特来 (R.V. Hartley)提出了信息的概念，由于当时通信技术还不发达，没有引起人们的重视。1948年申农(C.E.Shannon)发表了关于信息论的文章，维纳(N.Wiener)出版了《控制论——或关于在动物和机器中控制和通讯的科学》一书，信息论和控制论才蓬勃地发展起来。但是，对信息的哲学解释，还存在着不同的认识。各领域使用的信息论也不统一。

一般说来，化学研究物质的性质和构造；物理学研究能量的转换和运动；信息科学研究信息的传输、加工和变换。用物质治病称作化学疗法或药物疗法，简称(广义)化疗，用能量治病是物理疗法和放射疗法，简称理疗；用信息治病叫作信息疗法，简称信疗。信疗是医学科学的新分支。

针灸治疗向人体既没有输入物质，也不是输入能量，而是输入刺激信息。信息必须以物质(如书信或遗传密码)或能量(如声音或无线电波)为载体。信息是物质和能量在空间、时间和频率上分布的不均匀程度的度量。针灸过程虽也伴随着机体生物电和生物化学变化，但这一点点能量和物质仅仅是信息的载体或信息控制作用的结果。针灸向人体输入的本质的东西是信息，针灸是信息疗法。一切向患者体表腧穴施行各种理化(机械的、电的、磁的、声的、光的、热的、膏药、药物等)刺激的疗法，都是信息疗法或广义针灸疗法。针刺的不同手法，能产生不同的刺激信息，烧山火和透天凉就是著名的刺激手法。

理疗和信疗有质的区别。理疗是以相对大面积的机体组织和病灶为对象，用各种放射能、声能、光能、电能、磁能、机械能、化学能等为治疗手段，以改变机体组织的性态达到治疗目的；信疗是以机体控制系统(神经调节、体液调节、器官调节系统和经络)为对象，体表的理化刺激点很小，以输入信息改善人体控制系统功能，激发患者自身的调节功能达到治疗目的。不同的刺激手法(如针刺的提、插、捻、刮等)和不同的刺激手段(如针、灸、按摩、推拿、拔罐、刮痧、结扎、激光、超声、电、磁、红外光、电磁波、穴位贴敷各种膏药等)可产生不同的信息码，对各种疾病产生不同的治疗作用。

现行的许多理疗方法，特别是各种电疗，以刺激神经为对象，所用能量较大，体表刺激面积也很大，按照上述定义，它既有理疗作用，也有信疗作用。但它没有运用信疗的基本规律。

人的神经系统可分为非条件反射和条件反射两个子系统。广义针灸(信疗)是与非条件反射系统打交道，疗效不受患者后天知识的影响，心理状态对信疗效果也不起主导作用。信疗是医生(或计算机控制的信疗机)通过各种刺激手段与患者非条件反射系统的通信或对话。这种通信的"信息"不因民族和地区而异，甚至与其他脊椎动物(如猪、狗、牛、羊)也有共同"治疗信息"。

广义的信息疗法应当也包括向条件反射系统输入信息。如改变生活、工作环境和用说服诱导方法改善患者精神、心理状况所起的治疗作用；在催眠状态下用语言、手势和行为信息对受术者所起的治疗作用；在入静状态下练功者集中意念信息(非体外输入信息)，放松肢体、调理呼吸的气功治疗作用以及安慰剂疗法、音乐疗法和基因疗法。

疾病表现为机体控制系统的失调。控制系统的失调大致可分为两类状态：虚态(功能衰退)和实态(功能亢进)。向机体控制系统输入的信息也大致分为两类：补信息(兴奋法)和泻信息(抑制法)。对失调的控制系统施行虚补实泻，即输入负反馈信息，可改善控制系统的功能，促进病体康复。选择最优信息输入点(腧穴)，向失调的经络输入负反馈信息是信疗的基本原则。实践表明，在一般情况下机体有从刺激信息中选取治病所需的负反馈信息的能力。

物质、能量和信息都能产生麻醉作用，即药麻、理麻(能量麻醉)和信麻(广义针麻)。信麻是靠重复输入泻信息，把机体控制系统由常态(或虚态、实态)推入深虚态的正反馈过程。由于机体控制系统有良好的维持常态的能力，克服这种调节能力，需要足够长时间的诱导刺激。控制系统功能优异的患者，这种调节能力特强，致使信麻效果不佳。加之信麻镇痛不全，大脑不同程度地收到了畸变的痛觉信息，清醒的患者耐痛能力不同，思想准备不同，表现为心理状况影响信麻效果，造成很大的麻效个体差异。

抛砖引玉

广义针灸原理的研究，可能在我国形成一门崭新的医学科学——信息治疗学。信疗中信息编码和信息加工规律的研究，还可能产生一门崭新的技术科学——经络控制论。使数学工具成功地用于医学，把中国针灸学推向精确科学的程度，推向真正完善的程度。

希望本书的出版，能引起针灸学界的关注，成为建立信息治疗学的一块踏脚石，一块敲门砖。本书是为狭义信息治疗学的创建抛出的一块砖，希望它能引出大块的玉来，让我们共同建立一个以现代科学为基础的新学科——信息治疗学，让不懂中医、否定中医的人，不再嘲笑中医是"伪科学"。

由于本书介绍的治疗方法，简便易行，不需记忆治疗各种疾病的配方，也适合于业余针灸爱好者家庭治疗，用皮内针施补，用贴敷蒜片行泻，安全可靠，疗效显著。医院推行此法，宜配备多名医护助手，利用简便的测定工具，专职测定病员经络状态，供医生施治，用分工作业补偿测定经络状态耗费的时间。

鸣　谢

本书的作者得到了著名老中医贺普仁教授、关幼波教授、吕炳奎教授的支持和鼓励。在经络诊疗系统研制和本书起草过程中，得到了北京科技大学涂序彦教授的指导。本书第五章经络系统的控制论研究，取自涂教授的研究成果。特此致谢！

JXZ-1经络协调诊疗系统的研制，在北京市三吉生物医药技术研究所的主办下，软件由首都医科大学罗述谦教授编制开发，硬件开发得到了中国科学院自动化所张云彩研究员、北京航空航天大学盛焕鸣教授、北京大学电子仪器实验厂夏午炳厂长和陵佩舜总工程师的协作，并得到了北京大学医学部马尚斌教授、北京大学第六医院精神卫生研究所罗和春所长、北京大学第一医院冯晋光教授的帮助，在张本院长主持下在唐山开滦亿矿集团精神病医院临床推广应用此系统。特此向大家致谢！

对20世纪70年代和作者协作的部队医院和科研机构深表谢忱！

向20世纪70年代与作者共同组织此疗法培训班的北京市科委同仁致谢。

特别感谢北京市科委、海淀区科委、北京市中医药管理局、北京市卫生局和药监局等领导对本疗法的大力支持。

由于作者才疏学浅，实践还不够广泛，疏忽、错误之处在所难免，望海内外同仁，不吝指正。

本书作者

2012年4月8日

第一章 针灸是信息疗法[1]

第一节　什么是信息

关于"信息"的哲学含义，目前还存在争议。信息不是广告，但广告中含有信息。自然界存在的信息分两类：一类是人为信息，这类信息的形成和传播必须有人的心理过程的参与，如图书、文字、符号、密码、旗语、语言和各种通信信号。另一类是客观存在的信息，它的存在是不以人的意志为转移的，如人体的植物神经(管理人的生理、病理功能的非条件反射神经系统)、动物和植物体内所处理的信息以及遗传密码。有人做了一个非常有趣的实验：把一棵植物叶子上的生物电信号，经过变换和放大连至一个扬声器，让一个人粗暴地折去这棵植物一部分枝叶，当其他人走到这棵植物前面时，扬声器没有音响，但每当折断它的枝叶的人走到它面前时，扬声器则发出强烈的音响。这说明植物除了具有接收外界信息、调节对阳光的接受及控制叶面的水分蒸发的能力外，还具有对外界刺激信息做出迅速反应(如含羞草)和识别"敌人"面貌的高超的信息处理能力。

日本人江本胜用水结晶拍摄技术，发现水也具有阅读文字、聆听语言、音乐，理解祝福和诅咒及记忆信息的能力。这可能是人体对催眠术、自我暗示、气功、祈祷、祝福和诅咒等信息作用的物质基础。[2]

不同的学科对信息有不同的定义，不同的学科对信息量的定义各不相同。通信的信息量是不确定度，计算机的信息量是占用的存储容量。

通信中消息含有信息量。对某消息传输的关于某事件的信息量定义如下：

接收的信息量(比特)= $-\log_2$ [收到消息后关于该事件的概率／收到消息前关于该事件的概率]

如信息传送通道没有干扰，且收到信息后不存在模糊度，则

接收的信息量(比特)= $-\log_2$ [收到消息前关于该事件的概率]

取以2为底的对数时，信息量的单位为比特。同一条消息，对不同的接收者含有不同的信息量。大家都知道的事件消息，其信息量为零比特。

哲学上对信息的定义是："信息是物质和能量在空间和时间(包括频率)上分布的不均匀度的度量。"信息必须寄存在物质(如图书和遗传密码)或能量(如无线电信号和神经元的冲动)上，它不能脱离物质和能量独立存在。

平均信息量称作"熵"，熵是负的信息量。可以用熵表示一个系统的有序化

(有组织化)的程度，有序度越高熵越低。

广义针灸，向人体输入的不是物质，也不是能量，而是信号所携带的治疗信息。信息疗法中的信息，以不同的编码形式存在。不同的针刺手法(如烧山火、透天凉等)产生不同的信息编码，有着不同的治疗作用。同样，不同的刺激手段(如热刺激、超声刺激、可见光和不可见光刺激、交直流电刺激、短波和微波电磁波刺激、恒定与交变磁场刺激、不同的膏药贴附的理化刺激及各种机械刺激等)携带不同的刺激信息，产生不同的治疗作用。目前还不知它的编码采取什么形式，也不知道它的信息量如何度量；但是同一信息的重复输入，可起到加速将疾病治愈的作用。

第二节　广义信息疗法

总结前人经验，笔者认为广义信息疗法按信息输入人体的途径可分为四类：

一、通过条件反射神经系统(视觉、听觉、嗅觉、味觉和触觉等)输入治疗信息

此类疗法要求患者有先验经验或知识，并在主观上做好心理配合。例如，对一不懂汉语的患者施行用汉语做心理治疗，就不会产生疗效。

(一)心理疗法

在患者清醒的状态下施行以语言信息为主的劝导、说服疗法。心理咨询、心理治疗属于此类疗法。

(二)催眠术疗法

在催眠状态下可以出现许多奇特现象：把室温的铜钱贴放于受术者身体上，但告之是烧红的铜钱，可致使受术者"烫"伤；告之空杯中有酒，可使之空饮成醉；告之空杯中有水，空饮可造成大量排尿；身材苗条的少女催眠后头脚搭在凳子上身体架空，腹上站一彪形大汉仍可保持身体挺直。在被催眠态下可集中精力工作，计算能力成10倍地提高……这些已成为催眠术界公认的常见现象。

催眠术是施术者的显意识与受术者的潜意识间的一种对话和沟通，除可治疗心理障碍、过敏和潜意识造成的疾病外，也广泛用于侦破、查讯、回忆、验证等方面。在催眠状态下，语言信息可造成治疗甚至伤害作用，但需要受术者的合作。受术者如缺乏催眠治疗时所需的先验知识，或属先天弱智者，则不会发生信息治疗作用。

（三）自我暗示疗法

自我暗示有多种疗法，但暗示信息均来自患者自身。

（四）自我催眠疗法

一位外国催眠大师，能在自我催眠的情况下接受外科医师的手术。

（五）生物反馈疗法

借助某种仪器的指示，靠患者主动调整、放松自身的身态和心态，跟踪、保持仪表指示的最佳指标的办法，以达到治疗目的。

（六）气功疗法

患者通过自我调心、调身、调息达到治疗目的。

（七）祈祷疗法

国外报道，已有大量实验证明祈祷可治疗疾病。笔者访问了几个宗教信徒，也证实在放松、安静和虔诚状态下，祈祷实际上可以通过自我暗示，通过祈祷者自己的潜意识治病。

（八）安慰剂疗法

医生把维生素片说成是治疗某种疑难病的特效药，有的患者服用后病症明显减轻。暗示信息起了治疗作用。

（九）音乐疗法

本书在此不详论其内涵。

二、通过非条件反射神经系统（植物神经系统、经络等）输入治疗信息

这种疗法的疗效，与患者先验知识、对此疗法的主观配合与否无关。

（一）针灸疗法

针刺和艾灸向人体输入的不是物质，不是能量，而是刺激信息。不同的针刺手法，对应着不同的信息编码，起着不同的治疗作用。针灸属于信息疗法。

（二）广义针灸疗法

针与灸本身即说明了输入治疗信息的多样性。针是输入机械刺激信息，灸是输入热刺激信息。隔姜灸、隔蒜灸和隔盐灸除了热刺激之外，还输入了化学刺激信息。除了按摩、推拿、刮痧、拔火罐和贴敷膏药等传统穴位疗法外，医生还

采用红外线、超声波、激光、直流电、交变电、脉冲电、高频电、恒定磁场、交变磁场、穴位注射等多种理化穴位刺激方法治病。以上疗法均定义为"广义针灸"，即在体表输入各种理化刺激信息的信息疗法。广义针灸是最常见的信息疗法，因其疗效显著，治疗费用低廉，无不良反应，现正在全球扩展，开始得到世界大多数国家的承认，其疗效不受患者意志的影响。在此，我们将上述广义的针灸均归入本书所论的狭义信息诊疗法。

三、通过口服或注射药物输入治疗信息

中医有"药物归经，引信报使"学说，"信"即信息，"使"即信息载体。通过药物携带的信息起到治疗作用。西医也发现一些药品用量极少即可起治疗作用，其药量用理化作用或杀菌作用难于解释。一位医学家曾对笔者说，感冒病毒在APC溶液中生存良好，但人服用APC后却能治疗感冒。这可能也反映出药物携带的信息在起治疗作用。

四、基因疗法

即用改变患者基因信息的方法治疗病患。

第三节　狭义信息疗法——广义针灸疗法[3]

区别于广义信息疗法，我们定义通过非条件反射神经系统(植物神经系统、经络等)输入治疗信息治病的疗法称作狭义信息疗法，其相应学科是狭义信息诊疗学。狭义信息疗法就是广义针灸疗法，这是通过各种施加于人体体表刺激治疗疾病的方法。本书主要讨论狭义信息诊疗法。

狭义信息疗法的不同刺激手段，也包含多种治疗方法名称，如梅花针疗法、透针疗法、强刺激疗法、电针疗法、激光针疗法、红外线疗法、微针疗法、刮痧疗法等。

通过各种理化刺激手段向人体体表输入治疗信息以达到治疗作用的，属于广义针灸，或称为狭义信疗。狭义信疗的基本理论是经络学说。经络的生理、病理和生物物理学效应，可用来测定经络的三种状态，即中医所称的：虚态——功能衰退；实态——功能亢进；健态——功能正常。

各种刺激作用于腧穴，经过变换作用转换为经络信息。经络信息编码，可能是各种高等动物(如人、狗、猪、牛、羊)的共同信息。治疗信息有多种编码，

各种理化刺激手段，可通过穴位皮肤转换为经络可识别的信息。临床经验表明，经络信息不仅与刺激手段 M（声、光、热、电、磁、机械、化学）有关，也与刺激波形 W、频率 f、振幅 A 有关。与无线电工程中的信号不同，同一波形 W、相位 ϕ、频率 f 而振幅 A 不同的信号，经穴位皮肤变换后，产生不同的经络信息。同一波形、相位、振幅、频率的电流，运用于电刺激、磁刺激的励磁或激光刺激的调幅，也产生不同的经络信息。即经络信息是这些参量的函数（F），转换函数 F 也存在个体差异，使完全相同的刺激信号，在不同的患者身上产生不同的经络信息 I：

$$I = F_M(W，\phi，f，A)$$

虽然目前我们对经络信息编码方式尚不清楚，但医疗实践表明治疗信息可分为两类：补信息——兴奋刺激信息；泻信息——抑制刺激信息。"虚补实泻"即为向功能失调的经络输入负反馈信息。

长时间的恒定刺激（如皮内针、埋线、恒磁片贴敷），并不增大输入经络的信息量，而只重复发送同一信息。针刺麻醉（信息麻醉或信麻）的诱导刺激，也类似于信息重发。

狭义信息疗法按照输入刺激信息的部位不同，又可分为体针疗法、头针疗法、手针疗法、脸针疗法、耳针疗法、鼻针疗法、足针疗法、唇针疗法、腕踝针疗法、舌针疗法、目（眼框区）针疗法等。对不同信息输入体位的信疗，均可实现对某一特定疾病的治疗，是生物全息律的体现。

狭义信疗可定义为：选择体表最佳信息输入点，向功能失调的经络输入负反馈信息，通过机体自身的功能调节，改变体内物质和能量的状态，使生病的机体康复。

由于人体自身的调节功能是迅捷的，因此信疗的疗效也颇显神速。但也由于人体的功能调节能力是有限度的，因此信疗的疗效也是有局限的，不能包治百病。

理疗是通过各种物理能（放射能、机械能、声能、光能、热能、电能、磁能等）直接作用于病灶，使受作用的组织发生性态变化而起治疗作用。一般情况下理疗治疗面积较大、使用能量也较大。而信疗是以各种能量为载体的信号作用于体表，并产生"经络信息"，通过这些信息调节经络、神经、体液等"控制系统"的功能，调动机体自身力量来治疗疾病。信疗所用能量很小，刺激面积仅为一个点。但选择信息输入点必须遵循经络学说的规律。

有些"理疗"，以刺激神经为目的，但所用能量较大，刺激面积也较大，它实际上往往是兼有理疗作用的信疗，但其疗效通常低于信疗。

第四节 信疗原理

从耗散结构论角度观察，人体是一个远离平衡区的多功能态、稳定的开放巨系统。它与外界有着物质(精)、能量(气)和信息(神)的交换。当机体功能正常时，它具有极高的组织度或有序度，系统的熵(Entropy，从有序度角度观察，可以认为是热力学第二定律中的熵；也可以从信息论角度观察，认为是系统的平均信息量的负值)很低。当机体生病时，系统有序度降低，熵值升高。外界输入负反馈信息(负熵信息)，使系统熵降低，有序度回升，病情改善，如输入正反馈信息将使系统熵增加，有序度破坏，病情将加重。

由于经络经过亿万年进化，具有很高的稳定性和从干扰中提取负反馈信息的能力。信疗的研究，既包括探索经的信息编码、最佳信息输入点的选择等，也包括研究信息输入方法及信疗作用的机制。

临床经验表明，对于多数疾病和人(约占患者的80%～90%)，有意识地对病经行虚泻实补刺激，也能治病。但对少数的人和病(约占患者的10%～20%)，虚泻实补将产生正反馈，使病情恶化。这说明人类经过长期进化，经络是一个极完善的控制系统，它具有从外界刺激信号中选取治病所需的负反馈信息的能力：即主观上对病经的补刺激中，也包含了多种信息，处于实态的经选取了其中包含的泻信息(补、泻信息类中还包括起不同治疗作用的信息编码)，处于虚态的经选取了其中包含的补信息，从而产生了良性刺激作用。在不同的经络状态下，金、银针可起相同的补泻作用[4]。当胃弛缓时针刺后收缩加强，当胃紧张时，针刺后变弛缓；对紧张性膀胱，行泻针后能使张力降低；松弛性膀胱行泻针后则张力增高；心率慢者针刺后增快；心率较高者针刺后变慢[5]；针刺合谷，有汗则止，无汗则发……都表明大多数人的病经有从外界刺激中选取负反馈信息的能力。看来间中喜熊氏对此颇有感受[6]，他认为补泻是刺激量、刺激的质和感受性的函数。他的公式应更正为：补泻是刺激信息、干扰信息(非病经所需的正反馈信息可视作干扰)、经络状态和机体感受能力(控制系统从外界刺激选取负反馈信息的能力)的函数。间中把针灸看作理疗而未认识到针灸是信疗。信息(针刺、激光、按摩、磁刺激等)麻醉的诱导操作所产生的泻信息能量很强，对其他信息处于压倒优势，不论经络处于什么状态，都被推入深虚态。经络由偏虚态进入深虚态的过程是正反馈过程。由于体液的作用，泻信息停止输入后，仍有一段保持镇痛作用的时间。

主观上采取虚补实泻的方法是安全可靠的，可避免少数患者因向病经输入正反馈信息而致使病情加重的结果。

补泻信息的刺激点应尽可能选取最优信息输入点，各种经络反应点是最优负反馈信息输入点之一。压痛点、良导点和皮下硬结点是最常见的经络反应点，即经络状态的输出点，应按照经络测定结果和患者主述沿经寻找这些反应点。

第五节　信疗治病的速度和治病极限

广义针灸治疗效果之迅速是惊人的，疼痛经常在几秒内消除。甚至器质性病变也能在第二天康复。但信息治疗是靠机体自身的调节能力实现的，当机体丧失了调节能力时，信疗将无效。当信疗诊断、治疗方法准确，多次治疗无效时，应采取药物治疗或理疗。

第六节　狭义信疗的研究方法和工具

到目前为止，经络在解剖学上尚无公认的见解，人们尚只能用观察其效应的方法研究经络的存在与功能。在经络实质不详的条件下，狭义信疗的研究可采用控制论的功能类比和黑箱方法。黑箱是内部结构不详的系统。经络黑箱输入的是外界治疗信息，输出是经络的体表效应或五脏六腑的物质和能量的变化和功能的改善。通过研究输入和输出的关系，研究狭义信疗作用和经络的等效功能结构。

以黑箱方法研究经络，可以发现：

一、经穴是信号变换器

经穴能把作用于穴位皮肤上的各种理化刺激信号转化为经络可传输、可识别的"经络信息"。研究各种理化刺激信号波形与治疗效果的关系，探索各种疾病的某种物理量的最佳刺激信号，观察个体差异规律，等等，可为进一步研究经络信息编码方式做出准备。

二、经络是信息传输系统

经络内系脏腑，外络支节，把机体生病信息通过各种经络效应反应于体表，将体表刺激信息传递至脏腑。

三、经络是信息处理和控制系统

经络可根据机体疾病状况和对体表输入治疗信息的分析，通过调节脏腑功能，改变机体内部物质和能量状态，可实现消炎、止痛、调节内分泌和体温等多种功能，促使机体康复。详见本书第五章。

如果对第二节所述四类信息疗法的梳理与理念能成为医学界和生物学界的共识，进而重新定义化学疗法和物理疗法，则建立一门崭新而实际上又颇古老的"信息诊疗学"的条件即已成熟。信息疗法的梳理与提出，有可能走出一条中西医接轨、融合的道路。由此，中医学和西医学的研究方法，不再仅停留于医学和生物学方法，还要采用信息论、控制论和系统论的方法，及支持这三论的数学方法。同时也要吸纳在20世纪后半叶诞生的、被认为对研究生命科学极有潜力的耗散结构论(Dissipative Structure Theory)、突变论(Catastrophe Theory)和协同学(Synergetics)方法。应该看到中医学诊病的整体性观念、局部病变与全局相关的观念，以及辨证论治的观念，在系统论和控制论中均能得到不约而同的体现。从针灸医疗中得到的经验可知，运针较之置针不动；交变不规则电脉冲刺激较之直流电、正弦交流电刺激；交变磁场刺激较之恒定磁场刺激，均可产生更好的疗效。这正是信息论中所说的，被信号调制的载波或编码波携带有更多信息的缘故，也说明信息是一种不均匀度的度量。

医学家们将会由对古老的运针和推拿手法的研究，转向信号调制、编码和体表刺激物理量波形的研究。人们不再追求为确认有形的经络而从解剖学上寻找管状结构物，中西医学理论将转向在化学、物理学和信息学基础上融合，并为用数学方法精确描述医学过程创造条件。

中医和西医的治疗对象是同一人体，而二者在临床治疗上又都是行之有效的，但两种医学理论却完全不相容，这说明中医和西医理论都存在各自的局限性和重大缺陷，在弥补了各自的缺陷后，中西医学必将融合为统一的医学。如果现代化学、物理学和信息学仍不能解释融合后的中西医学，就说明这三大基础科学本身尚待完善，所用的相应数学方法，可能也有待进一步完善。笔者相信，中西医融合的过程中，必将产生科学认识上的重大突破。

第二章　藏象学说[7]

　　中医的藏象学说，是信疗的基本依据，介绍于下。

　　"象，形象也。藏居于内，形见于外，故曰藏象。"藏，是指藏于体内的脏腑器官；象，是指表现于外的生理、病理现象。"有诸内者，必形诸于外"，内脏的功能活动在外必定有其表现现象。外在表现包括物质运动现象和精神活动征象，有可见的、感知的、有自觉的、他觉的……各种各样的信息，内脏是指脏腑等实体组织器官。藏象学说就是研究生命内在本质(根基)与外在表现及其相互之间的一门学说。

　　藏象学说，是以脏腑为基础。脏腑是内脏的总称。按照脏腑的解剖形态特征、生理功能特点，可分为脏、腑、奇恒之腑三类：脏，即心、肺、脾、肝、肾，合称为"五脏"；腑，即胆、胃、小肠、大肠、膀胱、三焦，合称为"六腑"，奇恒之腑，即脑、髓、骨、脉、胆、女子胞(子宫)等。

　　五脏的共同生理特点，是化生和储藏精气；六腑的共同生理特点是受盛和传化水谷；奇恒之腑，即是指这一类腑的形态及其生理功能均有异于"六腑"；不与水谷直接接触，而是一个相对密闭的组织器官，而且还具有类似于脏的储藏精气的作用，因而称为奇恒之腑。五脏是实质性器官，主储藏精气，即蕴藏着各种营养必需物质，是生命活动的根基；六腑是膜状中空有腔的器官，主饮食物的消(传)化吸收——从外界摄取营养物质和排泄代谢终产物及废物。脏腑在形态上就是指解剖上见到的器官，与现代认识并无二致，即是古代的解剖知识为脏腑学说的形成，在形态学方面奠定了基础。

　　当然，脏腑作为生命活动的根基，其生理功能必然主导、关联到机体的各个方面，在长期临床观察实践中形成的藏象学说，即试图将生命活动的所有现象与脏腑探寻出相对应的内外因果关系，所以说，藏象学说研究的脏腑，又不单纯是一个解剖学的组织器官，更重要的是分类概括了人体某些系统的生理和病理学概念。

　　由藏象学说研究到的脏腑体系，是以五脏为核心散发出的相连体系的功能系统，其大致模式是：五脏——五腑——五官——五体——五液——五志——五声——五色……再与自然界的五行相通应。为什么以五脏为核心呢？可能还因为六腑与能表现生命本质的情志意识活动缺乏密切关联。

　　人的精神情志与意识思维活动，本是大脑的功能。但是，在藏象学说中，则认为人的精神情志、意识和思维活动与五脏的生理活动具有密切的关系。由于五脏的生理活动能够统率全身整体的生理功能，所以认为大脑的生理功能正常，有赖于五脏生理功能的平衡协调。五脏的功能活动异常，则大脑的精神意识必受其影响；反之，情志思维活动失常，也势必反作用于五脏，从而影响五脏的生理功能。因此，《素问·宣明五气篇》所说："心藏神，肺藏魄，肝藏魂，脾藏意，肾藏志"，并不是不认识大脑的功能，而是进一步把人的精神意识和思维活动加以科学的分类，探讨其与各脏生理活动相感应的关系。

五脏生理功能之间的平衡协调，是维持机体内在环境相对恒定的主导环节；同时，通过五脏与形体诸窍的联系，五脏与精神情志的关系，来沟通体内环境之间的联系，维系着体内外环境之间的相对平衡协调。

第一节　五脏的生理功能

五脏的生理功能，虽然各有专司，但心脏的生理功能是起着主宰的作用。五脏及其相互之间各种生理活动的相互依存、相互制约和相互协调平衡，主要是以阴阳五行学说的理论为基础阐释的。

一、心

心居于胸腔，膈膜之上，圆而尖长，形似倒垂的未开莲蕊，有心包卫护于外。"心者，君主之官也，神明出焉。"心脏颜色赤，在五行属火，为五脏六腑之大主，起着主宰生命活动的作用。其主要功能有：

（一）主血脉

全身的血和脉都统属于心。血管和心脏联系在一起形成一个相对密闭的管道体系，心脏搏动，推动血液在血管中流行不止，环周不休。血液循环系统都有赖于心脏功能的正常，才有发挥其运输营养物质和氧气，运走代谢产物等功能，以保证生命活动的正常进行。

心脏的正常搏动主要依赖于心气，心气充沛，才能维持正常的心力、心率和心律，血液才能在脉内正常地运行，周流不息，营养全身，而见面色红润光泽，脉象和缓有力等外在表现。血液的正常运行，也有赖于血液本身的充盈。心气又主要由原气所化生，所以心脏搏动是根源于原动力的作用。

从现代观点看，虽然影响心肌收缩能力的机制，迄今尚未能清楚阐明，但心脏搏动主要与儿茶酚胺(CA)及电解质K^+、Na^+、Ca^{2+}等明显相关，其中心肌收缩动力主要是由CA决定的，且窦房结区域也存在嗜铬细胞，这说明心脏象发动机一样，其运转乃有赖于原动力——元气(CA)的作用。而水电解质平衡则能表示血液的状况。

（二）主神志

心主神志，也称心主神明，心藏神。神有广义和狭义之分。广义的神，是指整个人体生命活动的外在表现。心脏主持血液循环，为整个机体运送营养和氧气，其功能的强弱直接关系到机体新陈代谢的旺盛与否，即心脏的功能反映人体生命活动的状况。狭义的神，是指人的精神、意识、思维活动。心脏是神志活动的根本，主宰精神活动，试就以下几方面进行理解：

1.有人从马的心脏里提取到了记忆软件(肽类分子)，人的心脏难道就不是记忆软件的发源地？《灵枢·本神》说："所以任物者谓之心，"即说明记忆是心脏的功能；

2.心脏具最强的自律性，这种自主功能本身就是"神"的标志；

3.心脏对外界影响相当敏感，如躯体运动和情志刺激都迅速影响心率和心律，使机体能适应各种变化，这种自动调控机制更是"神"的标志之一；

4.心电与脑电最强，即新陈代谢最旺盛，心脏的血液输出直接关系到中枢神经系统的功能状态，脑神经元对缺氧最为敏感；

5.从递质方面来看，主要与谷氨酸(GA)相关，新陈代谢旺盛则三羧酸循环增强，产生的GA含量必然更多，而GA是中枢兴奋性递质，再就是意识思维的启动机制应主要与心脏相关(或是GA)；

6.从病理角度来看，有报道说，心脏移植的患者，其精神活动会发生显著变异，且临床上凡有心脏病症者，均会出现神志异常征象；

7.心主神志也与心主血脉的功能相关。

（三）在志为喜

心在志为喜，是指心的生理功能和精神情志的"喜"有关。藏象学说认为，人对外界信息引起情志变化，是由五脏的生理功能所化生，"人有五脏化五气，以生喜、怒、思、忧、恐。"即把五志分属于五脏。这是说五志之中，喜为心之志。心脏新陈代谢旺盛，主持生机勃勃、欣欣向荣的昌盛景象，应有满怀喜悦之感，故喜是由心脏播发的，相通应于心脏。喜乐神经元可能主要与心脏相连，从递质方面看，似主要与E能神经系融通，如有利血平耗竭CA，就可见忧郁不乐的表情。

（四）在液为汗

汗，是津液通过阳气的蒸腾汽化后，从玄府(汗孔)排出之液体。由于汗为液体，汗为津液所化生，血与津液又同一源，因此有"汗血同源"之说，而血又为心所主，故有"汗为心之液"之称。从现代医学角度看，汗主要是水和无机盐，属水电解质体系，在临床可见，对水电质解平衡紊乱最为敏感的就是心脏，严重者常导致心率不齐、心律失常、心悸等症情。水电解质平衡是维持心脏正常功能的一个重要因素。

（五）其华在面

由于头面部的血脉极为丰富，所以心的生理功能是否正常，可以显露于面部的色泽变化；再者，从面部表情也可察知人的精神状态。一因心主血脉，二由心主神志，面部的光彩可反映内在心脏的状况。

（六）在窍为舌

"心主舌"，"心在窍为舌"。在窍，即是开窍。心开窍于舌，是指舌为心之外候。舌为"心之苗"，由于舌面无表皮覆盖，血管又极其丰富，因此从舌质的色泽可以直接察知气血运行和判断心主血脉的功能。手少阴心经联系舌本。再如心绞痛患者在舌下含服硝酸甘油类药物来治疗，也可证舌为心窍。舌的功能是司味觉和表达语言，心主产GA，有助于生成谷氨酸钠以维持正常味觉，"心气通于舌，心和则舌能知五味矣。"而舌的灵敏有利于语言表达，则又主要是指神经系统的反应速度。

总之，心的生理功能，不仅包括心、血、脉在内完整的循环系统，而且还包括主宰精神活动。

二、肺

肺位于胸腔，左右各一。由于肺位最高，故为五脏六腑之华盖。"肺者，相傅之官，治节出焉"，肺脏颜色偏白，肺叶娇嫩，不耐寒热，易受邪侵，故又称"娇藏"。其为魄之处、气之主，在五行属金。

（一）主气、司呼吸

人体一身之气均为肺所生。人体的气是由先天之精气、水谷之精气、自然界的清气(O_2)三者结合而成，而O_2是由肺吸入的，肺主吐故纳新，即吸入O_2，排出CO_2，实现了体内气体的交换，从而保证人体新陈代谢(氧化反应)的正常进行。肺主一身之气，还体现于全身的气机具有调节作用。肺的呼吸运动，即是气的升降出入运动的体现；肺有节律的一呼一吸，对全身之气的升降出入起着重要的调节作用。

肺之所以能主一身之气，是由于肺有"司呼吸"的功能，呼吸是宗气的功能表现，宗气是由肺吸入的清气和水谷之精气结合而成，宗气积于胸中，通过心脉输布全身，起着温煦四肢百骸的综合(非单一节制)作用，它接受饮食物中的必需物质(如组氨酸)，并受O_2的调节等，出现有节律的一呼一吸。宗气的实质可能是指组氨酸-N-甲基转移酶活性及其降解组胺(H)时释放的信息冲动；从肺的胀缩完全依赖于呼吸舒缩的情况来看，宗气又应包含有胃气的功能。宗气亦主持内呼吸，调节细胞膜对O_2的摄入。

由上认为，凡气之出入均由肺统制。

（二）主宣发和肃降

宣发，是宣布、发散的意思。肃降，是清肃、下降的意思。宣发和肃降，是肺气活动相反相成的两个方面。

宣发，是肺气向上向外宣布发散的功能，具体体现在：将脾所转输的津液和水谷精微，布散至全身，外达于皮毛，此即"上焦开发，宣五谷味，熏肤、充身、泽毛，若雾露之溉，是谓气"；排出体内的浊气；宣发卫气于体表，以发挥其屏障作用；通过出汗和呼气以调节水液代谢，驱除肺和呼吸道内的痰浊。

肃降，是肺气向下和向内清肃通降的功能活动，具体体现在：吸入自然界的清气；使吸入的清气和由脾转输至肺的津液下行，以保证吸入的清气为机体所用；肃清肺和呼吸道内的异物，以保持呼吸道的洁净。

以上功能包含了呼吸运动、气管纤毛运动、肺泡气体交换、肺循环等的功能综合体现。

（三）通调水道

通，是疏通；调，是调节；水道，是水液运行和排泄的道路。肺主通调水道，是指肺对水液的输布和排泄有疏通和调节作用。

1. 肺是前列腺素合成和灭活的主要器官，血液中前列腺素能直接作用于肾血管，改变肾血液分布，对尿量起调节作用。其在动脉内的浓度及全身效应，主要由肺脏控制。这可能即是"肺为水之上源"的理论依据。

2. 肺循环为低压低阻系统，肺间质有丰富的淋巴管网络，能防止液体由血液渗出到肺泡和加速肺泡中体液被吸收入血，有利于体液吸收转运。实验性向肺泡注水，可迅速地被肺毛细血管吸收入血液，这是因为液体从血液透入肺泡的肺毛细血管压为8~10毫米汞柱，比液体从肺泡进入血液的血浆胶体渗透压(25~30毫米汞柱)要低得多。这说明肺有转运水液的能力。

3. 医学研究已明确，正常人每日由呼吸道以水蒸气形式排出的水分可达250毫升。呼吸速度越快，排出水分越多。

4. 肺还通过排出CO_2的多少，来控制血浆中H_2CO_3的浓度，以调节体液酸碱平衡。

5.有人对30只兔子用人工扩张肺，增加肺通气量的办法，观察扩肺前后的排尿变化，并同时用切断双侧迷走神经、摘除脑下垂体的方法进行对比，以分析其机制。实验结果表明：家兔在扩肺后，均出现明显的抗利尿效应，并与垂体、迷走神经有一定联系。

6.实验研究发现，心房和肺静脉内存在压力感受器，可通过迷走神经和交感神经传入，作用于丘脑和延髓心血管中枢，影响肾交感神经的传出冲动或调节抗利尿激素的水平，影响肾对水液及电解质的排出，达到调节血容量的效果。

以上或可说明"肺主行水"，通调水道的功能。

（四）朝百脉、主治节

肺朝百脉，是指全身的血液都通过血液循环而聚会于肺，通过气体的交换，然后输布到全身。红血球通过肺脏释放出CO_2，再携带O_2，静脉血就变成了动脉血。

肺主治节，是指肺具有治理调节气血津液运行的作用。有人从研究肺对血压的影响来探讨肺对血液的治节，认为，缓激肽灭活主要在肺，血液中无缩血管活性的血管紧张素Ⅰ经肺血管内皮细胞的一种转化酶转化为有缩血管活性，并能刺激醛固酮分泌的血管紧张素Ⅱ。血流经肺脏时，可以除去大量的舒血管物质——缓激肽，而产生一种强大的缩血管物质——血管紧张素Ⅱ，可见，肺在维持外周血管张力，保持血压稳定等方面起着重要的作用。还有人通过观察肺气虚患者血流图，提示肺气虚患者肺血管弹性较差，肺动脉血流量减少或肺循环阻力增加，以论证"肺主治节"以助心行血之功能。

（五）在志为忧，甚则悲

"人无远虑，必有近忧。"人类生活在缤纷的世界里，不断从外界获取营养等良性成分，也必然接触不良事物而被伤害。肺系主与外界相通交换，若有不良刺激(包括病原体、异物、精神感情等)，首先即侵犯肺，如此则必然使人产生忧伤的情感。肺对异物刺激最为敏感。从分子水平看，如异物侵入组织，首先是刺激组织细胞释放H等炎症反应分子，若免疫机能正常，则很快消灭异物，炎症减轻甚至消除；若免疫功能不及，则H释放增加，出现炎症反应，甚则引起疼痛等悲伤反应。H实际上应是诱导免疫因子。

（六）开窍于鼻，在液为涕

鼻是气体出入的通道，与肺直接相连通，故称鼻为肺之窍。鼻的通气和嗅觉功能，必须依赖肺气的作用。

涕是由鼻黏膜分泌的黏液，有润泽鼻窍的功能；黏膜下血管丰富，可调节吸入空气的温度和湿度；并可使吸入的气体在未到肺泡之前获得净化和湿润。

（七）在体合皮，其华在毛

肺主皮毛，皮毛的营养来自肺气的敷布，即由肺之余气——次级代谢产物提供营养。"肺主一身之气"的功能，还通过肺气宣发输布，主皮毛，荣肤发，协助腠理起固卫御邪的藩篱作用。

1.皮毛包括皮肤、汗腺、毫毛等组织，是一身之表，这与肺是与外界相触交换，是属于同一通外体系；

2.从呼吸机制的演变来看，如两栖类动物的皮肤就具有呼吸功能；

3.现代生理学也认为皮肤参与、协助机体的呼吸功能。

综上所述肺的各项功能是相互关联的，必须融通起来加以认识。

三、脾

"脾胃者，仓廪之官，五味出焉。"脾脏(淋巴小结)颜色偏黄，五行属土，为气血生化之源。

脾位于中焦，在膈之下。"脾"就是脾脏，藏象学说所论之"脾"，则包括了脾脏和胰腺的生理功能。

脾是最大的淋巴器官，可说是淋巴系统的核心，而中医论述的脾之功能时，即已统括了淋巴系统的功能。

（一）主运化

运，即转运输，化，即消化吸收。脾主运化，是指脾具有把水谷化为精微，并将精微送至全身的功能，可分为运化水谷和运化水液两方面。这两方面的作用是相互联系不可分离的。

1.运化水谷　即主管对食物的消化、吸收和转输。脾的特性就是主消灭异物，再变化成其他小物质，以利于机体吸收、利用。从现代医学看，这主要是指消化系统的功能：

(1)运送食物——机械性消化，《素问·奇病论》说："夫五味入口，藏于胃，脾为之行其精气。"饮食物虽受纳于胃，但其精微则赖脾之运化，即认为运送食糜是脾的运化功能表现。

(2)分泌消化液。

①胃液分泌：认为胃液分泌消化酶之基因定位在6号染色体上(脾脏所主)，似可证。

②胰液分泌：胰腺与脾脏是相合而言，其功能特征同样是主消、主化，密不可分，胰液对消化食物是起着决定性作用，所以脾消化水谷的功能，主要是指胰腺的功能，而小肠分泌消化液只是胰腺为后天之本(参见后文)、统领六腑的功能延伸。

(3)营养物质的吸收。

①静脉吸收：《素问·经脉别论》："食气入胃，散精于肝，淫气于筋。食气入胃，浊气归心，淫精于脉。"即指水谷精微是通过门静脉入肝，再随静脉血入心的过程。营养物质在消化道的吸收是由脾主持的，是脾的功能表现，如胰岛素就影响糖类的吸收。

②淋巴吸收：主要是指对津液的吸收，见"脾主升清"。

2.运化水液　是指脾有吸收、输布水液，防止水液在体内停滞的作用。水液之所以能布散至全身发挥其润养作用，有赖于脾的运化功能。"水惟畏土，故其制在脾。"这些实质上都是淋巴系统运输和调节体液的作用。

（二）主升清

脾主升清，是指脾具有把水谷精微向上转输至心、肺、头目等的功能，它是脾主运化功能的主要体现。脾具有主升的特性，所升之清就是水谷精微及其所化生的气血。

1.食物转化而来的营养物质的吸收，虽说部位在小肠，但主要是依赖淋巴管的升吸作用来完成。"游溢精气，上输于脾，脾气散精，上归于肺"，虽说是揣度(推理)得来的观点，或可认为是比较形象地描述了脂及乳糜微粒等从肠粘膜，经过毛细淋巴管→中央乳糜管→淋巴管→胸淋巴导管→肺脏进入血液循环的全过程。

2.其他气血津液精微的向上输布，也有赖于淋巴系统的升吸功能来调节完成。

3.脾气主升，对维持腹腔的内脏位置有重要作用。

（三）主统血

统血，是统摄血液，也即调控血液在脉内运行，不致逸出脉外的意思。脾统血的主要机制，实际上是气的固摄作用。

1.从脾的功能看

(1)滤血：脾的边缘区及脾索是滤血的重要结构，其中含有大量巨噬细胞，能及时清除血内的异物、衰老的红细胞和血小板等，还通过阻留血小板赋予其活性。这可能是固摄作用的体现。

(2)造血：脾在胚胎时能造各种血细胞，出生后脾只产生淋巴细胞。当严重缺血或在某些病理状态下，脾还可恢复造血功能。

(3)储血：人脾约可储血40毫升，血细胞浓集于脾索及血窦内，机体需要时，脾可将所储的血细胞释入血循环中。

2.再从微循环看，毛细血管与淋巴窦的协同功能，由于淋巴系统调节水液，从而维持循环的正常状态，即脾还通过运化实现统血功能。

（四）在志为思

思，即思考、思虑的意思，是人体意识思维活动的一种状态。目的是通过思考来获得转机、转变、变化，这与脾主消、主化，变化、转化异物的功能特性是一脉相承的。

（五）在液为涎

涎为口津，唾液中较清稀的称为涎。它具有保护口腔黏膜，润泽口腔的作用，在进食时分泌较多，有助于食品的吞咽和消化。"脾为涎。"涎的分泌主要与脾相关。涎是指浆涎，内含淀粉酶较多。分泌腺主要是指腮腺和唾液腺。

（六）在体合肉、主四肢

"脾主身之肌肉。"肉，指肌肉组织，从整体联系的观点出发，考察证明肌肉主要与脾相关。

1.脾主肌肉，因水谷经过脾消化之后，其精微由脾吸收运送到全身，肌肉才能得到营养。肌肉对营养(葡萄糖)低下最为敏感。

2."脾生肉。"肌肉由脾之余气——次级代谢产物充养。

3.从胚胎发育看，肌肉组织与脾均起源于中胚层。

4.脾主去甲肾上腺素(NE)能系统，调节供血量营养肌肉；胰主Ach能系统，调控肌肉的舒缩运动。

四肢为人体之末，又称"四末"，为何脾主四肢，试作如下分析：

(1)四肢为力量发动表现之所在，有赖于肌肉的功能强健。

(2)脾主运化和升清，脾气健运，则四肢营养充足，活动运用自如。

(3)脾气正常四肢才能得充养，这可从胰岛素和Ach能系统功能来认识。

(4)四肢促产能之阳主要是NE，而脾主要与NE能系统相关。

（七）开窍于口，其华在唇

"脾主口……在窍为口。"口，指口腔。脾主消化系统，而口为消化道的开端。口腔的功能包括口味、食欲和分泌涎液等，脾气健旺则食欲旺盛，纳谷馨香。"脾气通于口，脾和则口能知五谷矣。"唇，是口唇，是口腔的一部分，同样受脾脏的精气所充养。脾之外荣口，其华表现在唇。

（八）与免疫系统关系

脾有明显的抗御病邪作用，脾与卫气关系密切。

1.卫气产生于脾运化而成的水谷悍气，无充足的水谷营养，也就没有充足的卫气。脾与免疫系统的关系，也就是营养代谢与免疫系统的关系。

2.脾之特性主消化异物，同样也主消除体内新陈代谢所产生的异物及消灭侵入体内的病邪，这主要是指脾属淋巴系统的免疫功能。

3.现代研究证实，脾虚证患者的免疫功能低下，而用补脾药治疗后则有显著提高。

四、肝

肝位于腹部，横膈之下，右胁之内。"肝者，将军之官，谋虑出焉。"肝脏颜色偏青，五行属木，其性体阴而用阳，为罢极之本。

（一）主疏泄

疏，即疏通；泄，即发泄、升发。肝主疏泄，指肝气具有疏展、升发、柔和的特性，以维持气血平和，性情畅达，故有"肝喜条达而恶抑郁"之说。肝的疏泄功能，主要表现在如下几个方面：

1.调畅气机　气机，是指新陈代谢的机制，包括物质升降出入的运动功能。肝的生理特点是主升、主动，对气机运行是疏通、畅达的作用，所以对于气的升降出入运动的平衡协调，起着重要的调节作用。调畅气机，是指肝对物质代谢的互转化功能，还包括肝的解毒功能等。

现代医学研究证实，肝脏是人体储藏养料，调节营养物质新陈代谢的重要器官。在肝脏内血液与肝细胞亲密接触，因此肝细胞可以转化和改变血液中的许多成分。

(1)肝脏对糖类代谢的作用是：能转化果糖和乳糖为葡萄糖；即将门静脉中的葡萄糖转变为糖原；当血糖浓度下降时，能分解糖原为葡萄糖；通过三羧酸循环使蛋白质、脂肪转化为葡萄糖。故肝脏能调节血糖维持于一定水平。

(2)对脂肪代谢的作用：当血脂升高时，肝脏和其他组织可将其从血中移去储存，能转化糖类为脂肪；能使蛋白质的氨基酸脱氨基后变为糖类，再转化为脂肪；能转化脂肪为糖类。

(3)对蛋白质代谢的作用：蛋白质经消化成为氨基酸，经由门静脉血循环转运至肝脏，脱去氨基变为丙酮酸、乳酸等中间产物，成为能量的重要来源；蛋白质在肝脏中能转化为葡萄糖；血氨在肝脏中合成尿素，由尿中排出解除氨毒；肝脏合成血浆蛋白，能为合成内分泌激素和血红素提供氨基酸原料；肝脏是许多凝血因子的合成基地。"肝气调达"，意味着肝脏对糖类、脂类和蛋白质三大物质代谢的功能是正常的。

调畅气机还包含了肝脏排泄解毒以维持机体条达稳健的作用。肝脏合成尿素以解除氨毒；肝脏还分泌毒素至胆汁，经胆道及肠道排出体外；肝脏还能合成参与解毒过程的各种酶。

从对物质转化的功能看，肝起着枢机的作用，有助于各组织的生理功能维持正常。

(1)促进脾胃的运化功能；

(2)从解剖特点看，肝性主升，门静脉回流功能正常，则有利于脾胃的血液供应正常。

(3)肝主分泌胆汁，促进脂肪的乳化、吸收。

(4)从物质代谢看，肝主营养物质的转化，供组织利用，调节营养物质血浓度，有助于脾的消化、吸收、运输功能。

(5)肝脏能合成胆碱酯酶，调节胃肠平滑肌运动；肝主产丙酮酸，脾促进Ach合成需丙酮酸为原料。因而有"食气入胃，全赖肝木之气以疏泄之，而水谷乃化"的认识。

2.调畅情志　这实际上是调畅气机功能的通变。正常的情志活动，有赖于气血运行的正常。肝的疏转发泄功能正常，则身无郁积滞塞，组织所需物质的供应顺遂，则气血运行通畅，情志自然舒畅。肝脏亦是许多内分泌激素(具影响情绪效能)的灭活场所。

此外，妇女的排卵和月经来潮，男子的排精，同肝的疏泄功能也有密切关系，如肝脏参与性激素的调控。

(二) 主藏血

"肝藏血。"肝藏血是指肝有储藏血液和调节血量的生理功能。肝的藏血功能，主要体现于肝内必须储存一定的血量，以制约肝的阳气升腾，勿使过亢，以维护肝的疏泄功能，使之冲和条达。其次，肝的藏血，亦有防止出血的重要作用。调节血量，是指肝对于调节人体各部分血量的分配，特别是对外周血量的调节，起着主要的作用。人体各个部分的血量，是随该部分功能活动的强弱而增减的，并受情绪变化、外界气候等因素影响。当机体活动剧烈或情绪激动时，肝就把所储存的血液向外周输布，以供机体各部分活动之所需；当人体处于安静休息状态及情绪稳定时，由于全身的活动量少，机体各个部分特别是外周的血液需要量也相应减少，相对多余的血就归藏于肝。故王冰说："肝藏血，心行之，人动则血运于诸经，人静则血归于肝脏。"

肝脏为体内重要的储血器官之一，人静卧时肝脏可增加血流25%，整个肝脏系统包括静脉系统，可储存全身血容量的55%，正常人一旦急需时，肝脏至少可提供1000～2000毫升血液，以保证足够的心排出量。从解剖看，肝血窦是肝内的特殊毛细血管，具有储存和调节血量的功能。

（三）主藏魂

随神往来者谓之魂。肝藏魂，魂为精神活动之一，魂是神的前体，有生神的作用，即属于未萌的潜意识，是一种不能自知自觉的精神状态。正常状态，魂是附着于神而存在。

（四）在志为怒

怒是在情绪激动时的一种情志变化，在不良刺激下，易使气血上涌，升泄太过，则情绪激亢，即表现出怒的形式。由于肝主疏泄，阳气主发，为肝之用，故说肝在志为怒。

（五）在体合筋、其华在爪

"肝主筋。"筋即筋膜，附着于骨而聚于关节，是联结关节、肌肉的一种组织，即包括肌腱、腱鞘、韧带等膜状结构。筋是肝之余气所滋养。爪，即爪甲，为筋之延续。爪甲为肝之外荣表现，可以反映肝的功能状况。

（六）开窍于目、在液为泪

目，即眼睛，司视觉。目与肝联系最为密切。肝的经脉上联系于目系，目的视力有赖于肝气之疏泄和肝血之濡养。目之所以能发挥视觉功能，主要依赖肝之阴血的濡养。现代证实，肝脏是人体内含维生素A最多的组织，肝脏储存的维生素A约为体内总量的95%，且能把维生素A原——胡萝卜素变成维生素A，维生素A参与视觉的功能，由其活性形式11-顺视黄醛构成视紫红质的成分。所以肝的功能是否正常，往往可以从目的状况反映出来。

但还须指出，五脏六腑之精气也皆上注于目，因此，目与五脏六腑都有内在联系。后世医家发展为"五轮八廓"学说，给眼科的辨证论治打下一定的基础。

泪从目出，肝开窍于目，故"肝为泪"。泪有濡润眼睛，保护眼睛的功能。泪腺分泌泪液，与肝相通应。

五、肾

肾位于腰部，脊柱两旁，左右各一。"肾者，作强之官，伎巧出焉。"肾脏颜色偏黑，五行属水，为脏腑阴阳之根本。

肾包括现代所认识的肾脏、肾上腺、性腺等的生理功能。

（一）主藏精，主生长，发育与生殖

藏精是肾的功能，肾对于精具有闭藏而不致无故流失的作用。精是构成人体的基本物质，也是人体生长发育及各种功能的物质基础，所以，精实质上是指酶元及激素元等物质，而更偏于指蛋白质，因蛋白质才具有生物活性，精是生命的根本。

肾所藏之精，来源于两个方面，即先天之精和后天之精。先天之精禀于父母，与生俱来，是构成胚胎的原始物质，后天之精是指同生以后，来源于摄入的饮食物，通过脾胃的消化吸收后的水谷之精气，以及脏腑生理活动中化生的精气，通过代谢平衡后的剩余部分，藏之于肾。先天之精与后天之精都归藏于肾，两者相互依存，相互为用。先天之精必须得到后天之精的不断培育和充养，才能充分发挥其效应；后天之精的化生，又依赖于先天之精的支持，两者相辅相成，组成肾中所藏之精。

肾中精气的主要生理效应，是促进机体的生长、发育和生殖功能。《素问·上古天真论》："女子七岁，肾气盛，齿更发长；二七而天癸至，任脉通，太冲脉盛，月事以时下，故有子；三七，肾气平均，故真牙生而长极；四七，筋骨坚，发长极，身体盛壮；五七，阳明脉衰，面始焦，发始堕；六七，三阳脉衰于上，面皆焦，发始白；七七，任脉虚，太冲脉衰少，天癸竭，地道不通，故形坏而无子也。丈夫八岁，肾气实，发长齿更；二八，肾气盛，天癸至，精气溢泻，阴阳和，故能有子；三八，肾气平均，筋骨劲强，故真牙生而长极；四八，筋骨隆盛，肌肉健壮；五八，肾气衰，发堕齿槁；六八，阳气衰竭于上，面焦，发鬓颁白；七八，肝气衰，筋不能动，天癸竭，精少，肾藏衰，形体皆极；八八，则齿发去。"这就描述了人体生、长、壮、老的自然规律，肾中精气的盛衰决定着机体的生长壮老，并明确指出以齿、骨、发的生长状况，作为观察肾中精气盛衰的标志。

（二）主水

"肾者水脏，主津液。"肾主水液，是指肾气的蒸腾汽化作用，对于体内水液(水电解质)的输布、排泄，维持水电解质代谢平衡，起着重要的调节作用。其功能表现在两个方面：一是将水液中有营养的津液，通过肾阳的温煦蒸腾，重吸收以再发挥它的应有功用；一是将利用后多余的水液特别是代谢后的浊毒物质，通过肾生成尿液而输到膀胱，排出体外。

（三）主纳气

纳，是固摄、受纳的意思。肾主纳气，是指肾有摄纳肺吸入的清气，使清气深入人体的作用。人体的呼吸功能，虽为肺所主，但必须依赖于肾的纳气作用，才能使呼吸保持一定深度，从而使肺吸入的O_2能够下达深入，保证体内外气体的正常交换。

从现代医学看：

1.肾上腺分泌的肾上腺素及皮质激素可使呼吸道平衡，有利于呼吸的顺利进行。"阳者，卫外而为固也，"这就是肾的封藏作用在呼吸运动中的具体表现。

2.在酸碱平衡方面，肾脏排泄酸性物质，有利于肺的呼吸功能正常进行。若功能不及，则血液呈酸性，CO_2由肺释出明显增加，而出现气喘症等，这可能是肾的气化作用在呼吸运动中的具体体现。

（四）主藏志

肾藏志，志是意志和经验的存记。作事能有主见、有目的的进行。因"肾藏精，精舍志"，脑的功能赖肾精的不断充养。"肾者，作强之官，伎巧出焉"，使人能精力充沛，意志坚强，又灵活多变。综上是使人有内蕴的志向、理想、信念，亦主要与长久记忆相关。

（五）其情为恐

肾在志为恐。恐是人们对事物惧怕的一种精神状态的反映。恐与惊相似，但惊为不自知，事出突然而受惊；恐为自知，俗称胆怯，即外来为惊，内生为恐。肾主闭藏，若功能不及，则精微易流失，自体亏损内虚，必然会出现恐怕反应；肾主生长，若功能不及，缺乏生发之机，自现惊惧。这说明与肾的生理病理密切相关。

惊恐属肾，但总与心主神明相关。心藏神，神伤则心怯而恐。即恐和惊的刺激，会对机体的气机运行产生不良的影响。"恐则气下，"是指人在恐惧的状态中，上焦的气机闭塞不畅，气迫于下焦，则下焦胀满，甚至遗尿。"惊则气乱"，是指机体的正常生理活动，遭到一时性的扰乱，出现心神不定，手足无措的现象，即"惊则心无所倚，神无所归，虑无所定，故气乱矣。"

（六）在液为唾

肾液中较稠厚的称为唾。唾为肾精所化，咽而不吐，有滋养肾中精气的作用。唾是口腔中分泌的黏液，主要含黏蛋白，使唾液具有黏稠性质，分泌腺主要是舌下腺。

（七）主骨、生髓、通于脑，其华在发

"肾主骨。"骨骼的生长、发育、恢复均赖肾精的滋养。骨是构成人体的支架，全赖肾精为根本。"齿为骨之余"，牙齿和骨骼的营养来源相同，赖肾精滋养而生长，正如《杂病源流犀烛》："齿者，肾之标，骨之本也。"从现代观点看：

1.钙的吸收和代谢，骨的摄取和沉积是受维生素D的影响，而肾小管上皮细胞内有两套酶系统，一为1-羟化酶系统，它把维生素D_3羟化成具有强烈活性的1，25-双羟维生素D_3；另一套为24-羟化酶系统，它又起着消灭维生素D_3活性的作用。这两种作用在人体内只有在肾脏中才能进行。

2.人体的生长发育是靠垂体分泌的生长素来支配的，而生长素必须经过肾脏(或肝脏)处理后变成生长间素，才能沉积胶原和硫酸软骨素，后二者是骨和软骨生长发育的必要物质。

3.肾对钙磷代谢也起着主宰的作用：被肾激活的维生素D_3能使肠管吸收钙磷；肾小管在甲状腺作用下有保钙排磷作用；肾能调节血中钙磷浓度。

4.性腺分泌的激素也可以直接促进钙的沉积、骨基质的增多或成骨细胞的活跃、干骨后期愈合等。

骨骼生长也有赖于骨髓的充盈及其所提供的营养，而骨髓为肾精所化生。"肾生骨髓。""肾主身之骨髓。"肾精充足，则骨髓充盈，骨骼充实强壮。又"精血同源"，精髓可以化生为血，骨髓为主要造血器官。

肾生髓，同样，脊髓、脑髓也为肾精所滋生充养，其气与肾通。脑是由髓汇集而成，且与全身的髓有关。脑是人体中一个极为重要的器官，为奇恒之腑之一，与生命攸关，不可丝毫受伤。若针刺太深，损伤了脑，破坏生命中枢，可导致立即死亡。

脑的功能，主管视觉、听觉等感觉以及精神状态。"脑为元神之府。""肾主身之骨髓"脑是精神意识活动的主宰，即中枢神经系统的功能。肾系主要为神经元及其胶质细胞提供必需的营养物质，如帕金森综合征用肾上腺髓质植入脑的方法，可取得满意的疗效。

头发的生长与脱落，润泽与枯槁，是反映肾中精气盛衰的标志。"发为血之余"，发的营养来源于血，但其生机则根源于肾，且精与血是相互资生的。

（八）在窍为耳及二阴

耳为听觉器官，肾精充沛，上濡耳窍，则听力聪敏。"肾气通于耳，肾和则耳能闻五音矣。"近代研究发现：内耳与肾脏在组织形态学与生理特性方面有许多相似之处；对某些药物有相似的反应，如链霉素、庆大毒素、卡那霉素等均有毒性反应；在抗原特异性方面也有相关性；肾脏分泌之醛固酮可影响内耳功能。这些可能是肾与耳相联系的物质基础。

肾开窍于二阴。窍，有内脏与外界存在管道相通的意思。二阴，即前阴和后阴，前阴是外生殖器及尿道的总称，后阴即肛门，它们的生理功能主要由肾主持。肾对前阴功能的关系主要表现在排尿和生殖功能两方面，小便的储留和排泄虽在膀胱，但要依靠肾的汽化才能完成；性机能的正常与否，和肾精的盛衰密切关系；前阴为肾脏及性腺排泄的窍道。肾与后阴的关系主要在大便排泄方面，由于"魄门亦为五脏使"，而"藏真下于肾"，故后阴亦为肾上腺所司之窍道。

（九）五味为咸

肾髓质的高渗状态，含盐分的比例最大，故"肾味咸，咸先入肾。"

（十）为胃之关

"肾者，胃之关也，关门不利，故聚水而从其类也。上下溢于皮肤，故胕肿。胕肿者，聚水而生病也。"这与肾主水的功能是相关连的。从现代医学看，这主要与胃泌素关系密不可分，因胃泌素在肾脏灭活，若肾功能衰退，则水液内停聚集出现水肿，尿毒症等，胃泌素病理性增多，则出现腹胀、泛酸等胃气上逆症状。肾与胃的症情具有正相关性。

六、心包

膻中即是心包络、心包膜，简称心包。心包膜包裹在心脏外面，为心主之宫城，起保护心脏的作用。

（一）物理保护

心包膜的壁层是浆膜，心包腔中含少量液体，使心脏壁层和脏层心包膜保持湿润光滑，有利于心脏舒缩运动，起着物理保护作用。

（二）代心受邪

因心为五脏六腑之大主，心主神的功能不能受到侵害。神明是人的征象，若没有意识的能动作用，就说不上是社会人。心神不能受伤，就由心包代心受邪。而要保护心不受邪，就必须有抗御病邪的作用，即应具有免疫功能。从现代医学看，胸腺附着于心脏，属于中枢免疫器官，也应是心包的组成部分，其具有免疫应答能力，识别并消灭异物。识别能力亦是神的标志之一。

若胸腺功能缺陷或丧失，对病邪就缺乏抵抗能力和识别能力，病邪入侵和自体免疫的出现，必然导致机体自稳体系崩溃。"病入膏肓"的传说就是形容无正抗邪，无可救药的患病情况，这或许就是说明由于胸腺功能丧失所导致的后果。如艾滋病就是病毒直接侵袭免疫系统，导致免疫缺陷，直至免疫崩溃，出现无法救治的情形；因胸腺存在血—胸腺屏障，故药物难于渗入；膏肓俞这一穴位的功用也主要是起扶正祛邪的作用，其位置也与胸腺相应。所以说，膏肓可能是指中枢免疫器官及人体自稳体系。

（三）内关研究

从现代对内关的研究看，手厥阴心包经(如内关穴)对心脏具有调节作用，所以心包除对心脏有保护作用外，尚有直接对心脏的效应，可以认为，心包络有部分基因信息表达，与心脏合在一起，共处于同一细胞体系。

第二节　六腑的生理功能

六腑的功能是受盛和传化水谷，实而不能满。饮食物自进入人体至排出体外，要通过七道关隘，以利于对饮食的消化吸收，这七道关隘即所称之"七冲门"："七冲门何在？唇为飞门，齿为户门，会厌为吸门，胃为贲门，太仓——口为幽门，大肠小肠会为阑门，下极为魄门，故曰七冲门也。"当然腑不是传化水谷，但其共同生理特点都是：以降为顺，以通为用，先贮(藏)而排(泄)。

一、胆

胆与肝相连，附于肝之短叶间，胆又为奇恒之府。

（一）贮存和排泄胆汁

胆囊内藏清净之液，即胆汁。胆汁色黄绿，味苦，是"肝之余气泄于胆"而形成的，即由肝脏分泌储藏于胆。胆汁泄于小肠，有助于对饮食的消化，是脾胃消化吸收功能得以正常进行的重要条件，这主要是促进脂肪的乳化和吸收。胆汁的化生和排泄，是由肝的疏泄功能来控制和调节的。

（二）主决断

胆为中正之官，主决断，具有不偏不倚的特性

二、胃

胃，又称胃脘，分上、中、下三部。胃的上部称为上脘，包括贲门；胃的中部称中脘，即胃体的部位；胃的下部称下脘，包括幽门。

（一）主受纳、腐熟水谷

受纳，为接受和客纳水谷。腐熟，是饮食物在胃中经过初步消化，形成食糜的意思。

（二）主通降、以降为和

食糜必须下行入小肠，进一步消化吸收。胃的通降也是继续受纳的前提条件。胃的通降还包括小肠、大肠的传导功能。

上述两点都是胃气的功能表现。胃气之盛衰有无，关系到人体的生命活动及其存亡。胃气，主要是指胃的舒缩功能，主要与Ach能系统的关系最为密切，Ach能系统及其调控的功能是胃气健旺与否的标志，或可谓胃气统括了迷走神经的功能。因生命在于运动，运动是生命力体现，所以胃气是为生命之本。而中气具有升举偏温的特性，兴许是指chE活性。

（三）促进血液化生

"中焦受气取汁，变化而亦，是谓血。"脾胃为气血生化之源，胃处中焦，说明胃与血液化生密切相关。从现代医学看，在正常胃组织和胃液中，存在着一种与维生素B_{12}吸收有关的"内因子"，缺乏此因子，就会产生恶性贫血。内因子是由胃腺的壁细胞分泌的一种糖蛋白，分子量约为6万。内因子在胃内能和食入的维生素B_{12}结合在一起，形成一个不透析的复合物，移行至回肠，附着在回肠黏膜的特殊受体上，有促进回肠上皮吸收维生素B_{12}的作用。

三、小肠

小肠，是一个相当长的曲转的管道器官，位于腹中，其上口在幽门处与胃之下口相连，其下口在阑门处与大肠之上口相连。

（一）主受盛和化物

"小肠者，受盛之官，化物出焉。"小肠是接受经胃初步消化的饮食的盛器，食糜在小肠内经过进一步消化，才能把水谷化为精微而被吸收，食物残渣则出此下输大肠。

（二）泌别清浊

经消化的饮食物，在小肠部位，吸收精微物质，排除浊物，这也是脾胃升清降浊功能的具体表现。

（三）主液

"小肠主液"，主指小肠对脂溶性物质的吸收与调节，亦即脂溶性物质主要在小肠被吸收，下入大肠就不被吸收了。

四、大肠

大肠亦居腹中，其上口在阑门处紧接小肠，其下端紧接肛门。其间又分升结肠、横结肠、降结肠、直肠，阑尾也归属大肠。

（一）主传化糟粕

"大肠者，传导之官，变化出焉。"大肠将食物残渣糟粕形成粪便，排出体外。

（二）主津

"大肠主津"，指大肠能再吸收糟粕中多余的水分，主持对水分(部分水溶性物质、电解质)的吸收与调节。

五、膀胱

膀胱位于小腹中央，为储尿器官，其上有输尿管与肾脏相通，其下出为尿道。其生理功能是储尿和排尿。尿液在肾的汽化下生成并输入膀胱，当尿液储存到一定程度，又通过肾的汽化作用及时排出体外。称尿液为津液，可理解为强调尿液仍有重新利用的价值。

六、三焦

三焦是上焦、中焦、下焦的合称。其部位在胸腹腔内。而其形态，由于三焦的某些具体概念不够明确，因此引起了后世的争论。

《难经》认为三焦"有名而无形"。

认为有形的代表是张景岳，《类经》："盖即脏腑之外，躯体之内，包罗诸脏，一腔之大府也。"称三焦为"孤府"。《类经附翼》："今夫人之一身，外自皮毛，内至脏腑，无巨无名，无细无目，其于腔腹周围，上下全体，状若大囊者，果何物耶？且其着内一层，形色最赤，象如六合，总护诸阳，是非三焦而何？"从现代医学看，可认为受内脏神经支配的胸腹腔外包膜即是三焦，则能兼容两种观点之妙，因胸腹膜脏层亦为构成诸脏腑的外膜。

（一）主持诸气

人体之气，特别是最根本的原气，是通过三焦布散至五脏六腑，充沛于全身。三焦是气的升降出入的通道，又是汽化的场所，故有主持诸气，总司全身气和气化的功能。如今看来，在外周肾、肠系膜等血管存在有DA受体，可能主要与三焦系相关，且不仅仅如此。

（二）外应腠理

三焦将元气布于腠理，主管纹理。腠理具有致密的特性，现代主要是指(皮肤)黏膜层，黏膜层(微血管)应有DA受体存在。所说的"肾合三焦"，主要是指肾上腺与三焦相通应，肾上腺髓质产CA，皮质产皮质激素等，均具有固密的功能。

（三）通行水液

三焦是水液的通路，有疏通水道、运行水液的功能。这可认为三焦具有疏通透析的作用。

（四）三焦的分部与兼能

三焦是脏腑之外膜，其基因表达嵌入各脏腑器官的部分功能，同时兼有分部的功用。

1.上焦如雾：一般将膈以上的胸部，包括心、肺两脏等称上焦。上焦的功能主要是宣发卫气，布散水谷精微以营养全身。《营卫生会》将其形象地描述为"上焦如雾"。

2.中焦如沤："中焦亦并胃中"，所指是胃脘部。现一般认为中焦是指膈以下，脐以上的部分。中焦有参与消化、吸收和输布水谷精微并化生血液的功能。

3.下焦如渎：现一般以脐以下的部位为下焦，包括脐以下的腹部、阴部以及小肠、大肠、肾、膀胱、肝脏等脏腑。后世对藏象学说有了发展，将肝肾精血、命门元气等都归属于下焦，因而扩大了下焦的生理功能特点。

第三节　脏与腑的关系

脏与腑的关系，实际上就是阴阳表里关系，由于脏属阴，腑属阳，脏主里，腑主表，一脏一腑，一阴一阳，一表一里相互配合，通过经脉相互络属，从而构成脏腑之间的密切联系——结构与功能的共通性、对应性。

一、心与小肠

1.从外观看：心与小肠颜色最赤。

2.心脏与小肠的自律运动功能最强。

3.血液供应最丰富。

4.细胞中含线粒体最多。

5.小肠与肾小管的重吸收功能最强，在胚胎时属同类结构，而肾小管为少阴经的相关体系，心移热于小肠表现为尿赤。

二、肺与大肠

1.肺与大肠的颜色均为偏白。

2.共同协调体内外出纳的功能。

3.肺气的肃降，有助于大肠的传导功能正常；大肠的传导功能正常，则有利于肺的肃降。

4.肺藏魄：主要指人的敏觉力、排异力、不可侵犯性，如称肛门为魄门，即指其排异性。

5.其功能连系可能主要与杯状细胞有关。

三、脾与胃

1.颜色均偏黄。

2.胃主受纳，脾主运化。"脾为胃行其津液。"

3.脾主升，胃主降，相反相成。胆碱酯酶ChE与胆碱乙酰化酶(ChAc)对立统一。

4.胃为燥土，脾属湿土，胃喜润恶燥，脾喜燥恶湿。

脾与胃，一纳一化，一升一降，一燥一润，协同完成消化吸收功能。

四、肝与胆

1.颜色均偏青。

2.胆汁来源于肝之余气，胆汁所以能正常排泄和发挥作用，亦依靠肝的疏泄功能，胆囊反馈调节肝的功能。

3.肝主谋虑，胆主决断，协调配合，完成正常的情志功能。

五、肾与膀胱

1. 膀胱的储尿和排尿功能，依赖于肾的汽化作用。

2. 膀胱经循背(主俞穴)上头，协理肾主精、生髓、通脑的功能。

当然，脏与腑的关系远不止这些，以上只是管窥蠡测的部分佐证，其他方面将有待于今后的不断探讨和深入的研究认识。

第四节　脏与脏之间的关系

脏与脏之间的关系主要是五行生克乘侮的体现，它们通过许多功能体系来相互联系，还有许多衍化出的功能体系，最终都是落脚在五行环上。相生和相克并不是在同一平面环上，而是具有时空间隙的生克制化，由此推动人体非闭合体系进行环循运行，生生不息之机。

一、相生的关系

相生的关系是促进"所生"之功能，并提供物质为其所用。

（一）肝与心

肝与心的关系为木生火的关系。

1. 肝藏血，心主血，血液通过心运行全身，并为心之用；

2. 肝藏魂，心藏神，魂为生神之用；

3. 肝主产酮体，而酮体是心脏的主要能源物质。

（二）心与脾

心与脾即是火生土的关系。

1. 心行血，脾统血，血行正常有助于脾的功能正常；

2. 心主产能，有助于脾的卫阳免疫功能；

3. 心主产谷氨酸，有利于生成谷氨酰胺为脾脏所用。

（三）脾与肺

脾与肺即是土生金的关系。

1. 脾主升清，有养肺之用；

2. 宗气的生成有赖于胃气和水谷精微；

3. 脾主淋巴系统，有助于肺与外界接触时的防卫作用；

4. 脾主运化，有利于肺的宣发和肃降功能。

（四）肺与肾

肺与肾即是金生水的关系。

1.肺为水之上源，通调水道，有助于肾主水的功能；

2.肺为气之主，肾为气之根，肾纳气正常，吸入之气方能经肺的肃降而下达；

3.治肺结核的链霉素可损害肾与耳，说明脏腑有为肾提供物质的机制；

4.还有"皮毛生肾"的说法。

（五）肾与肝

肾与肝即是水生木的关系。

1.肾藏精，肝藏血，血的化生有赖于肾中精气的汽化，有"肝肾同源"之说；

2.X染色体含凝血因子基因，在肝脏表达；

3.肝所用之丝氨酸，需经肾脏活化。

二、相克的关系

相克的关系是抑制其功能，并以"所克"为己之用。

（一）心与肺

心与肺是火克金的关系。

1.心主血，肺主气，肺气助心行血，心以肺吸入之O_2为己用(心主产能)；

2.心主血脉，肺朝百脉，肺呼出CO_2助心之功能；

3.宗气是联结心之搏动和肺之呼吸两者之间的中心环节；

4.心脏和舌都无表皮层，也可能是火克金的体现。

（二）肺与肝

肺与肝就是金与木的关系。

1.肺主肃降，肝主升泄，二者相互协调，对于全身气机的调畅是一个重要环节；

2.肺主燥，水分缺乏自然不利于木的生长。

（三）肝与脾

肝与脾是木与土的关系。

1.肝主疏泄，脾主运化，肝的疏泄功能正常，则脾的运化功能健旺；

2.脾统血，有益于肝的藏血功能。

（四）脾与肾

脾与肾是土克水的关系。

1.脾阳根于肾阳，脾之健运，化生精微，须借助于肾阳温煦；

2.脾为后天之本，肾为先天之本，后天之本必消耗肾精才能发挥作用，而后天归返先天并不是直接的；

3.副交感神经与交感神经协调配合，维持人体的动态平衡。

（五）肾与心

此为水火互济的关系。从阴阳升降机制看，心火属阳在上必须下降于肾，肾水属阴在下须上济于心，这样，心肾之间的生理功能才能协调，而称为"心肾相交"，也即"水火既济"。如现代对心钠素的研究，其在心脏产生，具有利尿的效应，这应是心阳下济肾水的主要机制。

当然，脏与脏之间的关系亦远不止上述，如相克也可理解为在某脏可降解其所克脏的活性物质。现也有人从肽类激素来探讨脏与脏、脏与腑之间的关系，认为随着研究工作的深入，脏腑相关的内容必将更加丰富。

第五节　先天之本、后天之本

在探讨生命现象的过程中，后世医家逐步认识到人体生命有两个本源——先天之本、后天之本。而以五脏为核心的藏象学说，则归属认为肾为先天之本，脾为后天之本。因肾中精气为机体生命活动之根，脾化水谷为气血生化之源。

从现代医学观点看，肾包括肾脏、肾上腺、性腺等及其功能，脾包括脾脏、胰腺等，先、后之本为肾、脾的功能表现，而真正表现本源功能的是否为其中的某一特定脏器呢？再从肾上腺、胰腺的重要性来看，是否可升华认为二者分属先天之本、后天之本呢？以下就有关方面进行探讨试述。

一、先天之本

（一）先天之本为命门

先天之本禀受于先天，主要指其功能为生俱来，并已赋予了一定的特性，自身有着本源的新陈代谢节律，其为元阴元阳所蕴系之处，是其他脏腑功能的根基，主宰着人体的生命活动。而具有等同于先天之本重要性的脏器即是归属于肾之命门。

（二）命门是肾上腺

命门是先天元阴元阳的蕴藏所在，乃生化之源，生命之本，它是维持生命的原动力，其既能蕴物，就必有一定的位置与形态。

1.命门的位置与形态 "小心"即是后世所谓之命门，可见命门是独立的脏器，其形状如"小心"——凝聚如核状，既然是在傍边，就是左右各一，这与肾上腺的形态是吻合的。其解剖位置可从如下来理解：

(1)椎节自腰椎往上数的第七节是胸11椎，胸11椎旁的中间部位正是肾上腺的解剖位置。

(2)在《伤科汇纂》中载有"合面不致命骨图"，将椎骨二十四节分为"颈项骨六节"、"脊背骨六节"、"脊膂骨七节"、"腰骨五节"。肾上腺概位于脊膂骨第七节——胸12椎旁的中间部位。可能古代解剖学仅脊膂骨有七节，故简称"七节"，且书中说"今校各书载，统绘图中，详注骨下，以使阅者参考而归于一也。"这一分节法尚不知源自何处。

2.命门的功能特点 与命门的位置相比较，对命门的功能各家争议不多，见解几乎是一致的。从现代医学看，即与肾上腺的功能具有一致性，现归纳如下并佐以分析。

(1)元气之根：命门为元气所系之处。元气，即气之源泉，包括元阴元阳。元阴和元阳的前身物，似应为DA，或是指酪氨酸羟化酶(TH)活性，相对而言，元阴应指儿茶酚氧位甲基转移酶(COMT)等具有阴性效应的蛋白质类物质。元阳所化生的阳气，即为命门之火，命门为阳气之总司，是供应人体能量的源泉，这主要是指肾上腺髓质分泌CA的功能。同样，全身阴精也为命门总司促发。《传忠录》："命门为元气之根，为水火之宅，五脏之阴非此不能滋，五脏之阳非此不能发。"

(2)其气与肾通：命门的功能与肾脏是相互通应的，具有许多共同的生理特性。如肾上腺皮质激素参与肾主水的功能，肾气亦可能主要是指肾上腺皮质的功能状态，故五行学说把命门归于肾。但命门作为独立的脏器，与肾脏又有区别，其作用超过肾脏，肾脏不能代替命门，命门却能概括肾脏，肾脏阴阳限于局部，命门阴阳则统括周身内外上下。

(3)主生长发育与生殖：肾这方面的功能与命门关系密切，肾气盛衰可能主要指肾上腺皮质的某些功能状况，其可促进人体的生长发育。生殖生理出现女七男八的规律，可能是性腺与肾上腺(皮质)密切配合的结果，例如肾上腺皮质性激素是以雄激素为主。

(4)相火主司：刘完素认为相火为命门所生，吴昆说："命门者，相火也，相火代君行事。"即已认识到命门之火主要表现为相火的功能。从现代医学看，NE占CA大类的绝大部分，且交感神经系统的递质主要为NE，所以认为相火应是指NE，而君火即是指E，肾上腺髓质中E与NE的比例大约为4：1，E起着君火以明的作用。再者相火与NE的功能亦别无二致，如NE可促发欲念。

(5)与脏腑经络的关系：命门灌溉全身，总司各脏腑功能，所以与各脏腑无单一对应的个性关系，但又主要与三焦、心包相关。三焦为元气之别使，"其形乃制"，维持各脏腑器官一定的形态与大小；心包为相火行命之所。

命门亦无特定的经脉，其机能表现——肾间动气，前蕴应于脐下丹田(关元穴)、气海穴，后通于命门穴。从穴位命名看，气海穴可能与肾腺皮质相通，关元穴与肾上腺髓质相应。

二、后天之本

机体能获取充分的营养以维持生命运动，主要是赖脾之运化功能，脾主持后天的精微供应，故称脾为后天之本。但从对食物的消化来看，脾系中还是胰腺分泌的消化酶起着核心、根本的作用，由此以为后天之本应是指胰腺。其主要功能特点有：

1.其气与脾脏相合　与命门相仿，脾脏的功能与胰腺具有相通配合的特点，或具有一致性的生理节律，故脾脏、胰腺相连合并于脾系，但胰腺又比脾脏具有更重要的生理作用。

2.主消化　胰外分泌腺的消化酶对食物消化起着核心关键作用。胰腺的各功能均具有主消(消除、消灭)、主化(变化、转化)的特性。

3.主运化　胰腺的内分泌激素之一的胰岛素，主要作用是促进糖类、脂类、蛋白质的合成代谢的营养物质的储存，并控制能量的产生，调节葡萄糖的摄取和氧化，由此来调节代谢、维持内环境(如血糖浓度)的恒定等，综合作用的结果是主持运化水谷精微。

4.统摄六腑　胰腺的功能散布于六腑，并通过迷走神经系统和内分泌来调控统制六腑的运动、消化、内分泌等功能。如消化腺主要为副交感神经所支配。

5.与经脉的关系　胰腺无特定的经脉，与各脏腑是共性的关系，但又与脾脏、胃关系密切。其功能状态的表现可能是：前应于水分、建里？后系于第八胸椎下(胰俞)？

6.与命门的关系　命门与胰腺为先、后天之本，有本末先后之分，均主管全身，位居中以溉四旁，二者具有对立、互根、消长、转化的阴阳关系。举例如下：

(1)命门主生主长，胰腺主消主化：或可说命门有抑制消化的因子，胰腺有抑制生长的因子，如练气功者可进入辟谷境界；现代已发现胰腺能分泌生长抑素。

(2)互根互用：后天赖先天的温养，先天靠后天水谷精微的充养。

(3)主藏意志：命门为志之室，胰腺为意之舍，共为精神活动的根基所在。意志本身是不能表现出来，只能通过五行去察觉感受。

(4)命门属阳，通达于交感神经系统，胰腺属阴，主持副交感神经系统，二者共同协调人体的阴阳平衡。

第六节 性命之根——性腺

机体摘除性腺，对其并不致命，但丧失了生育能力，可知性腺为繁育后代的根本。在藏象学说中，将性腺归于肾系，认为肾主生殖，实际上是指性腺的功能，当然亦与肾脏、肾上腺有着不可分割的关系。

性腺主持生殖、生长与发育，具有造化之机，为性命之根蒂。其生理功能又受全身发育状况的影响，其中主要是肾气的作用。性腺的生理节律有着"七女八男"的自然规律(见前)，其调节模式是：肾气盛→天癸至→性腺发育→精气溢泻(男排精)；月事以时下(女排卵)→阴阳和合→受精孕育胚胎。

天癸是肾中精气充盛到一定程度时机体就会产生的物质，具有促使性器官发育成熟的作用。从现代医学看，应是指促性腺激素——卵泡刺激素(FSH)和黄体生成素(LH)，且男女尽管有别亦俱称天癸，似与现代认识的男女促性腺激素的一致性有着不谋而合之感。而促性腺激素释放激素(GnRH)的生成是否与肾上腺功能状态相关呢？如兴奋下丘脑促性腺激素释放神经元的递质是单胺神经递质，这与肾上腺髓质相关；孕激素是许多类固醇激素(性激素和肾上腺皮质激素)生物合成中的重要中间体，说明肾上腺皮质与生育密切相关。而这些也是命门"男子以藏精，女子以系胞"的功能体现。

性腺亦同样具有肾系的功能，参与主骨生髓，通于脑等功能。

再从男女有别看，性腺不仅与生理活动有关，更重要的还与人的心理相连接，塑造了相对的性情，造化出丰富多彩的人生精神世界。

第三章 经络和经络学说

第一节 经络

一、经络的主要内容

（一）经络的含义

经络，是经脉和络脉的统称。经尤如直行的径路，是经络系统的主干。络则有网络的含义，是经脉的细小分支。经络内属腑脏，外络肢节，行气血，通阴阳，沟通表里内外，网络周布全身，把人体各个部分联结成一个统一的整体，以保持其功能活动的协调和平衡。这种平衡一旦遭到破坏，就会导致疾病的发生。经络学说就是阐明经络在人体生命活动过程中的生理作用和病理变化规律的学说。充分说明了学习和研究经络学说的重要意义。

（二）经络系统的组成

经络在内连属于腑脏，在外联络于筋肉、皮肤。经络系统是由经脉、络脉、经筋、皮部等组成。

经脉可分为正经和奇经两类。正经有十二，即手足三阴经和手足三阳经，合称"十二经脉"，是气血运行的主要通道。十二经脉有一定的起止、循行部位和交接顺序，在肢体的分布和走向有一定的规律，同体内脏腑有直接的络属关系。奇经有八条，即督、任、冲、带、阴跷、阳跷、阴维、阳维，有统率、联络和调节十二经脉的作用。十二经别是从十二经脉别出的经脉，它们分别起自四肢，循行于体腔脏腑深部，上出于颈项浅部，它能补正经之不足。

络脉是经脉的分支，有别络、浮络、孙络之分。别络是较大的和主要的络脉。十二经脉与督脉、任脉各有一支别络，再加上脾之大络，合为"十五别络"。浮络是循行于浅表部位而常浮现的络脉。孙络是最细小的络脉。它们主要是加强各部联系和网络经脉不及的部分。

经筋和皮部，是十二经脉与筋肉和体表的连属部分。经筋是十二经脉之气"结、聚、散、络"于筋肉、关节的体系，是十二经脉的附属部分，所以称"十二经筋"。经筋有联缀四肢百骸，主司关节运动的作用。全身的皮肤是十二经脉的功能活动反映于体表的部位，也是经络之气的散布所在，所以，把全身皮肤分为十二个部分，分属于十二经脉，称"十二皮部"。

1.十二经脉

十二经脉对称地分布于人体的两侧，分别循行于上肢或下肢的内侧或外侧，每一经脉分别属于一个脏或一个腑。手经行于上肢，足经行于下肢；阴经行于四肢内侧，属脏，阳经行于四肢外侧，属腑。

手足三阴、三阳，通过经别和别络互相沟通，组合成六对表里相合关系。太阳与少阴为表里，少阳与厥阴为表里，阳明与太阴为表里。相为表里的两条经脉，都在四肢末端交接，都分别循行于四肢内外两个侧面的相对位置，分别络属于相为表里的脏腑。

十二经脉分布在人体内外，经脉中的气血是循环贯注的，即从手太阴肺经开始，依次传至足厥阴肝经，再传至手太阴肺经，首尾相贯，如环无端。而且与前后正中的督脉和任脉也相通。十二经脉的流注次序也就是营气的运行顺序。其流注次序如表3.1所示。

表3.1　十二经络流注表

手次指端		足大趾内侧端		手小指端		足小趾端		手无名指端		足大趾外侧端	
手太阴	手阳明	足阳明	足太阴	手少阴	手太阳	足太阳	足少阴	手厥阴	手少阳	足少阳	足厥阴
肺内	鼻旁	心中		目内眦		胸中		目外眦		肺内	

(1)手太阴肺经：起于中焦，下络大肠，还循胃口(下口幽门、上口贲门)，通过膈肌；属肺，至喉部，横行至胸部外上方(中府穴)，出腋下，沿上肢内侧前缘下行，过肘窝入寸口上鱼际，直出拇指之端(少商穴)。如图3.1所示。

分支：从手腕的后方(列缺穴)分出，沿掌背侧走向食指桡侧端(商阳穴)，交于手阳明大肠经。

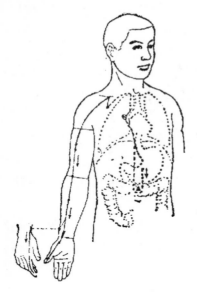 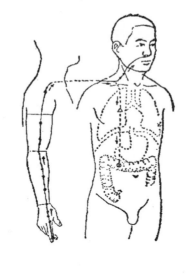

图3.1　肺经　　　　　　　　　　　　　　　图3.2　大肠经

(2)手阳明大肠经：起于食指桡侧端(商阳穴)，经过手背行于上肢外侧前缘，上肩，至肩关节前缘，向后到第七颈椎棘突下(大椎穴)，再向前下行入锁骨上窝(缺盆)，进入胸腔络肺，向下通过膈肌下行，属大肠。如图3.2所示。

分支：从锁骨上窝上行，经颈部至面颊，入下齿中，回出挟口两旁，左右交叉于人中，至对侧鼻翼旁(迎香穴)，交于足阳明胃经。

(3)足阳明胃经：起于鼻翼旁(迎香穴)，挟鼻上行，左右侧交会于鼻根部，旁行入目内眦，与足太阳经相交，向下沿鼻柱外侧，入上齿中，还出挟口两旁，环绕嘴唇，在颏唇沟承浆穴处左右相交，退回沿下颌骨后下缘到大迎穴处，沿下颌角上行过耳前，经过上关穴(客主人)，沿发际，到额前。如图3.3所示。

分支：从大迎穴前方下行到人迎穴，沿喉咙向下后行至大椎，折向前行，入缺盆，深入体腔，下行穿过膈肌，属胃络脾。

直行者：从缺盆出体表，沿乳中线下行，挟脐两旁(旁开两寸)，下行至腹股沟处的气冲穴。

分支：从胃下口幽门处分出，沿腹腔内下行到气冲穴，与直行之脉会合，而后下行大腿前侧，至膝膑，沿下肢胫骨前缘下行至足背，入足第二趾外侧端(厉兑穴)。

分支：从膝下三寸处(足三里穴)分出，下行入中趾外侧端。

分支：从足背上冲阳穴分出，前行入足大趾内侧端(隐白穴)，交于足太阴脾经。

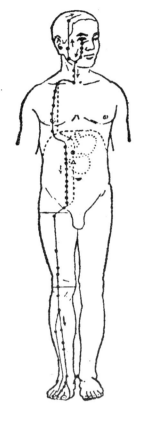
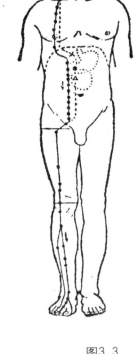

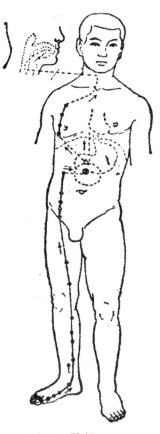

图3.3　胃经　　　　　　　　　　　图3.4　脾经

(4)足太阴脾经：起于足大趾内侧端(隐白穴)，沿内侧赤白肉际，上行过内踝的前缘，沿小腿内侧正中线上行，在内踝上八寸处，交出足厥阴肝经之前，上行沿大腿内侧前缘进入腹部，属脾，络胃。向上穿过膈肌，沿食道两旁，连舌本，散舌下。如图3.4所示。

分支：从胃别出，上行通过膈肌，注入心中，交于手少阴心经。

(5)手少阴心经：起于心中，走出后属心系，向下穿过膈肌，络小肠。如图3.5所示。

分支：从心系分出，挟食道上行，连于目系。

直行者：从心系出来，退回上行经过肺，向下浅出腋下(极泉穴)，沿上肢内侧后缘，过肘中，经掌后锐骨端，进入掌中，沿小指桡侧，出小指桡侧端(少冲穴)，交于手太阳小肠经。

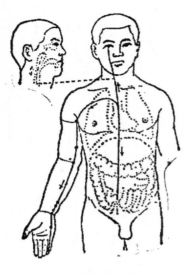

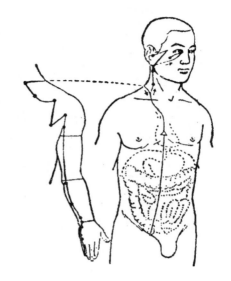

图3.5　心经　　　　　　　　　　　图3.6　小肠经

(6)手太阳小肠经：起于小指外侧端(少泽穴)，沿手背、上肢外侧后缘，过肘部，到肩关节后面，绕肩胛部，交肩上(大椎穴)，前行入缺盆，深入体腔，络心，沿食道，穿过膈肌，到达胃部，下行，属小肠。如图3.6所示。

分支：从缺盆出来，沿颈部上行到面颊，至目外眦后，退行进入耳中(听宫穴)。

分支：从面颊部分出，向上行于眼下，至目内眦(睛明穴)，交于足太阳膀胱经。

(7)足太阳膀胱经：起于目内眦(睛明穴)，向上到达额部，左右交会于头顶部(百会穴)。如图3.7所示。

分支：从头顶部分出，到耳上角部。

直行者：从头顶部分别向后行至枕骨处，进入颅腔，络脑，回出分别下行到项部(天柱穴)，下行交会于大椎穴，再分左右沿肩胛内侧，脊柱两旁(一寸五分)，到达腰部(肾俞穴)，进入脊柱两旁的肌肉(膂)，深入体腔，络肾，属膀胱。

分支：从腰部分出，沿脊柱两旁下行，穿过臀部，从大腿后侧外缘下行至腘窝中(委中穴)。

分支：从项分出下行，经肩胛内侧；从附分穴挟脊(三寸)，下行至髀枢，经大腿后侧至腘窝中与前一支脉会合，然后下行穿过腓肠肌，出走于足外踝后，沿足背外侧缘至小趾外侧端(至阴穴)，交于足少阴肾经。

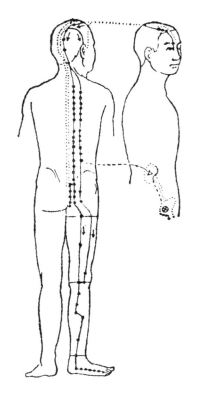 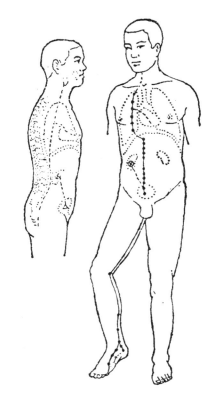

图3.7 膀胱经　　　　　　　　图3.8 肾经

(8)足少阴肾经：起于足小趾下，斜行于足心(涌泉穴)，出行于舟骨粗隆之下，沿内踝后，分出进入足跟，向上沿小腿内侧后缘，至腘内侧，上股内侧后缘入脊内(长强穴)，穿过脊柱，属肾，络膀胱。如图3.8所示。

直行者：从肾上行，穿过肝和膈肌，进入肺，沿喉咙，到舌根两旁。

分支：从肺中分出，络心，注于胸中，交于手厥阴心包经。

(9)手厥阴心包经：起于胸中，出属心包络，向下穿过膈肌，依次络于上、中、下三焦。如图3.9所示。

分支：从胸中分出，沿胸浅出胁部当腋下三寸处(天池穴)，向上至腋窝中，沿上肢内侧中线入肘，过腕部，入掌中(劳宫穴)，沿中指桡侧，出中指桡侧端(中冲穴)。

分支：从掌中分出，沿无名指出其尺侧端(关冲穴)，交于手少阳三焦经。

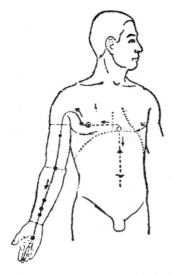 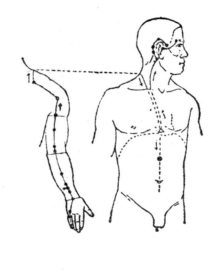

图3.9　心包经　　　　　　　　　　图3.10　三焦经

(10)手少阳三焦经：起于无名指尺侧端(关冲穴)，向上沿无名指尺侧至手腕背面，上行尺骨、桡骨之间，通过肘尖，沿上臂外侧向上至肩部，向前行入缺盆，布于膻中，散络心包，穿过膈肌，依次属上、中、下三焦。如图3.10所示。

分支：从膻中分出，上行出缺盆，至肩部，左右交会于大椎，上行到项，沿耳后(翳风穴)，直上出耳上角，然后屈曲向下经面颊部至目眶下。

分支：从耳后分出，进入耳中，出走耳前，经上关穴前，在面颊部与前一分支相交，至目外眦(瞳子髎穴)，交于足少阳胆经。

(11)足少阳胆经：起于目外眦(瞳子髎穴)上至头角(颔厌穴)。再向下到耳后(完骨穴)，再折向上行，经额部至眉上(阳白穴)，又向后折至风池穴，沿颈下行至肩上，左右交会于大椎穴，前行入缺盆。如图3.11所示。

分支：从耳后进入耳中，出走于耳前，到目外眦后方。

分支：从目外眦分出，下行至大迎穴，同手少阳经分布于面颊部的支脉相合，行至目眶下，向下的经过下颌角下行至颈部，与前脉会合于缺盆后，进入体腔，穿过膈肌，络肝，属胆，沿胁里浅出气街，绕毛际，横向至环跳穴处。

直行者：从缺盆下行至腋，沿胸侧，过季肋，下行至环跳穴处与前脉会合，再向下沿大腿外侧、膝关节外缘，行于腓骨前面，直下至腓骨下端，浅出外踝之前，沿足背行出于足第四趾外侧端(窍阴穴)。

分支：从足背(临泣穴)分出，前行出足大趾外侧端，折回穿过爪甲，分布于足大趾爪甲后丛毛处，交于足厥阴肝经。

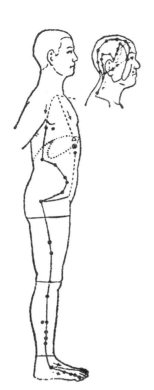

图3.11　胆经

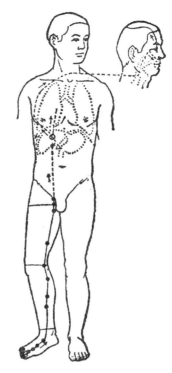

图3.12　肝经

(12)足厥阴肝经：起于足大趾爪甲后丛毛处，向上沿足背至内踝前一寸处(中封穴)，向上沿胫骨内缘，在内踝上八寸处交出足太阴脾经之后，上行过膝内侧，沿大腿内侧中线进入阴毛中，绕阴器，至小腹，挟胃两旁，属肝，络胆，向上穿过膈肌，分布于胁肋部，沿喉咙的后边，向上进入鼻咽部，上行连接目系，出于额，上行与督脉会于头顶部。如图3.12所示。

分支：从目系分出，下行于颊里，环绕在口唇的里边。

分支：从肝分出，穿过膈肌，向上注入肺，交于手太阴肺经。

2.奇经八脉

奇经八脉是督脉、任脉、带脉、冲脉、阴跷脉、阳跷脉、阴维脉、阳维脉的总称。由于它们的分布不像十二经那样规则，同脏腑没有直接的相互络属，相互之间也没有表里关系，与十二正经不同，故称"奇经"。

奇经八脉纵横交叉于十二经脉之间，具有如下三方面的作用：

其一，进一步密切十二经脉之间的联系。如"阳维维于阳"，组合所有的阳经，"阴维维于阴"，组合所有的阴经；带脉"约束诸经"，沟通腰腹部的经脉；冲脉通行上下，渗灌三阴、三阳；督脉"总督诸阳"，任脉为"诸阴之海"等。

其二，调节十二经脉的气血。十二经脉气血有余时，则流注于奇经八脉，蓄以备用；十二经脉气血不足时，可由奇经"溢出"，给予补充。

其三，奇经与肝、肾等脏及女子胞、脑、髓等奇恒之腑的关系较为密切，相互之间在生理、病理上均有一定的联系。

(1)督脉

①循行部位：起于胞中，下出会阴，沿脊柱里面上行，至项后风府穴处进入颅内，络脑，并由项沿头部正中线，经头顶、额部、鼻部、上唇，到上唇系带处。如图3.13所示。

分支：从脊柱里面分出，属肾。

分支：从小腹内部直上，贯脐中央，上贯心，到喉部，再向上到下颌部，环绕口唇。向上至两眼下部的中央。

②基本功能：督，有总管、统率的意思。督脉行于背部正中，其脉多次与手足之阳经及阳维脉交会，能总督一身之阳经，故又称为"阳脉之海"。其次，督脉行于脊里，上行入脑，并从脊里分出属肾，它与脑、脊髓和肾有密切的联系。

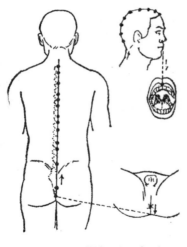

图3.13　督脉

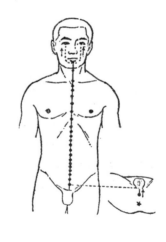

图3.14　任脉

(2)任脉

①循行部位：起于胞中，下出会阴，经阴阜，沿腹部和胸部正中线上行，至咽喉，上行至下颌部，环绕口唇，沿面颊，分行至目眶下。如图3.14所示。

②基本功能：任，有担任、任受的意思。任脉行于腹面正中线，其脉多次与手足三阴及阴维脉交会，能总任一身之阴经，故又称"阴脉之海"。任，又与"妊"意义相通。其脉起于胞中，与女子妊娠有关，称"任主胞胎"。

(3)冲脉

①循行部位：起于胞中下出会阴后，从气街起与足少阴肾经相并，挟脐上行，散布于胸中，再向上行，经喉，环绕口唇，到目眶下。

分支：与足少阴之大络同起于肾，向下从气街部浅出体表，沿大腿内侧进入腘窝，再沿胫骨内缘，下行到足底；又有支脉从内踝后分出，向前斜入脚背，进入大足趾。

分支：从胞中出，向后与督脉相通，上行于脊柱内。

②基本功能：冲，有要冲的意思。冲脉上行至头，下至于足，贯串全身，或为气血的要冲，能调节十二经气血，故有"十二经脉之海"之称。冲脉又称"血海"，同妇女的月经有密切关系。

(4)带脉

①循行部位：起于季胁，斜向下行到带脉穴，绕身一周。在腹面的带脉下垂到少腹。

②基本功能：带脉围腰一周，犹如束带，能约束纵行诸脉。

(5)阴跷脉、阳跷脉

①循行部位：跷脉左右成对。阴跷脉、阳跷脉均起于足踝下。

阴跷脉从内踝下照海穴分出，沿内踝后直上下肢内侧，经前阴，沿腹、胸进入缺盆，出行于人迎穴之前，经鼻旁，到目内眦，与手足太阳经、阳跷脉会合。

阳跷脉从外踝下申脉穴分出，沿外踝后上行，经腹部，沿胸部后外侧，经肩部、颈外侧，上挟口角，到达目内眦，与手足太阳经、阴跷脉会合，再上行进入发际，向下到达耳后，与足少阳胆经会于项后。

②基本功能：跷，有轻健跷捷的意思。有濡养眼目、司眼睑之开合和下肢运动的功能。古人还有阴阳跷脉"分主一身左右之阴阳"之说。

(6)阴维脉、阳维脉

①循行部位：阴维脉起于小腿内侧足三阴经交会之处，沿下肢内侧上行，至腹部，与足太阴脾经同行，到胁部，与足厥阴经相合，然后上行至咽喉，与任脉相会。

阳维脉起于外踝下，与足少阳胆经并行，沿下肢外侧向上，经躯干部后外侧，从腋后上肩，经颈部、耳后，前行到额部，分布于头侧及项后，与督脉会合。

②基本功能：维，有维系的意思。阴维脉的功能是"维络诸阴"；阳维脉的功能是"维络诸阳"。

3.经别、络脉、经筋、皮部

(1)经别：经别，就是别行的正经。十二经别的循行，都是从十二经脉的四肢部分(多为肘、膝以上)别出(称为"离")，走入体腔脏腑深部(称为"入")，然后浅出体表(称为"出")而上头面，阴经的经别合入阳经的经别而分别注入六阳经脉(称为"合")。所以，十二经别的循行特点，可用"离、合、出、入"来概括。每一对相为表里经别组成一"合"，十二经别共组成"六合"。十二经别的功能主要是加强和协调经脉与经脉之间、经脉与脏腑之间，以及人体各器官组织之间的联系。

①足太阳与足少阴经别(一合)

足太阳经别：从足太阳经脉的腘窝部分出，其中一条支脉在骶骨下五寸处别行进入肛门，上行归属膀胱，散布联络肾脏，沿脊柱两旁的肌肉到心脏后散布于心脏内；直行的一条支脉，从脊柱两旁的肌肉处继续上行，浅出项部，脉气仍注入足太阳本经。

足少阴经别：从足少阴经脉的腘窝部分出，与足太阳的经别相合并行，上至肾，在十四椎(第二腰椎)处分出，归属带脉；直行的一条继续上行，系舌根，再浅出项部，脉气注入足太阳的经别。

②足少阳与足厥阴经别(二合)

足少阳经别：从足少阳经脉在大腿外侧循行部位分出，绕过大腿前侧，进入毛际，同足厥阴的经别会合，上行进入季胁之间，沿胸腔里，归属于胆，散布而上达肝脏，通过心脏，挟食道上行，浅出下颌、口旁，散布在面部，系目系，当目外眦部，脉气仍注入足少阳经。

足厥阴经别：从足厥阴经脉的足背上处分出，上行至毛际，与足少阳的经别会合并行。

③足阳明与足太阴经别(三合)

足阳明经别：从足阳明经脉的大腿前面处分出，进入腹腔里面，归属于胃，散布到脾脏，向上通过心脏，沿食道浅出口腔，上达鼻根及目眶下，回过来联系目系，脉气仍注入足阳明本经。

足太阴经别：从足太阴经脉的股内侧分出后到大腿前面，同足阳明的经别相合并行，向上结于咽，贯通舌中。

④手太阳与手少阴经别(四合)

手太阳经别：从手太阳经脉的肩关节部分出，向下入于腋窝，行向心脏，联系小肠。

手少阴经别：从手少阴经脉的腋窝两筋之间分出后，进入胸腔，归属于心脏，向上走到喉咙，浅出面部，在目内眦与手太阳经相合。

⑤手少阳与手厥阴经别(五合)

手少阳经别：从手少阳经脉的头顶部分出，向下进入锁骨上窝。经过上、中、下三焦，散布于胸中。

手厥阴经别：从手厥阴经脉的腋下三寸处分出，进入胸腔，分别归属于上、中、下三焦，向上沿着喉咙，浅出于耳后，于乳突下同手少阳经会合。

⑥手阳明与手太阴经别(六合)

手阳明经别：从手阳明经脉的肩髃穴分出，进入项后柱骨，向下者走向大肠，归属于肺；向上者，沿喉咙，浅出于锁骨上窝。脉气仍归属于手阳明本经。

手太阴经别：从手太阴经脉的渊腋处分出，行于手少阴经别之前，进入胸腔，走向肺脏，散布于大肠，向上浅出锁骨上窝，沿喉咙，合于手阳明的经别。

(2)络脉：络脉亦称别络，也是从经脉分出的支脉，大多分布于体表。别络有十五条，即十二经脉各有一条，加上任脉、督脉的络脉和脾之大络。另外，如再加上胃之大络，也可称为十六别络。从别络分出的细小络脉称为"孙络"，分布在皮肤表面的细微络脉称为"浮络"。十五络脉对全身无数细小络脉起着主导作用，它的主要作用是加强表里经脉之间在体表的联系，渗注气血于体表。

十五别络的分布有一定的部位，其中十二经脉的别络都是从四肢肘膝以下分出，表里两经的别络相互联络；任脉之络分布于腹部，督脉之络分布于背部，脾之大络分布在身之侧部，胃之大络分布在左胸前乳下。其具体分部部位如下：

①手太阴之别络：从列缺穴处分出，起于腕关节上方，在腕后半寸处走向手阳明经；其支脉与手太阴经相并，直入掌中，散布于鱼际部。

②手阳明之别络：从偏历穴处分出，在腕后三寸处走向手太阴经；其支脉向上沿着臂膊，经过肩髃，上行至下颌角，遍布于牙齿，其支脉进入耳中，与宗脉会合。

③足阳明之别络：从丰隆穴处分出，在外踝上八寸处，走向足太阴经；其支脉沿着胫骨外缘，向上联络头项，与各经的脉气相合，向下联络咽喉部。

④足太阴之别络：从公孙穴处分出，在第一趾跖关节后一寸处，走向足阳明经；其支脉进入腹腔，联络肠胃。

⑤手少阴之别络：从通里穴处分出，在腕后一寸处走向手太阳经；其支脉在腕后一寸半处别而上行，沿着本经进入心中，向上系舌本，连属目系。

⑥手太阳之别络：从支正穴处分出，在腕后五寸处向内注入手少阴经；其支脉上行经肘部，网络肩髃部。

⑦足太阳之别络：从飞阳穴处分出，在外踝上七寸处，走向足少阴经。

⑧足少阴之别络：从大钟穴处分出，在内踝后绕过足跟，走向足太阳经；其支脉与本经相并上行，走到心包下，外行通贯腰脊。

⑨手厥阴之别络：从内关穴处分出，在腕后两寸处浅出于两筋之间，沿着本经上行，维系心包，络心系。

⑩手少阳之别络：从外关穴处分出，在腕后两寸处，绕行于臂膊外侧，进入胸中，与手厥阴经会合。

⑾足少阳之别络：从光明穴处分出，在内踝上五寸处，走向足厥阴经，向下联络足背。

⑿足厥阴之别络：从蠡沟穴处分出，在内踝上五寸处，走向足少阳经；其支脉经过胫骨，上行到睾丸部，结聚在阴茎处。

⒀任脉之别络：从鸠尾(尾翳)穴处分出，自胸骨剑突下行，散布于腹部。

⒁督脉之别络：从长强穴处分出，挟脊柱两旁上行到项部，散布在头上；下行的络脉从肩胛部开始，从左右别走足太阳经，进入脊柱两旁的肌肉。

⒂脾之大络：从大包穴处分出，浅出于渊腋穴下三寸处，散布于胸胁部。

⒃胃之大络：足阳明经的另一支大的经脉，名虚里。它贯穿横膈，网络肺脏，出于左侧乳房的下方，其脉气搏动不停，应手可得。

(3)经筋：经筋，是十二经脉连属于筋肉的体系，其功能活动有赖于经络气血的濡养，并受十二经脉的调节，所以也划分为十二个系，称为"十二经筋"。其主要作用是约束骨骼，主司全身关节的屈伸运动。

经筋的分布，一般都在浅部，从四肢末端走向头身，多结聚于关节和骨骼附近，有的进入胸腹腔，但不属络脏腑。经筋的分布，同十二经脉在体表的循行部位基本上是一致的，但其循行走向不尽相同。其具体分布如下：

①足太阳经筋：起于足小趾，向上结于外踝，斜上结于膝部，在下者沿外踝结于足跟，向上沿跟腱结于腘部，其分支结于小腿肚(腨外)，上向腘内侧，与腘部另支合并上行结于臀部，向上挟脊到达项部；分支入结于舌根；直行者结于枕骨，上行至头顶，从额部下，结于鼻；分支形成"目上网"(即上睑)，向下结于鼻旁，背部的分支从腋后外侧结于肩髃；一支进入腋下，向上出缺盆，上方结于耳后乳突(完骨)。又有分支从缺盆出，斜上结于鼻旁。

②足少阳经筋：起于第四趾，向上结于外踝，上行沿胫外侧缘，结于膝外侧；其分支起于腓骨部，上走大腿外侧，前边结于"伏兔"，后边结于骶部。直行者，经季胁，上走腋前缘，系于胸侧和乳部，结于缺盆。直行者，上出腋部，通过缺盆，行于太阳经筋的前方，沿耳后，上额角，交会于头顶，向下走向下颌，上结于鼻旁。分支结于目外眦，成"外维"。

③足阳明经筋：起于第二、三、四趾，结于足背；斜向外上盖于腓骨，上结于膝外侧，直上结于髀枢(大转子部)，向上沿胁肋，连属脊椎。直行者，上沿胫骨，结于膝部。分支结于腓骨部，并合足少阳的经筋。直行者，沿伏兔向上，结于股骨前，聚集于阴部，向上分布于腹部，结于缺盆，上颈部，挟口旁，会合于鼻旁，下方结于鼻部，上方合于足太阳经筋——太阳为"目上网"，阳明为"目下网"(下睑)。其中分支从面颊结于耳前。

④足太阴经筋：起于大足趾内侧端，向上结于内踝；直行者，络于膝内辅骨(胫骨内踝部)，向上沿大腿内侧，结于股骨前，聚集于阴部，上向腹部，结于脐，沿腹内，结于肋骨，散布于胸中；其在里的，附着于脊椎。

⑤足少阴经筋：起于足小趾的下边，同足太阴经筋并斜行内踝下方，结于足跟，与足太阳经筋会合，向上结于胫骨内踝下，同足太阴经筋一起向上，沿大腿内侧，结于阴部，沿脊里，挟膂，向上至项，结于枕骨，与足太阳经筋会合。

⑥足厥阴经筋：起于足大趾上边，向上结于内踝之前，沿胫骨向上结于胫骨内踝之下，向上沿大腿内侧，结于阴部，联络各经筋。

⑦手太阳经筋：起于手小指上边，结于腕背，向上沿前臂内侧缘，结于肘内锐骨(肱骨内上髁)的后面，进入并结于腋下，其分支向后走腋后侧缘，向上绕肩胛，沿颈旁出走足太阳经筋的前方，结于耳后乳突；分支进入耳中；直行者，出耳上，向下结于下颌，上方连属目外眦。还有一条支筋从颌部分出，上下颌角部，沿耳前，连属于目外眦，上额，结于额角。

⑧手少阳经筋：起于手无名指末端，结于腕背，向上沿前臂结于肘部，上绕上臂外侧缘上肩，走向颈部，合于手太阳经筋。其分支当下颌角处进入，联系舌根；另一支从下颌角上行，沿耳前，连属目外眦，上经额部，结于额角。

⑨手阳明经筋：起于食指末端，结于腕背，向上沿前臂结于肘外侧，上经上臂外侧，结于肩髃；其分支，绕肩胛，挟脊旁；直行者，从肩髃部上颈；分支上面颊，结于鼻旁；直行的上出手太阳经筋的前方，上额角，络头部，下向至对侧下颌。

⑩手太阴经筋：起于手大拇指上，沿指上行，结于鱼际后，行于寸口动脉外侧，上沿前臂，结于肘中；再向上沿上臂内侧，进入腋下，出缺盆，结于肩 前方，上面结于缺盆，下面结于胸里，分散通过膈部，会合于膈下，到达季胁。

⑾手厥阴经筋：起于手中指，与手太阴经筋并行，结于肘内侧，上经上臂内侧，结于腋下，向下散于胁肋的前后；其分支进入腋内，散布于胸中，结于膈。

⑿手少阴经筋：起于手小指内侧，结于腕后锐骨(豆骨)，向上结于肘内侧，再向上进入腋内，交手太阴经筋，行于乳里，结于胸中，沿膈向下，系于脐部。

(4)皮部：皮部，是指体表的皮肤按经络和分布部位分区。《素问。皮部论》："皮有分部"；"皮者，脉之部也"。十二经脉及其所属络脉，在体表有一定的分布范围，与之相应，全身的皮肤也就划分为十二个部分，称为十二皮部。"欲知皮部，以经脉为纪"；"凡十二经络脉者，皮之部也"。皮部就是十二经脉及其所属络脉在皮表的分区，也是十二经脉之气的散布所在。

（三）经络的生理功能

灵枢经脉："经脉者，所以能决死生，处百病，调虚实，不可不通"。说明经络在生理、病理、诊断和防治疾病方面都有十分重要的意义。其主要功能是：

1.行气血，调和阴阳　在正常情况下，经络具有运行气血，濡养脏腑肌肤和调节阴阳平衡的作用，以维持人体各部分的正常功能。人体的五脏六腑，四肢百骸，五官七窍，皮毛筋骨肉等，虽然都有各自的生理功能，但在正常的功能活动中，必须保持着密切的联系、协调和平衡，而这主要是通过经络来实现的。

2.御病邪，反应病痛　气血的正常运行是保证机体健康的必要条件，如果由于某些因素的影响，而使经气的运行失常，机体抵御病邪的能力就会减弱，罹至病患，则是指出了外邪致病的传变次序是由浅入深，由表及里，由轻而重的过程。

相反，脏腑有病，也可以通过经络反映到体表上来。经络具有由表及里，通内达外的作用。

3.传导经气，调整虚实　经脉具有感应传导经气、调整虚实的作用。针灸治疗当经气循经到达病所时，病痛就会减轻，乃至消失，异常的功能即趋于恢复正常。说明针刺治疗主要是通过疏通经脉，调和血气，以恢复机体的阴阳平衡。

4.保持机体与外环境的平衡　人是自然界的一部分，生存于自然界之中，时刻都在与自然界进行着物质、能量和信息的交换，自然界的一切变化都会对人体有一定的影响，而人体的机能活动也必须与之相适应。只有与周围的自然环境保持协调、统一的平衡，人的生命活动才能正常进行。"天人相应"是通过经络而实现的。经络不仅保证了机体活动的协调，而且对于保持机体与自然界的统一和平衡，实现其正常的生命活动都有非常重要的意义。

（四）经络的应用

1.阐释病理变化　在正常生理情况下，经络有运行气血，感应传导的作用，而在发生病变时，经络就成为传递病邪和反映病变的途径。经络是外邪从皮毛腠理内传五脏六腑的传变途径；由于脏腑之间通过经脉沟通联系，所以经络还可成为脏腑之间病变相互影响的途径。

经络不仅是外邪由表入里和脏腑之间病变相互影响的途径，而且也是脏腑与体表组织之间病变相互影响的途径。通过经络的传导内脏的病变可以反映于外表，表现于某些特定的部位或与其相应的孔窍。

2. 疾病的诊断 由于经络有一定的循行部位和络属脏腑，可以反映所属脏腑的病证，因而在临床上，就可根据疾病症状出现的部位，结合经络循行的部位及所联系的脏腑，作为疾病诊断的依据。《伤寒论》的六经辨证，即是在经络学说基础上发展起来的辨证体系。另外，在临床实践中，还发现在经络循行的部位，或在经气聚集的某些穴位处，可有明显的压痛或有结节状、条索状的反映物，或局部皮肤出现某些形态变化，也有助于疾病的诊断。

3. 指导临床治疗 经络广泛地用于临床各科的治疗，特别是对针灸、按摩和药物治疗，更具有较大地指导意义。

4. 指导预防和养生 通过练气功和导引等，培育元气，顺应自然，合于天道，达到养生防病，颐养天年的目的。

广义针灸疗法和按摩疗法，主要是对于某一经(脏腑)的病变，在其病变的邻近部位或经络循行的远隔部位上取穴。以调整经络气血的功能活动，达到治疗的目的。而穴位的选取，首先必须按经络学说进行辨证，断定疾病属于何经后，再根据经络的循行分布路线和联系范围来选定，这就是"循经取穴"。

药物治疗也是以经络为渠道，通过经络的传导转输，才能使药到病所，发挥其治疗作用。古代医家根据某些药物对某一脏腑经络所具有的特殊选择性作用，创立并形成了"药物归经"和"引信报使"等理论。

第二节 《黄帝内经》有关经络认识的现代分析

经络学说是祖国医学理论的重要组成部分，是针灸学和气功学的理论核心。对经络的记载，早见于《黄帝内经》，从历史的角度看，在当时的宏观要求下，应说是已将经络认识阐释清楚。而如今，由于时代的限制和要求，在现代微观领域，经络实质就成了待解之谜。本节即以现代观念去考究《黄帝内经》有关经络的认识，期能对经络实质的揭示起到溯源求本的作用。

一、经络的发生与形态

经脉是根于先天，与生俱来，具有遗传性，其形成过程主要与脑髓关联，即由中枢神经系统为主导，并得到皮肤、血管、筋膜、肌肉、骨骼等的支持包绕所构成的立体框架的通道系统，它有独自的运行规律，具有调控血气运行的功能。

有人从发生学来探讨，认为经络是由胚胎时期的网络结构发育而来的，这一观点是符合内经载述的。包绕经脉的五体亦成了经络的附属成分，功能活动受到经脉的调控。

对经络的形态，明确指出，经脉的形态是不能直接看见，其实质是深藏于分肉间隙之中，体表的经脉循行线只是经脉的示意图，而不是经脉的实体。从现代组织学看，"分肉之间"是在皮肤与肌肉和骨骼之间的筋膜间隙，它是具有多角、套管、复合、立体形的间隙多元疏松结缔组织，经脉的外周实质可能主要是根基于此中未分化的间充质细胞。至于所言的络脉可见，实质上是指可见的血管，络脉的功能通过血脉得到反应。

二、经脉的循行与功能

经脉在四肢躯干有特定的循行线路，并且内连属于脏腑，是联络脏腑肢节，沟通上下内外的通路。而络脉则纵横交错，网络全身，把人体所有的脏腑、器官、孔窍以及皮肉筋骨等组织联结成一个统一的有机体系。

经络具有运行气血，协调阴阳的作用。脉运行气血的功能，《黄帝内经》已经明确分为营气与卫气相对的两大循行体系，但在性能、病理以及治疗方面，也有彼此各异的认识。关于营气的运行，与经脉流注次序是一致的，始于手太阴肺经，终于足厥阴肝经，环周不休(这种循环是用现代同位素注射后观察不到的，在四肢末端不能连续)。卫气循行不同营气那样，不分昼夜阴阳交错着循行，而是昼独行于阳、夜独行于阴的运行程序(现代实验尚未证实)。

从现代医学看，营血运行是指血液循环系统，而经络显然并不是指血液循环系统，如《黄帝内经》中称"营气运行"、"经脉流注"、"经气"等并不兼有"血"字，二者早已区别对待，但二者似又有着密不可分的关联，经脉是统调了血液循环系统的功能。其实，营气循行是指营养物质的代谢进程，并不是指血液循环，但又通过血液循环来实现。经脉主导营气循行，是指经脉具有调控微循环灌流量，主持营养物质交换的功能，即营气虽流行于血管中，经络通过调控微循环来运行营血，如程序流注于肺时，则肺系的微循环开放。同理，卫气是指免疫防卫系统，而免疫是与淋巴系统相连接，经脉调控淋巴循环系统的功能也许正是体现于卫气循行，且淋巴循环与卫气循行均没有环周的特性。

由上认为，经络运行营卫是与血液和淋巴两大系统密切关联，其实质又是全然有别的，经脉更是机体能量、信息的循环通道体系，调控着生命现象，其重要性是不可替代的。

三、腧穴

腧穴是人体脏腑、经络之气输注于体表的部位，为"脉气所发"、"神气游行出入"之处。经穴是经脉线上的反应点，与经脉一样伏于分肉之间，经络与腧穴是密不可分地联系在一起，经络以穴位为据点，穴位以经络为通路，经络的功能主要是由腧穴的反映来体现的。腧穴包括经穴、经外奇穴、阿是穴等。

1.五输穴　即"井、荥、输、经、合"穴，是十二经分布于肘膝关节以下的五个特定腧穴。历代医家把气血在经脉中运行的情况，用自然界的水流现象作比喻，对经气流注由小到大，由浅入深，分别用井、荥、输、经、合五个名称，来说明经运行过程中每穴所具有的特殊作用。

2.原穴与络穴　原穴是脏腑经络中元气驻留的部位，络穴为脏腑经络阴阳表里之间的互交联系点。

3.俞穴与募穴　俞穴是脏腑经气输注于背部的部位。募穴是脏腑经气汇集胸腹部的腧穴。

4.八脉交会穴　奇经八脉交会于十二经脉的八个腧穴。

5.八会穴　即脏、腑、气、血、筋、脉、骨、髓的精气聚会之处。

6.郄穴　"郄"有空隙的意思，是各经络气深集的部位。

7.下合穴　是指手三阳下合于足三阳经的腧穴。

（一）穴位的本质

穴位是神气游行出入的部位，并不是指皮肤、肌肉等可视见、触摸到的有形物。现一般认为，"神"是中枢神经系统的机能表现，穴位似应是反映中枢神经系统功能——神经递质出入的部位，既言游行出入，自身是能感觉体验到的，这可能即是神经递质的释放降解过程或神经兴奋产生的电脉冲。鉴此，现有的教材仅将腧穴命名为脏腑、经络之气输注于体表的部位，似有妨于对穴位本质的认识，尚有待商榷。

（二）穴位的位置

1.穴位据于经线上　《黄帝内经》所载脉气所发三百六十余穴，均是分布于经脉循行线上，数目与位置都是一定的，与生俱来即如此。

2.穴位有一定的深度　针刺浅深必须根据穴位的深浅来确定(皮内针可刺入皮内或皮下)，不同的穴位其浅深度是有区别的。

3.穴位处在分肉间　针刺取穴是遵循循经取穴的原则，由于经脉伏行分肉之间，穴位是处于分肉之间的经脉上，其深浅即由分肉间隙来决定，穴位并不是皮肤表面的一个点。

（三）穴位是反应点、治疗点

穴位是脏腑功能状态的反应点，当然亦是刺灸治疗部位。经脉连属于脏腑，穴位是经脉的据点，穴位与脏腑功能是息息相通的，外在的穴位可影响调节内在的脏腑。《黄帝内经》尤其强调原穴的重要性，由此必须重视对原穴的探究。

总之，穴位是经络不可分割的组成部分，与中枢神经系统密切关联，又是反应脏腑经络功能状态的根本所在，若穴位本质得以揭示，则经络实质自会迎刃而解。

四、针感与循感

针感为针刺得气时的感觉，包括受试者主观针感与施术者手下针感，主观针感为酸麻胀重等感觉，手下针感为沉紧感。针刺必须中穴位(皮内针可以离开穴位一段距离)，刺中穴位的手下感觉，因穴位处于分肉间隙，组织疏松，故有游走于巷的指下针感(皮内针一般无针感)。

得气及产生循经感传、气至病所的效应，说明针刺得气与否是取得疗效的关键(但皮内针不需得气)。针刺经脉能出现循经感传，是因为分肉之间是看不见的类管状通道，而循感的"气"，现代通过仪器测试，已经证明经气表现为沿经皮肤上多种生物物理参量的传播，并且常人还存在着隐性循经感传现象。这也说明经脉是人体的第二控制系统——信息的通道。

应该知道，针感与循感是相关连又是不同的，针感是针刺穴位产生的感觉，循感是得气后经气循沿经脉运行激发周围感受所形成的感觉。

对于针刺，《黄帝内经》尚重"守神"的原则，这也说明经络与中枢神经系统密切关连。

综上所述，初步认为，经络是与中枢神经系统密切联系，外周既有特定组织结构——分肉间隙与间充质细胞，又有功能表现——信息通道的立体整合调控体系。

第三节　经络实质与假说

一、经络假说

经络外周结构为"间隙疏松结缔组织"，这与合之有象可见(可以看到多种生物物理效应)、分之无迹可寻(在高倍电子显微镜下也看不到经络的管状结构物)的"海洋暗流"见解是相得益彰的。

依据针刺作用机制研究的结果：经穴如果失去了神经的支配(且有特异的神经支配)，其相应的功能几乎完全丧失，针感(酸、胀、重等)亦是通过神经传导而形成，这表明经络功能必以神经为主导，可见单从"外周"来认识经络的不足。

在医学和生物学界，解剖上看不到的东西是不存在的。但在物理学上，看不到的物质和能量，已司空见惯。电、磁、波、场和诸多基本粒子及非可见光，都是看不到的。从控制论的黑箱理论观点上看，经络是一个信息系统、通信系统和控制系统。如图3.15所示。

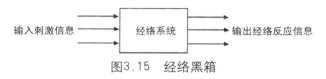

图3.15　经络黑箱

（一）经络是信息系统

经络系统由十二经脉、奇经八脉、十五络脉、和十二经别、十二经筋、十二皮部以及许多孙络、浮络等所组成，以十二经脉为主体，它们相互连接，传导信息，并对外界刺激产生响应，组成一个周而复始的信息系统。

（二）经络是通信系统

经络把内脏的疾病以各种生物物理效应反映于体表，又把体表的刺激信息传递至内脏，是通信系统。经络内属脏腑，外络支节，内脏机能或机体某器官发生病变时，通过经络传导到腧穴(体表)上，使体表出现自觉疼痛、压疼、感觉障碍、酸楚、知觉过敏、肿胀、皮下硬结、条索、皮下沿经出现羊毛状纤维组织、瘀血、虚陷、跳动、沿经皮肤着色、皮肤生物电变异、皮肤局部温度变化、特殊部位(腧穴或沿经)出现各种皮肤病、皮肤变得坚韧(大部在病经背俞虚侧)，使针刺入皮内困难。

（三）经络是控制系统

经络对体表刺激信息进行变换和加工，成为经络信息，通过协调控制功能，激发人体潜能，改善内脏的功能，促进疾病的治愈。

针感沿经传播，是体表刺激上传于经络控制系统的信息传输现象。许多人实验证明，用轻刺激(补针)刺足三里几十秒后，胃的蠕动增强；用重刺激(泻针)刺足三里，则胃的蠕动减弱。这是腧穴通过经络传递信息和控制作用。

腧穴→经络→脏腑的信息传递，也表达了人体与外界环境的联系——天人合一途径。外界的寒热、干湿、气压、身体运动、射线照射、电磁场、空气离子浓度等物理化学条件的变化，通过这种联系传到机体内部，发生致病和治疗作用。

因此，对经络系统的研究不但要使用医学方法、生物学方法、生物物理学方法，还要使用信息学方法、控制论方法、物理学方法和数学方法。

二、特定穴与递质能神经元的对应关系

据记载，同类特定穴在功效和主治等方面具有共同性，在将特定穴功效与递质效应进行比较时，发觉原、井、荥、输、经、合、络穴分别与DA、谷氨酸(Glu)、肾上腺素(Adr)、去甲肾上腺素(NE)、组织胺(H)、乙酰胆碱(Ach)、5−羟色胺(5−HT)等递质能神经元似具各自对应性，现如下分析：

（一）原穴——多巴胺能神经元

对元气的认识历来都很精深，但对其实在物质却至今未能明证，当今探讨"气"的本质时，根据"阳"的属性，认为若将其理解为"促产能物质"较为恰当，因此在神经递质类物质中，"阳"应为儿茶酚胺类(CA)物质。进一步推想，阳气为元气所化生，由此自然想到Adr、NE的前身物DA似应为元气(确切而言应是元阳)。

所以，在探讨特定穴的分类时，据原穴是元气输注于经脉的部位，结合针刺可引起中枢递质的变化，就将原穴与中枢DA能神经元系统联系起来。

（二）井穴——谷氨酸能神经元

"所出为井"是喻经气之始生，万物生发之始端。"井主心下满"(指井穴主治心下满闷的病证)，阴经井属木，临床上井穴是急救泻热之有效穴位，一切热、实、气滞血瘀的急性热病，都可采用井穴放血疗法，常用于主治中风卒倒、不省人事、癫狂等神志病及暑厥等热病。

由于井穴主要是主治神志昏迷症，其开窍醒神之功最著，考虑针刺井穴应具有兴奋中枢神经系统的作用，所以就将中枢兴奋递质Glu与之对应联系。如井穴的速效与Glu的快速效应具有一致性。

（三）荥穴——肾上腺素能神经元

"所溜为荥"，言其脉气渐盛。"荥主身热"，阴经荥属火，内应心邪，诸经热病初起，均可取而治之。灸荥穴同样有壮阳助火的功效，可主治真寒假热证。

此对应关系主要是从心、火来认识，因在诸神经递质中，唯以Adr的促产能效应及加强心肌收缩作用最为显著。

（四）输穴——去甲肾上腺素能神经元

"所注为输"，阴经输穴为土，内应于脾，居中以溉四傍。"输主体重节痛"，临床上，若脾失健运症现四肢无力，沉重微肿，以及一切肢节疼痛，风湿痹症，各种阵发性痉挛之疾，均可取治于输穴。

考虑NE也是促产能物质，且可减少或改善微循环灌流量，这似与输穴主治相通。再者脾神经中以NE有通达全身的特性。

（五）经穴——组织胺能神经元

"所行为经"，阴经经穴属金，内应于肺，外合皮毛以司呼吸。"经主喘咳寒热"，当表邪袭肺，发生寒热咳嗽，可取经穴治之。"五脏六腑皆令人咳"，可取各自的经穴治疗。

依据组织胺H以与外界接触的皮肤、胃肠道和肺含量为最高的分布特点，将经穴与H能神经元对应连系。

（六）合穴——乙酰胆碱能神经元

"所入为合"，阴经合穴属水，内应于肾。据"合主逆气而泄"，"合治内府"及"经满而出血者病在胃，以及饮食不节病者取合"的原则，(阳经)合穴用于主治一切胃肠病与慢性病，有健胃，扶正培土，驱邪防病之功[8]。又据"病在阳之阳者，刺阳之合"，可知合穴具泻热之功，也主治实热暑热病证。

胃肠的舒缩主要与Ach相关、这与"肚腹三里留"是相当的。若从Ach可抑减代谢方面来看，也可说明合穴的泻热功效。

从现代对"足三里"研究等的所有报道中，均可证明合穴的针刺作用机制是通过胆碱能系统发生效应。

（七）络穴——5-羟色胺能神经元

络穴是络脉所属的穴位，沟通表里两经之间的相互关系，故对疏通表里经疾患最为常用。

络为元气之别使，现代研究证实，

1.5-HT是一种吲哚胺，它像CA一样来源于嗜铬细胞；

2.单胺氧化酶(AMO)同样可降解5-HT。

临床上，偏头痛主要与5-HT系关联，而查看治偏头痛的验案，有些采用了络穴。

根据近来研究，可基本说明"内关"等络穴与5-HT能神经系的对应联系。

三、相关及其他论述

1.从经穴的实质看，它看不见，在摸得着的皮肉筋骨，是神气活动所在，如今多把"神"认为是中枢的功能表现，若把"神气"理解为神经递质，而经穴即是神经递质的功能活动所在，这与本假说的思想是一致的。

2.经络以神经为主导，本假说的递质能神经系统是属于最古老的神经传导系统，这与有人认为经络是机体在进化过程中较早出现的传导系统的观点也是吻合的。

3.经络与神经系统从狭义上讲，经络是指整个无髓神经系统；又因其介导调整着整个神经系统，经络具有无所不包，无所不统的韵味。所以，广义上说，可认为经络即是神经系统的扩充，即神经系统由经络有机整合而形成。

4.针刺作用的调整体系。可认为按照刺激信息的输入点和编码，相应的递质体系都得到调整，如对递质合成酶及降解酶活性、递质含量、受体(靶器官)、递质调控体系等均有调整作用。对于这些递质能神经系，可相对地理解为合成酶或降解酶阳性神经系，如Ach能，神经亦可认为是胆碱或降解酶阳性神经，亦可认为是胆碱酯酶(CHE)阳性神经系。所以不能单从递质角度来考虑穴位的性能、作用。

5.递质与受体。针刺穴位产生针感传入中枢，主要是调解递质的合成与降解。经气(信息)循经脉传导形成循感入脏腑，调整脏腑器官的功能活动，若阻止循感(切断信息通路)，也使针刺无效。经气是一种信息流，具有一定的波谱，从光波可引起视黄醛立体导构的现象看，外周循感可能改变脏腑细胞上相应的受体结构，即信息对受体具有调整作用。针感——递质与循感——受体的协同作用，即医生与人体的经络系统的通信和对话，就起到治疗内在脏腑疾患的作用。

6.与第三平衡论的关系。孟昭威氏提出经络是第三平衡系统，起调节体表内脏间平衡的作用。如表3.2所示。

表3.2　人体四种平衡系统及速度与作用

平衡系统	速　度	作　用
第一平衡系统 躯体神经	100尺／秒(传导)	快速安式平衡
第二平衡系统 植物神经	1尺／秒(传导)	内脏活动平衡
第三平衡系统 经络	0.1尺／秒(感传)	体表内脏间平衡
第四平衡系统 内分泌	以分计(作用)	全体慢平衡

但若以神经系统为主来分，认为将递质能神经系加入第三平衡系统，则正好将第三平衡论的内在本质说明。

7.与全息律的关系。十二经脉和奇经八脉是机体的整体机构，这是不可再分的，而对耳、鼻、眼、舌、唇、手、脚、腕踝和沿每条骨骼等微经络系统，可认为是整体的全息缩影[9]，这些递质能神经系统完全具备递层多分的可能，微刺系统的效应可能主要与无髓神经纤维的全息分布有关，如耳穴多与迷走神经(胆碱能)有关。

总之，以上完全是探讨的观点，但语气仍拟肯定。其确切性如何，有待于今后深入的实验研究。

四、经脉——对应染色体活性轨迹

经络学说是中医理论的重要组成部分，经络是人体各部分之间的联系通路，由于经络的联系而构成一个有机的整体。当前全世界的针灸热，使得对经络实质的研究方兴未艾，本书试从生物遗传学方面来探识经络实质。

中医发展延绵了数千年，卷帙浩繁，汗牛充栋，当然其主要是在宏观方面积累了取之不竭的先导，现代医学特征是从微观方面进行了深入的探索，既然两者的目的和动机一致，若能将宏观与微观相联系并综合研究，也当是中医现代研究的途径之一。

细察生物学，可见其对染色体的分化所知甚少，而中医之经络实质至今仍是一个迷，通过学习追索，总是有一种促使我们试探它们相关的信念。下面将提出设想可能的依据进行叙述。

（一）以性染色体为发端

现代对染色体分化认识最清楚的，是发现性染色体23号对人类的性别控制，既然决定性器官有特定的染色体来主导，那么其他器官难道就不是由特定的染色体来主导吗？依据染色体异常会引起特异的内脏器官畸形等，可以认为每一器官应由特定的染色体分化而来。

（二）经脉数与染色体数的近似相应

经络主要由十二正经、奇经八脉所组成，共有二十条经脉，这与染色体数是相近的，所余3对若再减去性染色体1对，还有2对呢？当涉及有关内分泌研究时，许多学者都非常强调"交感—肾上腺系"和"副交感—胰腺系"在人体内的重要性，考虑若把两者当作独立的脏器——中医所言的先天、后天之本来看待，则很有妙合之感，这样，经脉(或器官)与染色体相对应的数目正好一致。

（三）经脉的左右对称性与染色体的二倍性

经脉与染色体一样，是与生俱来，均具有稳定的遗传性，正常的人体细胞内有23对染色体组成，同样，经脉对于任何正常人都具有一致的数目和外周循行线。而且经脉基本具对称性(即使行于腹背正中的任脉、督脉在分支时也是对称性)，左右各一，这难道与染色体的二倍体性无关吗？之所以不以器官为代表与染色体相对应，亦是因为有些器官无对称性，当然，左、右同一经脉的络属脏腑是相同的。

（四）经脉与染色体的重要性相应

染色体几乎储存着全部的生命遗传信息，而人体的经络，同样是"内属于腑脏，外络于肢节"，遍布网络周身，并且"能决死生，处百病，调虚实"，可见，两者的重要性如出一辙。

（五）病理方面的相关性

染色体异常所致畸形等与经脉循行线等有较大的对应相关。如1号染色体异常，有值得注意的未发育和发育不全的胸腺，并有复杂的心脏病；3号染色体异常多见有消化疾病是吻合的；中医认为"冲为血海"，而8号染色体的基因多是与血液系相关的基因；12号染色体部分单体可见第5指弯曲；13号染色体异常可见显著地循任脉畸形，并且18号染色体异常都是重度智力低下，这也似与中医的"心主神志"相关；跷脉司眼睑之开合，而甲状腺功能亢进患者可见突眼症——若有兴味，可详参有关著述[10][11]。

（六）经脉与染色体的对应关系

通过综合对比，初步认为经脉或器官与染色体的对应性大致如表3.3所示。

表3.3　经脉或器官与染色体对应的关系

染色体序号	经脉	器官
1	手厥阴心包经	胸腺、心包膜
2	手阳明大肠经	大肠、扁桃体
3	足阳明胃经	胃
4	足厥阴肝经	肝脏
5	足少阳肾经	肾脏
6	足太阳脾经	脾脏
7	手太阳肺经	肺脏
8	冲脉	血液系
9	足少阳胆经	胆
10	手少阳三焦经	胸腹外包膜(内脏神经支配者)
11	足太阳膀胱经	膀胱

续表

染色体序号	经脉	器官
12	手太阳小肠经	小肠
13	任脉	前列腺(含PG系)
14	督脉	含LG系
15	带脉	?(尚不清楚)
16	阴维脉	?(尚不清楚)
17	阳维脉	?(尚不清楚)
18	手少阴心经	心脏
19	阳跷脉	甲状腺
20	阴跷脉	甲状旁腺
21	(后天之本)	(副交感——)胰腺
22	(先天之本)	(交感——)肾上腺
23	(性命之根)	性腺(性器官)

（七）质疑

提出这一设想，笔者也曾恍然，因若如此，则植物等也有染色体，是否也应存在着经络呢？但仔细分析，植物虽有染色体，可其分化是低级的，更不像动物那样有神经传导系统；经中国科学院生物物理研究所祝总骧等人的研究[12]，植物也存在经络。与其他哺乳类比较，有的染色体数目多，是否经脉也多呢？这似是不可能的，是否一条经脉可对应数条染色体呢？这从多条染色体可融合为一来看，又有可能。如人类2号染色体在其他3种类人猿——黑猩猩、大猩猩及猩猩，是以两个近端着丝粒染色体：[2P]及[2q]形式存在[11]。若有其他因素，就是不得而知了。

（八）中心粒与神经系统

从鞭毛、纤毛与中心粒同源来看，神经系统应由中心粒为主(当然需要"中心粒组织者"的作用)分化而来，简要的理由如：植物细胞就没有中心粒。分析鞭毛虫的自主运动功能，可知像草履虫这样的单细胞动物就已示有"意识—运动"的端倪。再就细胞的分裂，首先是中心粒一分为二，由此来认识几乎终身不分裂的神经细胞，大概是因为其中心粒转化为神经轴突的缘故。而所谓的"中心粒组织者"或许正是各条染色体基因相互作用的综合表现。

（九）脏腑与经脉的关系

经脉是内属于脏腑的，脏腑是经脉的根本，经脉是脏腑的枝叶。人与其他哺乳类的脏腑几乎具有一致性。而染色体有异，经脉更是有别，可否认为：脏(腑)器官是由核仁分化而为经脉。染色体以核仁为主导，经脉对脏腑具有连属调控等特性、作用，经脉随着生物进化趋于完善，或是通过经络的天人感应引导了生物进化。

（十）经脉与非组蛋白活性位点

染色体是由组蛋白和非组蛋白结合在DNA上而构成，且主要由非组蛋白调控着基因活动，非组蛋白具有多样化、组织专一性和种属特异性，现已知的酶类、激素及神经肽等绝大多数都属于非组蛋白。染色体上大约每106核苷酸对的范围内只有一个非组蛋白的活性位点，人体的非组蛋白活性点数与经穴(递质系)数目似有呼应之势，由此认为经穴是通过调节非组蛋白的活性主导基因活动，执导生命现象。

结合上述，依据同一个体内不同的细胞的遗传潜能相等，分化的组织为不同基因信息的表达池，可以认为，经脉是表现各自对应染色体基因活动的细胞组织，而脏腑则是以某条活性染色体为主导调理的综合组织器官。

总之，上述仅是一种臆测而已，究竟如何，有待于开展系统的实验研究。

第四节　经络研究进展及其探析

至今，国内外学者对经络研究有着大量的报道，本书综述他们取得的一些成果和见解，并将有关经络研究的思路进行意向性分析。

一、经络的外周结构

经脉在体表有其特定的循行路线，从体表各种经络现象来看，毋庸置疑经络必具有特定的外周结构。目前，从外周来认识经络主要有以下几种见解。

（一）气的通道说

此说认为经脉是有别于血管、淋巴等物质通道而言的信息/能量通道，绝大多数学者均对其持肯定态度。这可从循经感传、隐性循经感传、良导络、电磁波导管说等方面进行佐证。

（二）间隙结构说

谢浩然观察到，某些经络感传带状分布区与某些肌肉间隙中结缔组织的分布连接相一致，结缔组织发达处呈带状，不发达处呈线状。再根据结缔组织也参与内脏组成，除具有填充、连接、缓冲、支持等功能外，还有营养运输、防御等功能，而且它们正处于"分肉间"、"两筋间"，与"经脉伏行于分肉之间"的说法相吻合，而这些"分肉间"、"两筋间"正好又是穴位分布的部位，所以认为经络可能就在结缔组织内，因为它也是"内属于腑脏，外络于肢节"的。并且经穴病理反应时出现的结节、条索或其他阳性反应物均在结缔组织中。

（三）原始组织丛说

Thomas(1977)提出，在针刺过程中起传入和传出反应媒介作用的是一种既非神经又非体液但又依赖于循环和神经系统的第3系统，即认为原始组织丛是一种特殊的结缔组织，那么它将是一种高度特殊的组织，并具有活跃的代谢与传递作用。

（四）第三平衡论

孟昭威认为经络系统是调节体表内脏之间的一个系统。这个系统在现代医学中是没有的。然而人体是一个完整的体系，现代生理学中已知的具有调节功能的结构是神经、内分泌，经络活动必然和它们共同合作完成全身的平衡调节作用。如果把已知的神经和内分泌机构列为三种系统，再把经络系统排在植物神经和内分泌之间作为第三平衡系统，即可较好的解决这种相互配合的问题。

（五）相似(同)的细胞群说

张颖清从全息胚的重演性认为，经络是人体神经胚时期由生物学特性相似程度较大的细胞群组成的纵向器官或构造的痕迹图谱，就经络的现状来说，某一经络以该经线以外的部分为对照，是生物学特性相似程度较大的细胞群的连续。郭义认为经络是由机体内代谢频率相同的细胞群组成。

（六）染色体活性轨迹说

笔者鉴于上述见解，结合生物学知识，提出经脉——对应染色体活性轨迹的假说。

二、经络的神经主导论(中枢论)

依据针刺作用原理研究的结果：经穴如果失去了神经的支配(且有特异的神经支配)，其相应的功效几乎完全丧失，针感也是通过神经传入所形成，这表明经络机能必以神经为主导。以下就分几个方面进行叙述。

（一）穴位的形态学研究

有人根据12000张切片观察，发现穴位部下的神经末梢比周围组织丰富。有人在任脉、督脉及胸腹背腰等处穴位也观察到，这些穴位的针感感受器以游离神经末梢为主。还有组织化学研究发现在穴位的细小支、静脉旁有无髓神经纤维构成的胆碱酯酶阳性小神经束，它们属于脑脊神经的无髓传入，在毛细血管前动脉附近分支成游离神经末梢，终止于结缔组织的基质中，并参加到毛细血管前动脉旁丛，形成躯体神经与植物神经在末梢的汇合，认为这是针刺传入的形态学基础。

穴位产生针感的部位在哪里呢？有人对胃肌有确切影响的穴位(如足三里)用普鲁卡因作穴位深部组织封闭，则针灸作用消失；但封闭只局限于穴位皮肤时，针灸效应仍可出现，可见穴位深部组织中的感受器仍是针灸作用的途径的"始发点"。

总之，针感点的神经结构有多种：包括神经细束、神经干、游离神经末梢和各种包囊感受器。但大多数学者均趋向于把游离神经末梢当作产生针感的结构，而其感受器等仅起辅助作用。

（二）针感（效）的传入神经（类别）

针刺腧穴时，产生酸、胀、重等针感是通过神经传导所形成，也表明腧穴有特导的神经支配。杜焕基认为，它实际上是一种深部痛，无疑与C类纤维的兴奋分不开。

传导慢痛的外周神经纤维主要是C类纤维，是否可以认为，针感与慢痛的传导属同一类纤维呢？因两者都是难以忍受的钝痛，且都伴有情绪反应及心血管和呼吸等内脏机能的反应变化。

临床上，针刺穴位一般要经过一定的手法才能得气，可说明C类纤维兴奋阈较高(C类纤维也似有累积和等极效应)，或可认为，针刺先是兴奋有髓纤维感受器，再激活C类纤维感受器，而当游离神经末梢兴奋时，因其表现为高频长串的放电(及长时间的后放电)，反过来激活有髓纤维感受器相继兴奋，达到一定程度就表现为产生针感。由此似可较好地认识针刺手法与分析穴位产生针感的神经纤维类别。

（三）针刺效应的脊髓传入

许多研究报道均证明，经络感觉主要是通过前外侧索(在发生学上属于最古老的体系)到达大脑的。前外侧索的成分很复杂，包括脊丘束、脊网束、脊髓顶盖束等。

　　江振裕等(1974)在慢性或急性实验条件下，观察脊髓定位损毁对针刺镇痛效应的影响，证明后索损毁对针刺镇痛效应无明显影响；损毁一侧腹外侧索，对侧穴位的针感镇痛效应明显减弱，随着损毁范围扩大到整个外侧索时，针效完全消失，但针刺同侧穴位仍可获得针效。

　　杜焕基认为，在脊髓内，针刺信号和痛觉信号沿着相同的传导束(前外侧索或腹外侧索)输送到中枢神经系统的各级水平。

（四）脑干水平的传入

　　实验研究证明，针刺冲动和痛冲动主要是经脑干网状结构上传。脑干网状结构为不甚分化的古老部分。1958年，Collins等便报告在脑干网状结构(相当于巨细胞核区附近)记录到由于兴奋外周C类纤维所引起的诱发活动。

　　КассИлb等鉴于针刺穴位后脑电图反应的性质是泛化性与对称性的，认为这种反应是通过脑干网状结构实现的。

　　临床上，患者对于针感一般缺乏明确的定位，因此有理由认为经络似应属于非特异性投射系统。再者，从各方面的记载及论述来看，经络似参与神经系统(机体)的各部分机能，又不被我们所直接感知，介于自主神经与感觉神经之间，起着媒介与基质的作用，但可被意识(如练气功)间接的调控，这与网状结构的性能也是吻合的。

　　针灸对机体的影响和调整，很可能就是通过脑干网状结构中有关中枢功能的状态的影响和更高一级中枢的整合作用实现的。

（五）下丘脑

　　下丘脑和全身各种植物性功能有关，是各种基本生命功能的皮层高级调节中枢。下丘脑和其他脑丘的纤维联系非常复杂，进入下脑丘的传入冲动可来自边缘前脑、丘脑、脑干网状结构，其传出冲动也可抵达这些部位。针刺信号可以抵达(必经)下丘脑，这是业已证明了的。

（六）针刺效应的传出途径

　　针效以网状结构为基础，主要有以下几种作用途径：

　　1.上行至下丘脑，通过下丘脑把内脏活动和其他活动联系，调节着体温、营养摄取、水平衡、内分泌、情绪反应等重要生理过程。

　　2.上行至丘脑水平，如网状结构上行激动系统的作用。

　　3.兴奋传散至大脑皮层，产生相应的调理作用。

　　4.通过其他脑干神经核发挥针刺效应，如递质能核团的传出效应。

5.上行至其他大脑灰质部，产生相应的效应，如调节条件反射。

6.针刺通过植物性自主神经起作用。

7.通过网脊束(经背侧索下行)实现其对内脏活动的下行性影响。

由于网状结构(巨细胞核)各部之间以及和远隔部位的结构间有着十分广泛的联系，所以局部网状结构兴奋，可引起多区域的神经活动。这就能很好地说明针效的"放大"现象。

三、其他见解

以下几种观点或与前述具交叉性，因其有各自的特色，所以另例简述。

1.S．R．Hameroff(1974)认为："气是从太阳和星体发射出来的相干干涉光能，被皮肤的角质层折射后在微小管内发生共振和驻留。经络就是这种能的最小阻抗的组织通路，关于微小管，他认为是存在于胞浆中的一种圆柱状结构，主要存在于无髓鞘纤维中，其直径为200～270埃，长度可达神经元的全长。

2．C．LoneScu-Tlrgoristo(1973)提出经穴可能是皮肤的"植物神经集中区"的论点。认为全身700多个穴位是按照已确定好的空间分布投射的，这种分布代表了特定的皮肤的自主性神经集中区的表面映象，针刺这些穴位便产生特异反应。

3.经络基因的控制结构说。有人试图从基因的角度来阐明经络实质，认为生物体的局部其所以能发展成为整体，是由于局部包含了整体的基因，经穴是这种基因的差异的潜在表现，经络是全身经穴连接成网的、控制局部基因活动的高级讯息。它通过多级讯息控制，决定组织分化的时空秩序性，保障了分化完成后的机体器官与组织间的平衡协调性。

4.X—信号系统。间中喜雄等X—信号系统的观点解释经络现象。他们列举大量事实证明，人体存在一种能够感知神经系统所不能感知的微小刺激的信号传递系统，此系统很可能是在人类进化过程中曾经存在过的原始信号系统，它被进化过程发展起来的高级信号系统(自动调控系统)所掩盖，该系统可以敏锐地感知极轻微的体内信号，加以辨别后向远隔部位传递，它具有生态调节的作用。作者将其暂称为X—信号系统。

四、针刺的作用机制研究

针刺同一穴位，不仅对机体具有调节(调整)作用，还有相应的针刺镇痛作用，说明这两者是同一机制的两种效应表现。

针刺信号传入中枢，必将通过神经、体液等信息载体参与调节作用。大多数学者认为针刺效应即是多种神经与递质系统参与，通过多种途径在许多水平上多种作用方式进行的复杂整合过程。

但如何查明针刺效应的神经环路及其递质基础呢？是否针刺效应的特异性与特异的神经递质变化有关吗？为此，笔者提出特定穴与递质能神经对应相关的假说。并认为递质能神经元在外周应有特定的调控点，这与经穴的分布有遥相呼应之势。如脊网束起自脊髓第X层的起始细胞能接受肽能和单胺能传入冲动。

五、其他的相关研究

（一）微刺系统（经络与全息律）

1.耳针研究　人体内脏在耳郭上相应部位的反应点，恰恰都在迷走神经耳枝的分枝区内。当针刺该处时，机体则呈现有意义的变化。再者，耳郭敏感点的形成同中枢神经系统，特别是脑干网状结构的功能活动有关。

综合有关耳针研究，耳穴作用机制主要与迷走神经(Ach能神经系)相关。

2.鼻针研究　动物实验证明，手术切断交感链的家兔；在鼻区便失去针刺止痛的能力。这或说明鼻穴与NE能神经系相关。

（二）经络与时间节律

经络的时间节律在子午流注理论已有详尽论述(详见第十二章)。

研究方面，在苏联有人认为穴位是发光的。即所谓生物光。认为这种生物光在昼夜有固定的节律，而且这种节律与每昼夜在经络中"气"的运行是一致的。

从神经系统的调节作用分析，若将感觉—运动系统看作是自动调控系统，把植物神经系统看作是自主神经系统，而经络则应属于自律神经系统。且脑内许多神经递质的含量都表现出昼夜节律。

总上所述，其宗旨无非是为了探明经络实质究竟是什么？本书希望能在理论思维方面对其探究起到一定的促动作用。

六、本书作者的假说

根据耗散结构论，作者认为人体是一个开放的远离平衡态的稳定的巨系统，它和外界有着物质、能量和信息的交换。经络是人体内的多级协调控制系统，广义针灸是信息疗法，虚补实泻是向失衡的经络系统输入负反馈信息。在人体健康时，系统处于高有序度(即高组织度)状态，系统的熵处于较低的水平；在系统功能失调(生病)时，机体的高度有序性被破坏，系统的熵上升，处于较高的水平。

在对患者施行信息治疗的过程中，控制系统吸收了外界输入的负反馈信息(由外界输入的负熵信息流)，经过系统对信息的加工和控制作用，系统的熵被降低，从而恢复了系统的高度有序性，疾病被治愈。当系统吸收了外界输入的正反馈信息(实补虚泻)，即由外界输入了正熵信息流时，系统的熵将继续加大，机体的有序度进一步降低，病情加重。当机体控制系统丧失了对信息加工的能力后，系统的熵不断增大，当达到最大值时(这时热力学上的熵也达到最大值)，就是生命的死亡和机体的腐败。

信息治疗过程，是医生和患者的经络系统的对话与通信。

七、经络现象观测

经络像物理学中的电、磁、场一样，人们只能看到它的效应，而看不到它的实体。常见的经络现象和经络效应有以下几种：

1.针刺经穴时，针感沿经传播，针感的强度和传感速度因人和针刺手法而异，但它的感传速度比神经低很多。感传不是信疗的必有现象。热、光、磁、声、膏药和皮内针刺激，一般没有感传现象出现。

2.许多疾病经常出现沿经及经穴部位出现痛疼、压痛、过敏、酸楚、肿胀、皮下硬结、条索、陷下、感觉障碍、郁血等现象。

3.沿经皮肤出现着色、红线、白线、丘疹、隆起以及皮下出现羊毛状纤维等。

4.沿经皮肤出现低电阻抗，当脏腑生病时，所联的同名经和互为表里的经导电异常。

5.沿经皮肤温度略高，红外线辐射较强，腧穴部位皮肤的红外辐射最强。用对温差灵敏的红外照像设备可拍摄出经络线。

6.经穴皮肤电位高，生物电活跃，针刺一经穴时可观察到电位沿经传播。

7.疾病可引起经穴(尤其是井穴)知热感度和知痛感度发生过敏与迟钝的异常变化。

8.经穴部位氧气消耗增多，局部白血球增生，并含有乙酰胆碱。

9.经和穴的生物电活动随人的生活状态和生活环境而变化，饮食、疲劳、运动、眼睛睁闭、情绪、温度、湿度、气压、电磁场、光照、空气离子浓度……对经络生物电活动，都有明显的影响。阴雨天可以观察到沿经皮肤良导带变宽，经穴良导面积加大的现象。

10.同一经络上诸穴除有特异性外，还具有相似的治疗作用。经穴上的压痛点使本经井穴知热感度变得迟钝，原穴皮肤电导增高。

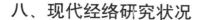

八、现代经络研究状况

针灸学的理论基础是经络学说。东方医学与西方医学的理论基础截然不同，经络现象虽然已被世界各国千百万次重复观察，但人们见到的是经络的生物物理、生物化学、生理、病理效应，而在解剖学上是看不到的，西方医学不能对此做出解释，因此有必要用现代高科技试验方法，对经络进行研究和验证。

20世纪50年代初期，日本人长滨善夫和丸山昌朗进行了经络敏感人的大量感传试验，随后中谷义雄发现了沿经皮肤的良导现象——良导络。德国、法国、日本、苏联和中国，都做了大量经络试验研究。德国人弗尔，因发现药物疗效信息和福尔针法，荣获德国总统嘉奖。

中国科学院生物物理研究所祝总骧等人，发现了敲击皮肤，沿经络线可听到敲击金属器皿类似的音响，称为高音线。发现了经穴发射可见光现象，利用经络的热、电、光等生物物理效应，发现了针刺时没有传感感觉的人皆有隐性感传。用低阻抗法得到的良导线、敲击皮肤用听诊器得到的高音线和以生物物理效应得到的隐性感传线，定位经络走向，取得三线合一的效果，证明了经络的客观存在[12]。

中国研究者完成了以下经络研究活动。

完成了17万人的循经感传调查。经络感传显著者(即经络敏感人)约占1.3%。研究了与经络图谱相应部位皮肤的低阻抗特性。用伏安曲线显示仪证实经络低阻抗和循经穴位皮肤具有非线性低电压击穿阈值特性。

1.沿经穴位皮肤有呈串珠样可见光(冷光)辐射，其光强高于非经络线皮肤。在高压高频电磁场作用下，循经出现辉光放电现象。

2.沿经有次声波传播，循经皮下有低声阻传导通道现象。循经线上可探测到与心脏同步的微小搏动波。经脉具有传导特异低频(50赫兹)声波的功能。通过不断改进，用直径3毫米的次声波探头对经脉体表循环线做到较精确的二维定位。

3.应用热像仪记录到循经体表温度变化。用毫米波照射经穴，沿该经各穴位同步升温。

4.穴位注射放射性同位素锝^{99M}Tc，用γ照相机显现了同位素沿十四经脉有优势扩散线。证实示踪剂循经线状迁移主要在皮下结缔组织层进行。

5.用隐性传感、低阻抗和高振动声三种生物物理学方法对经脉定位，发现三种方法的实验经脉线相互重合，在皮肤上的宽度约1毫米，与古典十四经图谱惊人地吻合。在离体残肢上、瓜果表层和哺乳动物体表，皆可测得低阻抗和高振动声线，与经络线重合。水果的表皮和有皮毛的脊椎动物都可测得经络线。人的离体表皮层、离体家兔皮肤和截肢后的人的肢体，皆可测得经络线。

6.钙、钾、钠离子对经脉调控有重要作用。用离子选择性微电极技术检测人和家兔活体钙离子活动，发现经脉区钙离子活性高于非经脉对照区，针刺得气后活性明显上升，动物心脏病理模型经脉钙离子活性下降。用化学方法EDTA络合钙离子后针刺作用消失。

7.针刺后经脉线上CO_2呼出量和氧分压增加。

8.用流体阻力连续测定法、人工组织液压波循经传播法和同位素示踪法，在小猪经脉线皮下发现一条低阻流通道，它和低压击穿阈值线、低声阻线，皆为同一条体液低流阻通道。形态学发现这一通道位于皮下脂肪组织和肌层之间。

9.艾灸小鼠足三里(胃经)和阳陵泉(胆经)后，该穴区组织液中出现成团的液晶颗粒，在相应的脏腑(胃、胆道)中，液晶颗粒也增多。

10.药物穴位注射起效快、作用强，与神经和血药浓度无关，对不同经脉的穴位有选择性，为药物归经理论提供了依据。

11.用电镜、生理学和生物物理学方法对多种动物试验发现，表皮的缝隙连接的密集分布，和经穴的低阻**特性**密切相关。提示经脉线表皮层缝隙连接是沟通细胞内部的通道，是使经脉具有长距离通信功能的结构基础。

12.循经低阻线下毛细血管丰富，并呈与经脉循行线方向一致的排列。针刺可引起毛细血管群的同步收缩，记录到规律性波动。提示微循环在经脉活动中具有重要的实质性调控作用。

13.用辣根过氧化酶(CB-HRP)的逆行追踪技术发现，脊髓前角运动神经元构成具有一定严格空间特性的纵行柱状排列和特殊的树状突连接，显示了经络的神经生物学性质。在大鼠背部用低阻抗和高振动声法精确测定宽度为小于1毫米的试验膀胱经脉线，用CB-HRP注入经脉线下肌层，追踪标记的脊髓前角运动神经元和背根的感觉神经元，发现这些神经元在经脉线组的标记数远较非经脉线高。

尽管发现了如此众多的经络效应和经络现象，然而用一切现代解剖学手段，包括数十万倍的电子显微镜观察，皆未找到与十四经脉对应的管道型组织结构线。无形经络线的存在对生物学和现代医学是难于理解的挑战，而对物理学、电子学和信息科学则是司空见惯的。在20世纪末的信息时代，人们对物体的观察不能只依靠目视(物体对可见光波的反射)为依据，许多物质是客观存在而无形的。

我们认为在机体内部有着物质(精)、能量(气)和信息(神)的运动，又与外界存在物质、能量与信息的交换。经络系统可能是维系五脏六腑相生相克、共生共存，使之处于高度有序态的网络系统，多级协调控制系统。它是精微物质微循环和精微能量交换的自动调节系统，五脏六腑物质和能量的有序运行和脏腑功能的正常，依靠信息系统的维系。经络实质的研究结论，只能留给21世纪的人们完成。

观察脑电波的电极，在腧穴的皮肤上时信号最大。针刺腧穴脑电波发生规律性变化。观察认为募穴是脏腑电流通向浅行经络的发源点。

14.复旦大学的费伦教授领导的小组，进行了以下经络探索。

首先在活人身上对穴位进行三维定位，并在磁共振（MRI）设备下观察针刺时的实际落点。同时备用一条离体的人腿，同步进行解剖。中医的穴位依照不同的深度分为天(表)、人(浅)、地(深)三层，针灸时，到了每一层会有针感，患者会感觉到酸、胀、麻，而施术的医生则会有粘针的感觉，这个实验瞄准的是腿上胃经的地层。经过穴位定位进行解剖后，发现小腿上的胃经所有穴位的地层均停针于腓骨和胫骨之间的骨间膜上，这是一种结缔组织，以往对它的了解仅止于是人体组织之间的连结功能。

于是小组将该片骨间膜割下来，送到物理实验室，用质子加速器进行分析，发现有七种元素：钙(Ca)、磷(P)、钾(K)、铁(Fe)、锌(Zn)、锰(Mn)、铬(Cr)等，在穴位和非穴位上的含量有40～200倍的明显差异，而一个穴位的直径约5～8毫米，所有这些富集的众多分子都只存在于骨间膜的表层，约1微米的厚度。这是非常令人振奋的成果，是人类第一次发现经络存在的物质证据，从此没有人可以怀疑经络和穴位是虚无缥缈的了。

接着小组继续对这片骨间膜的结构进行分析，发现它是由三条胶原纤维构成纤维条，再由五条纤维条卷成一束，数量繁多的这种线束结成片状，有点像计算机中的排线结构。再对这种胶原纤维进行分子层次的分析，发现它是由数种不同蛋白质分子构成的一种生物液晶态（Bio-Liquid Crystal）的物质。

根据物理学的常识，晶体结构的物质对声、光、电、热、磁等物理能量都具有一些特殊的性质。参考上海交通大学过去对特异功能人士的实验，知道气功师所发出的"功"当中，有很大的成分是发射出特定波长的远红外光。因此，小组对结缔组织的物理特性做了测试，首先就从远红外光的透光性做起。很快又得到了令人振奋的结果，实验证明胶原纤维在轴向对9～20微米的远红外线具有近100%的透光率，径向方面则几乎完全不透光，也就是说对于该频率范围而言，胶原纤维具有光纤维的物理特性。

接着再从国外医学研究文献中了解到，人体的所有组织，甚至小到个别的单一细胞，都至少有两根胶原纤维连接着，它很可能是人体内部的信息高速公路。而人体各个脏器外部的保护膜，也是一片密密麻麻的光纤维。经络分为经脉和络脉，其中经脉是主干，在一般经络图中主要画的就是经脉。络脉是经脉的分支，几乎遍布全身，和研究的结果相吻合。

这项研究的论文1998年3月第一次发表在中国的《科学通报》上，接着在2000年应邀在世界卫生组织的"传统医学研讨会"中发表，2001年在"两岸中医药研讨会"中发表。虽然这些报告受到相当程度的重视。这项经络物质证据只是针对经络天、人、地三个层级中的地层所做的一小部分研究，除了这项证据之外，经络和穴位必定存在着其他的现象。

上海复旦大学研究团队中的丁光宏博士所带领的小组，随后又发现人体的毛细血管多数呈不规则状，唯独在穴位点附近的毛细血管呈规则的并行线状，而且平行于经络。经过流体力学的计算，发现只要在相邻的穴位间有一定的压力差，在人体的经络中就会形成管线外毛细血管间的组织液流场。这有点像海洋中的暗流，没有管子，但有水流。这也很像在《黄帝内经》中所描述的荣卫之气的卫气，荣气是血管中的血液，这里发现的管外流场，很可能就是卫气。这项研究仍在继续进行中，受限于目前设备的极限仍很难在活体中直接观察到这个现象，而在死体上血压消失后经络就不再活动，也就无从看到这个现象，这就是经络研究中最大的困难，需要了解活体的细微变化。

这些经络附近的特异现象，可以说明人体的经络不是一个古代中国人空想的系统。随着科技的不断进步，将逐渐出现更多经络存在的证据。例如在"天"和"人"两层必定也有其他经络存在的证据，还待科学家们继续研究发现。

第四章　阴阳五行学说

古人对十二经给予阴阳五行配置，并用朴素的唯物辩证关系——阴阳、生克，描述十二经间的相互促进、相互制约关系。医疗实践证明这种神奇的关系是客观存在的，并引起人们对其机制的解释和讨论[13]。中谷义雄的良导络实验证明，五行生克关系是发生在阴阳异性经之间的，但实验结果与"虚则补其母，实则泻其子"的原则不相一致[14]。

一、十二经和五输穴的五行配置

表4.1　十二经和五输穴的五行配置

属性	金	水	木	火	土	相火
阴经	肺	肾	肝	心	脾	心包
阳经	大肠	膀胱	胆	小肠	胃	三焦
阳经五输穴	井	荥	输	经	合	
阴经五输穴	经	合	井	荥	输	

二、阴阳五行的相生相克

相生关系是：金生水(挖金属矿时产生地下水)，水生木(用水浇灌草木使其生长)，木生火(燃木取火)，火生土(烧火成灰土)。

相克关系是：金伐木(金属斧头可以伐木)，水灭火(泼水熄火)，木克土(草木可防止水土流失)，火克金(火能熔金)，土克水(水来土挡)。

阴阳关系是：阴经在里，循行于四肢内侧和胸腹(胃经是特例)，头部无穴；阳经在表，循行于四肢外侧和背部，头部有穴。生病时表病及里(如胆病使肝经同时发生病变)，里病及表(如肾病同时使膀胱经发生病变)，治疗时表病里治(如心脏病在小肠经取穴医治)，里病表治(肺经疾病在大肠经取穴医治)，皆是经络状态测定中常见现象和治疗中疗效显著的方法。

五行生克是中国的古老文化之一，从易经到医学都得到应用，但他却使非中医科学家，心存反感，并认为它连是伪科学的资格也没有。但从20世纪50年代以来的大量国内外科学实验和我们的长期医疗实践，雄辩地证明它是客观存在的，并能指导针灸医疗实践。利用阴阳五行生克的规律"虚则补其母，实则泻其子"的巨刺疗法，对非器质性单侧神经疼的治疗，可起到立竿见影，缓解疼痛的效果。

相生关系示于图4.1，相克关系示于图4.2，在图中五行属性画在内层，阴经(脏)画在中层，阳经(腑)画在外层，用箭头表示生克方向。

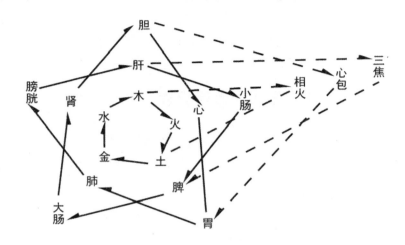

图4.1　五行相生

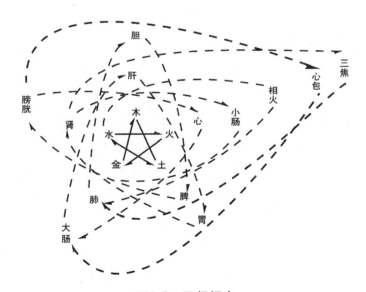

图4.2　五行相克

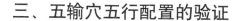

三、五输穴五行配置的验证

在足不过膝，手不过肘的部位，每经皆有五输穴(井、荥、输、经、合)和原穴。五输穴各有五行配置，阴经顺次为木、火、土、金、水，阳经顺次为金、水、木、火、土。这种五行配置在长滨善夫的经络针感试验中得到了验证[15]，阳经井穴皆属金，刺诸阳经井穴时，受试者针感皆出现在属金的肺经与大肠经的募穴中府和天枢附近(刺膀胱经井穴时，针感出现在肺俞和大肠俞穴上)。阳经荥穴属水，刺诸阳经荥穴时，受试者针感皆出现在属水的肾经和膀胱经募穴上，但不是出现在肾经募穴京门上，而是出现在肾经的水分穴和膀胱经募穴中极上(刺激膀胱经荥穴时针感出现在肾俞穴上)。

同样，刺诸阳经之属木的输穴，针感皆出现在属木的肝、胆经之募穴附近(刺膀胱经输穴针感出现在肝俞和胆俞上)；刺诸阳经之属火的经穴，针感皆出现在属火的心经与小肠经募穴附近(刺膀胱经之经穴针感出现在相火三焦经俞穴上)；刺诸阳经之属土的合穴，针感皆出现在属土的脾、胃经之募穴附近(刺膀胱经之合穴针感出现在脾俞和胃俞穴上)。

刺诸阳经之原穴时，针感皆出现在本经的募穴上(刺膀胱经原穴针感出现在膀胱俞穴上)。

针诸阴经之五输穴时，针感也同样出现在与所刺穴同属性经的募穴上。阴经的输穴也是原穴，刺输穴时针感同时出现在属土的脾、胃经募穴及本经之募穴上。

长滨做了66项五输穴针感试验，除受试者不能指明的针感外，只有四处针感与上述规律不符。这说明十二经、五脏、六腑和五输穴的阴阳、五行配置，原穴的选定，各经的募穴和背俞穴的选定，都是古人根据大量医学实验和医疗实践结果确定的。我们应当对古人指出的特定穴的作用机制做深入的研究。

针刺各经之原穴，针感线及针感深入体内的路线与《黄帝内径》记载的各经循行路线一致。说明原穴与本经关系密切。

针刺膀胱经上的各背俞穴，除膀胱经有较弱的针感外，在背俞的同名经络全线上出现较重的针感，并有透过胸膛和围绕胸膛至该经募穴的针感。说明了背俞穴对同名经的重要性。

针刺各经募穴，除募穴所在经有轻度针感外，联系于募穴的经络出现较重的针感，并有向该经背俞穴的穿透感。提示募穴的重要性。

针刺八脉穴，在相应的奇经八脉上出现针感。其路线与《难经》记载的一致，并在督脉上出现了古书所绘出的菱形线。

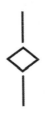

图4.3　经络的菱形线

针刺气海和气海俞，发现它们似乎是带脉的募穴和背俞。

针刺督俞只有围绕胸部的带状针感。

针刺大椎穴，证明它是手足三阳之会，并发现一些未知的经络与大椎交会。

测试针刺感传速度，发现手六经较足六经速度略高，但都在1米／秒以内。上肢80～90厘米／秒，下肢60～70厘米／秒。比神经传导速度慢两个数量级。

针刺时发现，各经都与眼有联系，五轮八廓学说似有道理。

两千多年前的古人，未作任何经络探索结果的说明，未对各经的特定穴选定根据作出说明，在无任何考证依据的条件下，突然以黄帝和岐伯的对话形式《黄帝内经》一书，宣布了已有定论和成熟的经络探索结果。经络又是至今认为是在解剖刀下看不见的，已经证实沿经的管状结构物决不存在，而《黄帝内经》之前的逐步形成经络概念的文献，人们一无所知。在没有印刷术用竹简传书时代，多人交流知识非常困难。也可能是秦始皇把《黄帝内经》以前的书籍焚烧殆尽了，让后人无法考证。因这一学说已被客观试验证实，又因医疗实践屡试不爽，《黄帝内经》被后人奉为圭臬，增添了神秘感。使现代非中医专业科学家，对古人如此重大发现，嗤之以连伪科学的资格也不具备。令人感叹不已。

四、作者对经络的理解

本书作者在现代的同位素注射实验中，发现在近心端同位素沿经移动较快，到四肢末段，则移动十分缓慢。没有看到经过手足尖端使同位素传到下一条经络的记录。但针感可以经过手足尖端传至下一条经脉。有人试验切断经络经过的皮肉，针感传到切口处略作停顿即跳过切口继续传播。因此证明经络不是流体的通路，而是信息通道。可能只有某些神经被切断或被药物阻断后，针感才不能传播。患者的经络是通畅的，只有手术、外伤、炎症或药物阻断影响了某些神经功能时，经络才有不通的情况。应该说"经络通则针灸可治病，经络不通则针灸丧失治疗作用"。

第五章 经络的控制论研究

第一节　经络——人体控制系统[16]

一、经络简述

经络学说是我国医学理论宝库中的重要内容之一。早在两千多年以前，经络学说就已基本形成。我国最早的医学著作《黄帝内经》，对经络学说有系统的阐述，这是古代劳动人民丰富的医疗实践经验的总结与理论概括。长期以来，经络学说对中医临床实践有重要的指导作用，如针灸取穴、药物归经等，受到历代医家与国内外的重视。

根据《黄帝内经》的论述，所谓"经络"，是"内属脏腑、外络肢节、沟通表里、网络全身"的气血运行通路。主要包括十二经脉、奇经八脉等，具有"决生死、处百病"等各种功能。

中医长期的医疗实践与临床现象表明，经络的功能是客观存在的。特别是所谓"经络敏感现象"，有些"经络敏感人"，针刺穴位会引起针感沿经络传导，甚至沿经络出现"皮丘带"，经络感传速度比神经传导速度慢得多，以厘米／秒为单位。此外，还有沿经络出现低电阻点、压痛点、皮疹等现象。

虽然经络功能与现象是客观存在的，但是，至今在解剖上还没有发现特异的经络实体。经络和神经、血管有密切关系，但又有所不同。

二、经络——人体控制系统

从控制论观点看来，可以认为，经络实质上是指人体整个生命活动的控制系统。

（一）经络不是个别的器官组织，而是控制整个生命活动的功能系统

所谓"经络"，包括十二经脉、奇经八脉、十五络脉，以及遍布全身的小络、孙络等。它是"内属脏腑、外络肢节"，联系内外，沟通表里，网络全身的气血运行的通路。它将人体的五脏六腑，四肢百骸，五官七窍联系起来，使全身上下左右，前后内外，相互协调，有机地配合起来，组成一个具有生命活动的整体。

经络具有控制生命活动的功能，它是协调阴阳、平衡虚实，保持人体正常

生理状态，扶正祛邪、克服外扰，适应环境条件变化，控制人体生命活动的功能系统。

可见经络不是个别的器官、组织，而是关系到许多器官、组织的功能系统。比如，"肝经"并不是"肝脏"，而是关系到肝脏、眼睛等一系列器官组织的功能系统。所谓"肝开窍于目"就是肝经功能和眼睛有联系的体现。

（二）气血——信息及其载体；经脉、络脉——信息通道；穴位——信息输入或输出端

经络是气血运行的通路，经络学说中的"气血"与控制论中的"信息及其载体"的概念十分相似，它是在经络中借以联系全身，控制生命活动的"媒介"，"气血"既与呼吸之气、水谷之气、血液循环等有关，但又不仅是指空气、血液等个别的物质，任何控制系统中都具有信息的传递、变换、处理过程，信息以某种物质或能量为载体，在控制系统的信息通道中传递，将各种控制元件、部件联系起来，完成相应的控制功能，"信息及其载体"是关于这种联系"媒介"的通称，而不仅是指个别的物质，在生物控制系统中，它与神经电脉冲或体液因素、神经递质等化学物质有关，这与经络学说中关于"气为血之帅，血为气之母"，"血随气行"的论述是类似的，也就是说，气、血类似于信息、载体，所以，气血的运行通路——经脉、络脉就类似于信息通道。

既然气类似于信息，那么，穴位是经络之气在体表"输注、聚结"之处，也就相应于信息输入端(感受器)，或输出端(显示器)。穴位针灸"通经络、调气血"，是向人体输入信息。内脏病变在体表穴位出现反应点，是输出信息。

（三）经络是以"脑"为控制中心的多级闭环控制系统

在经络学说中，称"脑"为"元神之府"，认为"诸脉皆通于脑"。"脑"是经络系统的控制中心或信息处理中心，它通过督脉——总督全身之阳经，任脉——总领全身之阴经，控制十二经脉(六阳六阴)，以及大小络脉，奇经八脉纵横交错于十二经脉之间，借阴阳表里、五行相生相克的关系，相互制约，协调配合，以五脏六腑，四肢百骸为执行机构(效应器)或被控制对象，以五官七窍，体表穴位为测量装置(感受器)，与外界环境发生联系。组成整个人体的多级控制系统。通常，控制系统都是"闭环"系统．经络也是"闭环"系统 。

如上所述，可以绘出经络系统的简化方块图，如图5.1所示。它是人体生命活动的多级闭环控制系统。这样，"经络的功能存在，未见特异的实体结构"，从传统的生物学观点是难以接受的，但是，从控制论观点看来，却是可以理解的。因为，经络作为"控制系统"可以不具有特异的实体结构，控制系统的元件、部件、线路可以具有各种不同的物质和能量形态．

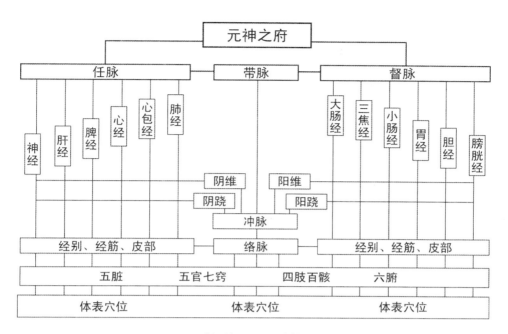

图5.1　"经络——人体控制系统"

三、"经络神经统一观"

（一）对人体控制系统的两种认识

经络学说产生于我国古代，主要是依靠总结大量医疗实践经验，观察临床经络现象，在当时如"阴阳五行说"等原始唯物论与朴素辩证法思想影响下，形成对人体控制系统的"总画面"与"粗线条"的认识，它着重于从功能方面，从整体观点去认识人体生命活动的控制过程。是对人体控制系统全面的，然而是"粗略的"认识。

神经生理学是在近代技术条件下产生的，有了显微镜等各种生物实验仪器，生理与解剖实验技术，因而，除了观察临床生理、病理现象之外，可以依靠大量的动物实验，对神经系统的各个细节进行深入的研究，它是对人体控制系统的具体结构形态较为细致的认识。但也受到机械唯物论与形而上学思想的某些影响。

因此，经络学说与神经生理学是在不同历史条件下产生的，对同一客观事物，即人体控制系统，有不同角度或不同层次的两种认识。这样，就有可能在唯物辩证法思想指导下，使两者统一起来，当然不是简单的"同一"，而是取长补短，相互结合，以促进对经络的物质基础，神经的未知功能的探讨，对人体控制系统有既全面，又细致的进一步的认识。

(二) 经络的主要物质基础：神经、体液

控制系统的信息传递、变换、处理功能是通过其控制线路、元件、部件实现的。各种控制线路、元件、部件就是控制系统的物质基础。

经络是从"气血"运行，即信息传递、变换、处理的功能方面，对人体控制系统的认识，经络循行路线是对人体控制系统的信息流程路线，即信息通道的描述。而神经纤维、网络、神经细胞、核团、内分泌腺、血管、淋巴管、感受器、效应器官等，是组成人体控制系统的各种控制线路、元件、部件，因而，也就是实现经络功能的主要物质基础。作为信息及其载体，在经络中运行的气血，其主要物质基础就是神经电脉冲、神经递质以及内分泌激素、代谢产物等体液因素。

例如，针刺人中穴，可以急救低血压休克患者，这是经络的"回阳救逆"的功能，如图5.2所示，它是由于刺激三叉神经眶下支，通过由延脑、交感与副交感神经，心脏、血管，压力感受器组成的血压调节回路实现的，如图5.3所示。

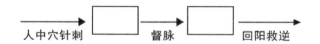

图5.2　经络功能（针刺"人中"，回阳救逆）

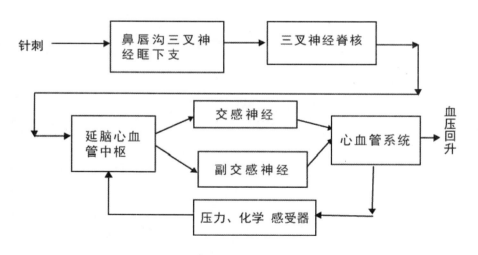

图5.3　神经控制回路

(三) 经脉、络脉——信息通道；神经、血管——控制线路

关于经络与神经、血管的大量研究结果表明，它们关系密切，但又有所不同。比如，穴位下神经末梢与微血管较丰富；大部分穴位靠近神经干与动、静脉

血管，如表5.1所示；在四肢部位，经脉的走向与神经干走向比较一致，如表5.2所示。此外，经络的"表里"、"阴阳"关系，"气街"划分，背俞与腹募穴位分布，督脉、经脉的走向等与脊髓及其神经节段分布有关。经络所属脏腑，穴位主治疾病与植物神经及内分泌系统关系密切。但是，经络与神经、血管也有明显的差别，如经脉在躯体及头面部走向与神经干不同，胆经、胃经、膀胱经等均从足趾开始，跨越脊髓各种神经节段，至头面部。这不同于一般外周神经分布，与动脉或静脉血管的走向也不相同。此外，许多经络现象还难以直接用神经、血管来解释，如经络敏感人的沿经感传导速度比神经传导速度慢得多，差2～3个数量级，例如，胃经12.2厘米/秒；任脉8.5厘米/秒(不同个体有差异)，而在哺乳动物中，神经传导速度可达(10～90)米/秒，最慢的也有(0.6～2)米/秒。

表5.1　穴位与神经血管的关系

报告者	观测穴位	穴位与神经、血管的关系	
徐州医学院	361穴	靠近神靠近神经干 靠近动脉靠近动脉主脉干 靠近浅静脉靠近浅静脉干	205穴 (56.8%) 56穴 (26.1%) 87穴 (24.7%)
上海中医学院	309穴	直接刺中神经干 针刺点针刺点旁0.5厘米内旁有神经干 直接刺中动脉干 针刺点旁有动、静脉干	152穴 (49.18%) 157穴 (58.81%) 24穴 (7.26%) 262穴 (84.36%)

表5.2　经脉与神经干走向的关系

经脉	相近的神经干	表里经
手太阴　肺经	前臂外侧 桡神经、皮神经	手阳明　大肠经
手少阴　心经	前臂内侧 皮神经、尺神经	手太阳　小肠经
手厥阴　心包经	正中神经	手少阳　三焦经
足太阳　膀胱经	坐骨神经、胫神经	足少阴　肾经
足少阳　胆经	腓总神经、隐神经	足厥经　肝经
足阳明　胃经	腓总神经、胫后神经	足太阴　脾经

经络与神经、血管的既一致，又矛盾的现象，似乎令人费解。其实，这恰好是控制系统的信息通道与控制线路之间合乎逻辑的关系，在工程控制系统中这是常见的事实，对人体控制系统而言，神经、血管作为经络的主要物质基础，必然

有许多一致之处。但是，同一条信息通道可借不同的控制线路来实现，相应的信息载体，控制元件、部件也不相同．所以，同一条经脉，其物质基础可以一部分是神经，一部分是血管，相应的信息载体是神经电冲动或体液因素。此外，在控制系统中，通常系统的反应速度比电信号在线路中传递的速度慢得多。因此，经络的感传速度比神经传导速度慢得多，是可以理解的。

第二节　经络学说——古典的生物控制论

根据《黄帝内经》等古代医书的记载，经络学说主要内容是：经络的功能与现象，循行路线，穴位分布，以及气血运行、协调阴阳、平衡虚实的过程，经络、气血与脏腑、肢节的关系等。既然，经络实质上是指人体生命活动的控制系统，气血类似于信息及其载体。那么，在这种意义上可以认为：我国医学的经络学说实质上是世界上最早的古典生物控制论。

事实上，经络学说与控制论有不少相似的地方。

一、从"整体"观念出发，着重系统功能

经络学说与控制论都是从"整体"观念出发来研究问题的，着重论述系统的功能。整体观念是中医理论的基本特点，经络学说认为人体是借经络"内属脏腑，外络肢节"而组成的有机整体，经络、气血都是就系统功能而言的，比如，气虚、气滞、气逆、血虚、血瘀等，是反映神经活动与血液循环系统的功能异常；心经、肝经、脾经、胆经、胃经……不是指有关的脏器本身，而是关系到相应脏器的生理功能系统。

二、"黑箱"方法的应用

类似于控制论中所谓的"黑箱"方法，实际上在经络学说中早有应用．中医的针灸穴位就是向人体"黑箱"输入信息，中医诊断的"望、闻、问、切"，就是观测"黑箱"的输出反应，"穴位"就是在应用"黑箱"方法的基础上，通过多次观察分析针灸、疗效，进行总结归纳而发现的。穴位不仅是信息输入端，也可以作为信息输出端，体内脏腑有病可通过经络在体表穴位产生反应，如压痛点．在发现穴位的基础上，将主治功能相近的穴位联系起来，排列成"线"，同时，在临床中也观察到沿经感传导经络现象，这是人体"黑箱"在针灸穴位输入作用下，产生的一种连锁性的输出反应．这样，由"点"到"线"，进而发现了经络的体表循行路线，形成了经络系统的概念．

三、概念与术语的相似

由于研究对象和方法的类似，经络学说与控制论的许多概念、术语也有相似的含义。

除了上面谈过的经络——人体控制系统，气血——信息及其载体，经脉、络脉——信息通道，穴位——信息输入或输出端之外，还有经络学说中的"协调阴阳、平衡虚实"与控制理论中"协调控制"的概念也有类似之处，都有通过各小系统的协调配合，使整个大系统稳定与动态平衡。经络学说中"虚补实泻"的治疗原则与控制理论中"扰动补偿"的控制原则；经络学说中"金、木、水、火、土"的五行相生相克关系与控制论中的"自寻稳态器"，以及多变量控制系统中的"协调控制"，在概念上也有类似的地方。

第三节　经络——"多级协调控制系统"[17]

一、协调控制信息

"经络系统"对人体生命活动过程控制的显著特点是"协调阴阳，平衡虚实"的"协调控制"功能。"经络学说"认为：当人体生命活动正常时，是"阴阳协调，虚实平衡"的状态；而人体生命活动不正常时，则是"阴阳失调，虚实失衡"的病态。因此，需要通过经络系统进行协调控制，采取"滋阴壮阳"，"平阴秘阳"策略，按照"循经取穴"的方法、进行针灸治疗，或按照"药物归经"的方法开列中药处方。根据十二经脉的阴阳表里关系，实现"协调阴阳""平衡虚实"，从而，可以治疗和控制"阴盛阳衰"、"阴虚阳亢"等"阴阳失调"的病态，达到扶正祛邪，治疗疾病，恢复健康的目的。

"经络系统"的协调控制通过十二经脉、奇经八脉等信息通道的阴阳表里关系实现，利用针灸的针法、灸法输入不同的编码信息、中药的阴阳表里的不同属性进行协调平衡。例如，针灸方法有补法、泻法之分。因而，同一穴位，不同针灸方法，既可治高血压，也可治低血压。这意味着，可以利用输入信息模式或编码方式的变化进行协调控制。中药的不同属性，如滋阴药、壮阴药、解表药等，也可以理解为携带着不同的信息密码，因而对不同脏腑的疾病，有不同的疗效，即：对不同的靶细胞，靶器官有不同的协调控制作用。

"经络系统"的协调控制还可以利用"五行生克"规律，通过五脏六腑、五官七窍实现。根据脏腑、官窍的五行属性，可知其"五行生克"的相生相克关系。如图5.4、图5.5所示。

（实线表示相生，虚线表示相克）

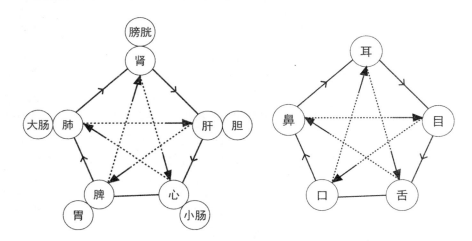

图5.4　脏腑五行生克关系　　　图5.5　官窍五行生克关系

这意味着：“经络系统”还可以通过“效应器”——执行机构(五脏六腑)，“感受器”——测量装置(五官七窍)的相互制约关系，进行协调控制。

由此可见，经络协调控制可以在多层次上，以多媒体方式实现。即：可以通过信息通道(经脉、络脉)的信息，输入端或输出端(穴位)，感受器(五官七窍)、效应器(五脏六腑)等多层次上，以多种输入信息模式，和多种信息媒体(针、灸、中药等)实现。因此，研究经络的协调控制原理、策略、方法，对于工程协调控制系统的创新设计和开发有重要启发意义。

二、“多级递阶”结构

经络系统具有多级递阶结构体系，其特点如下：

1.“元神之府”　为经络系统的高级控制中心或信息中心，相应于高级神经中枢—脑。

2.督脉、任脉　“督脉”总督六阳经，“任脉”总领六阴经，为低级控制中心或递阶控制级，相当于神经系统的低级中枢—脊髓。

3.十二经脉　为局部控制级各主要子系统，分属于各脏腑(肺、心包、心、脾、肝、肾，大肠、三焦、小肠、胃、胆、膀胱等)，相应于心血管系统、消化系统、呼吸系统、泌尿系统等。

4.奇经八脉　为十二经脉之间的横向联系信息通道，相应于各局部控制子系统之间的相互协调与通信系统。

5.体表穴位　经络系统在人体体表的信息输入端或输出端，即针灸点或反应点。

"生物控制论"与"神经生理学"研究表明，人体的神经系统也具有多级递阶结构，即：高级神经中枢—脑，低级神经中枢—脊髓，以及各种外周神经系统与体表的感受器与效应器。既然经脉作为人体控制系统的信息通道，而神经作为人体控制系统的控制线路。那么，两者都具有"多级递阶结构"特性，就是合乎逻辑的结果。

同时，络脉包括：十五络、以及遍布全身的子络、孙络，也构成络脉的多级递阶系统。它们相应于以血管、淋巴管为运行线路，以内分泌激素为信息载体的体液(血液、淋巴液)系统，也具有多级递阶结构。

《大系统控制论》的研究表明：多级递阶结构是各种大系统结构的共性。因此，工程大系统设计与开发，可以从经络大系统研究中，吸取有益的启示。

三、输入输出共享

经络系统不同于一般工程控制系统的显著特点是："输入输出共享"，经络的体表穴位既是经络控制系统外部控制信息的输入端，又是经络控制系统的内部状态信息的输出端。例如，当针灸治病时，根据"循经取穴"原则，选取相应经脉的体表穴位作为针灸点，进行针刺或"艾灸"，向经络系统输入外部控制信息，治疗人体内有关脏腑的疾病，对人的生命活动进行控制。这时，穴位是外部控制信息的输入端(感受器)；另外，当体内某脏腑有疾病时，通过相应的经络，在有关体表穴位产生反应，如出现压痛点、变色点、低电阻点或丘疹等，从而可通过对人体表加以分析，判断体内的疾病特性和部位。这时，穴位是内部状态信息的输出端(显示器)。而且，在中医临床实践中，可以针灸或按摩"压痛点"，即"以痛为腧"，以有压痛感的反应点为针灸点，进行治疗，往往有显著疗效。同一个穴位，既是体内疾病显示器，又是针灸治疗的感受器，在穴位上实现了输入、输出资源共享或功能集成。

试问，在工程控制系统中有输入输出共享集成的事例吗？能否设计工程控制系统，使控制指令输入装置又兼作状态信息输出装置，既是系统故障监测装置，又是系统故障修复装置？

四、多种信息载体

经络是气血运行的通路，气血相应于信息及其载体，经络学说认为气血有多种模式：

1.元气　或称原气、真气。《内经·灵枢》："真气者，所受于天，与谷气并，而充身者也。"说明元气受于先天，以肾经之精气为主，并与后天的水谷之气结合，在全身经络中运行。相应于先天的遗传信息与后天的培育信息。

2.宗气　指积于"气海"(膻中)之气，是呼吸之气与水谷之气的结合。宗气之盛衰，表明人体生命活动、新陈代谢是否正常，精力是否旺盛，是反应人体的呼吸、消化等系统运行状态的信息。

3.营气　或称"荣气"。《内经·灵枢》："荣气者，泌其津液，注之于脉，化以为血，以荣四末，内注五脏六腑。"意味着"荣气"是与内分泌激素和血液循环及内脏活动有关的信息。

4.卫气　指防御外邪入侵，护卫肌体健康的，与人体防卫系统相关的信息，如淋巴系统的运行信息。

各种不同模式的信息，其载体(媒体)也具有多种形态：

(1)神经电脉冲，细胞膜电位，神经介质。

(2)内分泌激素及其他在血液、淋巴液循环中运行的体液成分。

在人体内部，经络系统中运行的气血是多媒体信息，不仅如此，而且经络系统与人体外部环境的信息交互也是多媒体信息模式：

(1)"穴位"是多媒体信息输入或输出端。例如：针刺输入的机械振动信息、电针输入电信息、艾灸输入热信息，或输出压痛、变色、变形、低电阻等反应信息。事实上，组织形态学研究表明，穴位下具有多种体表感受器，如压力感受器、热感受器、化学感受器等。

(2)"五官七窍"是经络系统的多媒体信息输入装置。例如："肝开窍于目"，说明眼睛是肝经的"窗口"，一方面眼睛可输入图像信息，另一方面目可传神，也可以输出表情信息，而且，肝病可在眼睛出现反应。

因此，探讨经络系统内部与外部的多媒体信息传递，变换和处理的模式和机制，有助于多媒体信息技术和工程应用系统的研究与开发。

五、高度信息压缩与全息性

中医针灸的耳针、手针、鼻针、头针、目针、足针、腕踝针等疗法颇为奥妙，适用病症广泛，遍及内、外、妇、儿各科。既可诊断、治疗功能性疾病，也可诊断、治疗器质性疾病。尤以镇痛效应为佳，人体各部分均可在耳郭等找到对应的"代表区"。"耳穴代表区"的分布有一定规律，类似于倒置于子宫的胎儿。经络和内脏的反应点在身体的各个部位，呈现全息性。

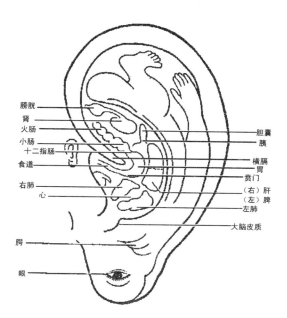

图5.6　耳郭代表区分布示意

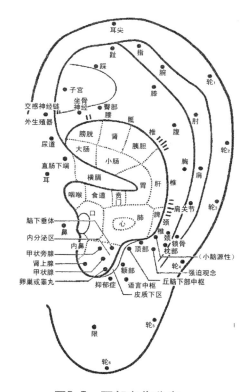

图5.7　耳郭穴位分布

111

经络在耳郭上的循行路线如图5.6，图5.7所示，其走向既不同于耳郭神经，也不同于血管。

通常，耳针疗法根据经络学说"以痛为腧"的原理，在耳郭相应的"代表区"选取针刺穴位，即以"压痛点"为"针灸点"，称为"阿是穴"，以治疗相应的人体有关部位脏腑或器官的疾病。

这里有两方面的启示：

1.高度信息压缩与全息性　小小的耳郭(手、足、面、鼻、眼、唇及身体的长短骨)是人体全身状态信息的缩影，相应代表区的反应点可显示全身各部分的状态信息。其信息压缩水平甚高，且具有图像仿真或上下分布的特性。

2.输入输出共享　"耳郭"及其他器官等反应区，既相当于人体生命活动状态的图像仿真监视器，是人体故障的输出显示装置；同时又是各部位针疗法的针灸信息的输入装置，是人体生命活动的控制器，人体故障的诊断器、维修器。

六、低速信息传输

根据经络感传临床现象的统计，以及对经络敏感人的沿经感传的实验测试结果表明：经络的针感传输速度比神经电脉冲传导速度慢得多。例如：胃经12.2厘米/秒、心包经12.6厘米/秒，任脉8.5厘米/秒等。而有髓鞘的粗神经纤维，其神经冲动传导速度可高达100米/秒左右，无髓鞘的细神经纤维，其传导速度也有1米/秒左右。可见，经络针感传输速度比神经冲动传导速度慢约10～1000倍。然而，经络系统的对人体生命活动的控制功能和信息处理能力是非常强大的。虽然控制系统的响应速度比控制线路的传导速度慢是可以理解的，但是，经络是复杂的大系统。在低速信息传输的情况下，可以实现丰富的控制功能，是否意味着经络系统的信息结构有奥妙之处呢？

第四节　广义"经络人"研究开发[18]

为了进一步采用现代科学技术，探索"经络"之迷，研究"经络"的实质，验证"经络"人体控制系统设想、"经络—神经体液"统一观，需要研究开发广义"经络人"。

一、广义"经络人"的概念

广义"经络人"是具有或模拟"经络"特性、功能的广义"人工人"，包括：生物经络人、工程经络人、生物工程经络人。其概念模型如下式所示：

GMH＝{ BMH，EMH，BEMH }

在式中：

GMH——"广义经络人"（Generalized Meridian Human）。如：具有"经络"特性功能的生物经络人，工程经络人，生物工程经络人等。

BMH——"生物经络人"（Biological Meridian Human）。如：具有"经络"特性功能的克隆经络人，转基因经络人，调基因经络人等。

EMH——"工程经络人"（Engineering Meridian Human）。如：模拟、展示"经络"特性功能的实体经络人体模型、虚拟经络人体模型、数字经络人体模型等。

BEMH ——"生物工程经络人"（Bio-Engineering Meridian Human）。如：具有"经络"特性功能的生物电子经络人、生物工程经络人、变性经络人、整容经络人、易容经络人等。

二、数字"经络人"研究

《黄帝内经》的"经络学说"是世界上最早的古典"人体控制论"，我国古代的 "经络穴位铜人"是古典的 经络"数字人体"。

根据"经络——人体控制系统"设想、"经络−神经体液"统一观，提出了"经络数字人体"（Meridian Digital Human，MDH ）的总体方案，如图5.8所示。

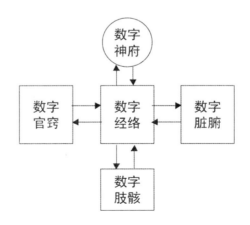

图5.8　MDH总体方案

113

在图5.8中：

1.数字神府 经络学说称"人脑"为"元神之府"可理解为"精神所在"。这里，"数字神府"相应于"数字人脑"，是模拟高级神经中枢"人脑"的数字技术模型。如"多中枢自协调人工脑"模型。

2.数字经络 "经络系统"的数字技术模型，相应于神经系统、体液系统（血液、淋巴液等）的集成数字技术模型。

3.数字脏腑 中医所谓"五脏六腑"，如心、肝、脾、肺、肾等，这里，数字脏腑相应于人体内脏系统的数字技术模型。

4.数字官窍 中医所谓"五官七窍"意味着：眼、耳、鼻、舌、身……这里，"数字官窍"相应于"数字感官"，即：视觉、听觉、嗅觉、味觉及本体感受器等的数字技术模型。

5.数字肢骸 中医所谓"四肢百骸"，意味着人体四肢和躯体，这里，数字肢骸相应于人体的"四肢、躯体"的数字技术模型。

具有中国特色的，用于中医科研、教学和临床诊断的 MDH 的特点如下：

1.中西医结合的人体模型 基于中西医学科理论，如经络学说、脏腑学说与解剖学、生理学、病理学等相互结合的，用于中西医结合的科研、教学及临床的数字人体。

2.人体控制系统的技术模型 经络系统的信息通道模型与神经系统、体液系统的电子线路、液流管路模型相对照的人体控制系统的技术模型，便于从中西医结合观点研究人体控制、调节系统的机制及其相互关系。

3.中西医综合人体信息库 中西医结合的综合人体信息库，既可查询、检索经络、脏腑等有关中医知识，信息，又可查询、检索解剖、生理、病理等有关西医知识信息，便于相互对照，综合应用。

为了研制中西医结合的"经络数字人体"，需要中医和西医专家、生物科学与工程技术工作者相互合作，共同努力进行研究开发，才能取得成功。上述"经络数字人体"是静态模型，利用智能动画、虚拟现实、软件工程的新方法、新技术，可以研究开发软件"经络人"的动态模型。

三、软件"经络人"研究

利用有形"软件人"与人体穴位图相结合，可以进一步研制中西医结合的软件"经络人"。如图5.9所示。

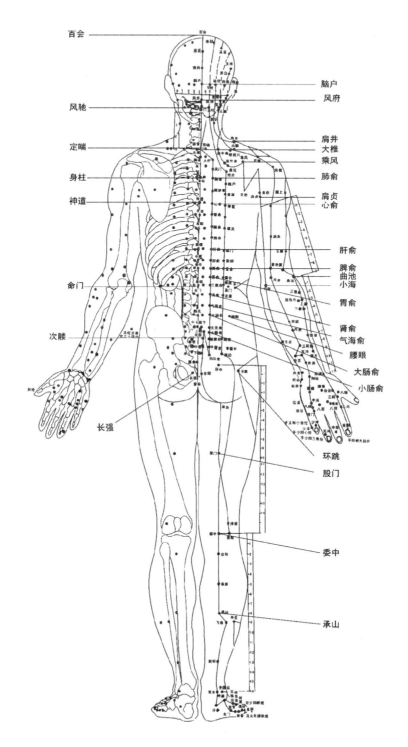

图5.9　软件"经络人"模型

四、生物工程"经络人"研究

为了治疗疾病、挽救生命，利用生物医学工程方法和技术，采用人工器官及其配件，替换、修补人体有病、坏死的自然器官，形成了许多生物电子人、生物工程人，如人工脑经络人、人工感官经络人、人工脏器经络人、人工肢体经络人等。另外，为了改变性别、整容美容，通过变性手术、整容手术，形成了不少变性经络人、整容经络人。

因此，形成了许多"生物工程经络人"，如人工脏器经络人、人工感官经络人、人工肢体经络人、人工脑经络人、变性经络人、整容经络人等。同时，也提出了有待研究的科学问题，如：

（一）人工脑经络人

"人工脑经络人"在"人脑"内植入"人工脑"配件，改变了"经络系统"的"元神之府"，是否破坏了"元神之府"的形态结构、特性功能？对"经络系统"的特性功能的影响如何？

（二）人工感官经络人

"人工感官经络人"采用"人工感官"或配件，替换、修补人体有病、坏死的"自然器官"如眼、耳、鼻、舌、身等，改变了"经络系统"的"五官七窍"，是否破坏了"五官七窍"的形态结构、特性功能？对"经络系统"的特性功能的影响如何？

（三）人工脏器经络人

"人工脏器经络人"采用"人工脏器"或配件，替换、修补人体有病、坏死的"自然脏器"如心、肝、脾、肺、肾……改变了"经络系统"的"五脏六腑"，是否破坏了"五脏六腑"的形态结构、特性功能？对"经络系统"的特性功能的影响如何？

（四）人工肢体经络人

"人工肢体经络人"采用"人工肢体"或配件，替换、修补人体有病、坏死的"自然肢体"如四肢、驱干、头颈部等，改变了"经络系统"的"四肢百骸"，是否破坏了"四肢百骸"的形态结构、特性功能？对"经络系统"的特性功能的影响如何？

（五）变性经络人

"变性经络人"为了改变性别，通过变性手术，切除了原有的生殖器官，形成了"非男非女"的"中性人"，例如：中国太监、泰国人妖。或者，再通过变性手术，装配异性的生殖器官，成为"异性人"。由于"变性人"的性别改变引起了人体相应的形态、动作、行为，生理、心理、病理的变化，对人体"经络系统"的特性功能的影响如何？

（六）整容经络人

"整容经络人"为了美容、易容，通过整容手术，改变了人体原有的面目、形象，如人工美女、易容骗子等，可能引起生理、心理的变化，对人体"经络系统"的特性功能的影响如何？

五、"经络"与"经络人"的科学意义

"经络"与"经络人"的研究开发，具有重要的科学意义和现实的应用价值。

"经络"与"经络人"的研究开发具有重要的科学意义，如：

1.破解"经络"之谜，证实关于"经络——人体控制系统"，"气血——信息及其载体"，"经脉、络脉——人体信息通道"，"穴位——信息感受器、显示器"，以及"经络系统具有非特异的实体形态结构"，"经络系统的主要物质基础：人体神经、体液系统"等科学设想和理论观点。

2.建立"经络控制论"，基于"经络"和"经络信息编码"之谜的破解，根据上述关于经络、气血、穴位等的科学设想和理论观点，以及"经络学说"与"控制论"的相似性，在"生物控制论"、"生物信息学"等相关进展的基础上，可以建立"经络控制论"、"气血信息论"等新学科。

3."中医学"现代化，在"经络学说"、"气血学说"现代化的基础上，可以研究"脏腑学说"、"阴阳学说"、"五行学说"等的现代化，根据"经络系统"与"神经、体液系统"的相互关系，基于"经络控制论"、"气血信息论"等新学科，进一步实现"中医学"理论的现代化，建立中西医结合的理论基础。

六、"经络"与"经络人"的应用价值

"经络"与"经络人"的研究开发具有现实的应用价值，如：

1.开发中医诊断治疗新技术　"经络学说"与"经络系统"的研究成果，可用于开发中医临床诊断、治疗的新方法、新技术。如中医临床诊断疾病的"经络测试仪"、"智能脉象仪"、"气敏闻诊器"、"舌苔识别仪"，中医临床治疗疾病的"经络治疗仪"、"气血调控仪"等。

2.开发中医科研教学新工具　"经络人"与"经络系统"的研究成果，可用于开发中医科研、教学的新工具、新设备。如基于软件人的三维的人体"经络系

统"模型、人体"神经、体液系统"模型、人体"经络系统"与"神经、体液系统"集成模型等，应用于中医科研、教学，中西医结合科研、教学，以及科学普及、网络远程教学工作。

3. 启发工程控制系统新设计 "经络系统"与"经络学说"的研究成果，为"工程控制系统"的创新设计，提供了"人体控制系统"的生物仿真原型及其运行机理，可用于研究开发"拟人化"的工程控制系统，设计"拟穴位"的新型感受器、显示器，"拟人耳"的监视器、调控器，拟人"五官七窍"的自动检测装置，拟人"五脏六腑"的效应器，拟人"四肢百骸"的动作执行机构。

第五节　针麻——"多级协调控制"过程

针刺麻醉就是中医的针灸与西医外科手术相结合的麻醉新技术。中医理论注意整体观念，着重从功能上研究问题，这方面与控制论有相似之处。西医比较注意细节和形态，近来也受到系统生物学、生物控制论的影响重视整体功能。因此，从控制论观点探讨中西医结合问题，是值得注意的方向之一。

一、针麻概况

针刺麻醉(简称针麻)是我国独创的一项麻醉技术。从1958年开始，就有人在做将"中医的针"与"西医的刀"结合起来的工作。

针麻是在适当穴位上针刺，一般用手捻针或电针，经过约20～40分钟的针刺诱导期，病员可以在清醒状态下接受外科手术。我国成功的针麻手术，包括甲状腺切除、剖腹产……已超过百万例。针麻与传统的药物麻醉(如乙醚麻醉)相比，其优点是简便经济，安全可靠，病员清醒，术中血压、呼吸较平稳，术后伤口愈合较快，感染率较低。当然，针麻是个新生事物，还存在镇痛不全、牵拉反应、肌肉紧张等问题，需要进一步研究。

二、针麻是一种生物控制过程

针麻是在针刺穴位与外科手术创伤条件下的一种生物控制过程。

（一）针刺穴位向人体输入了"信息"

针刺并没有向人体输入什么药物，而是通过刺激穴位，产生神经冲动，向人体输入了"信息"，携带针刺信息的神经电脉冲由外周传入中枢，引起大脑皮层的穴位投射区的反应，产生"酸、麻、胀、重"等针感。临床上所谓"得气"，意味着人体获得了针刺输入的信息。支配穴位的神经传导功能正常是针刺有效的必要条件，否则，不能输入信息，就没有针麻效果。

由于同样编码的信息，可以用不同的方式传递，所以，在针麻临床上，可采用手捻针、电针、穴位按摩、穴位注射等各种穴位刺激方式，虽然从物质或能量形态看来，刺激方式不同，但是只要能"得气"，就有一定的疗效，因为各种方式都向人体输入了所需要的信息.

针刺信息的编码主要取决于捻针手法(如烧山火、透天凉)或电针参数(如频率、幅度、波形)，而不是取决于穴位刺激能量的大小，正如针麻临床实践表明：针麻效果与捻针手法或电针参数(信息编码)、穴位处方(信息通道特性)有关，"刺激量"要适宜(刺激量＝刺激强度×刺激时间)，针刺能量大小要足以兴奋穴位感受器，才能产生必要的针感，故刺激量不宜过小，但是，单纯加大针刺强度或延长针刺诱导期，刺激量过大，并不能提高针麻效果，甚至引起不良反应。

（二）针刺镇痛是对致痛信息处理过程的控制

外科手术创伤向人体输入致痛信息，引起疼痛。药物局麻是抑制手术部位的痛感受器或阻断其神经传导，使它不能产生携带致痛信息的冲动或不能向中枢传导，药物全麻则使病员进入昏迷状态，完全抑制中枢神经的活动，包括使人脑失去对致痛信息的处理与反应能力，从而具有镇痛效应，在针麻中，神经传导正常，病员清醒，它是由针刺穴位输入控制信息，改变手术致痛信息的模式(编码)或致痛信息通道的传递特性，控制人脑对致痛信息的处理过程，从而使疼痛缓解或将痛觉转化为其他感觉。正如针麻临床病员反映，不是完全失去感觉，而是痛觉减轻或产生其他的感觉。关于针刺镇痛效应的神经电生理实验表明：针刺穴位可以对致痛刺激引起的诱发电产生抑制作用，但不是使疼痛诱发电位完全消失，而是表现为诱发电位的幅度、波形的变化，痛敏细胞放电频率的降低、编码方式的变化等。

（三）针刺改善了生理功能调节过程

人体为了适应外界环境变化，克服扰动影响，维持正常生理状态，保持内环境稳定，具有血压、呼吸、体温等各种生理调节系统。外科手术创伤是对人体的严重扰动，可能破坏内环境稳定，引起生理功能紊乱，如失血性休克等。在药麻中，一些危重患者可能因此而发生意外事故。但在针麻中，由于针刺穴位的作用，改善了生理调节系统的动态品质，提高了机体"抗失血性休克"、"抗内脏刺激性休克"的能力，所以，在手术中血压、呼吸、脉搏等均较平稳，为顺利完成手术提供了安全条件。在动物实验中也观察到，在同样的引起血压波动的扰动下，针刺诱导后，血压波动的幅度较小，恢复正常血压所需的调节时间也较短，或血压调节过程的振荡次数较少。

三、针刺信息与致痛信息输入通道

针刺穴位可兴奋多种感受器，如肌梭、环层小体等，所产生的神经电脉冲，携带针刺信息可沿粗细不等的多种纤维向中枢传导，进入脊髓(或三叉神经脊核)。阻断穴位所在肢体的血液循环，不影响针刺效应，而用普鲁卡因封闭穴位，阻断神经传导，则针刺效应消失，说明针刺信息是由神经传入的。

动物实验表明，切断脊髓背索未能明显影响针刺镇痛效应，而切断外侧索，特别是其腹侧部分，则针刺镇痛效应消失，说明针刺信息进入脊髓后，不是由背索，而是由腹外侧索，其中包括脊网束、脊中脑束、旧脊丘束等，上行投射到脑干网状结构及中央灰质区等处，由脑干再上行向丘脑投射，大部分纤维投射到丘脑中央部分的内侧核群，小部分投射到丘脑外侧核群，再由丘脑经皮层下大脑半球内部结构或直接上行至大脑皮层，引起包含有"酸、麻、胀、重"等多种感觉的"针感"，实现针刺镇痛。

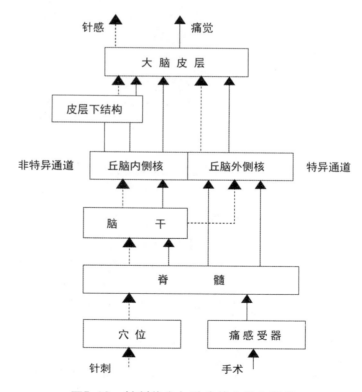

图5.10　针刺信息与致痛信息输入通道

（虚线：针刺信息，实线：致痛信息）

针刺信息输入通道如图5.10中虚线所示。

关于致痛信息输入通道，由痛觉生理的研究可知：手术创伤等致痛刺激兴奋了有关部位的痛感受器(化学感受器)，所产生的神经冲动携带致痛信息，沿细纤维向中枢传导，进入脊髓后，分两条通道上行。

"非特异"通道。由脊髓沿脊网束、旧脊丘束上行，经脑干、丘脑(内侧核群)、皮层下结构，至大脑皮层。也称为"丘外系"，主要传递引起弥散性的慢痛、钝痛、灼痛的致痛信息。

"特异"通道。由脊髓沿脊颈束、背束、新脊丘束上行，经丘脑(外侧核群)，直接投射至大脑皮层。即所谓"丘系"，它传递定位明确的快痛、锐痛、刺痛的致痛信息。

致痛信息输入通道如图5.10中实线所示。

由图5.10可以看出：

1.针刺与致痛信息是多通道输入的，在外周，由于穴位不同，感受器与传入神经纤维也有所不同，针刺信息可沿脊神经或脑神经传入。由于手术损伤部位不同，致痛信息输入通道也不同，如内脏痛由内脏神经传入。信息进入中枢后，可沿多种传导束，分"特异"与"非特异"通道上行。

2.针刺对致痛信息处理过程的控制可能主要发生在"非特异"通道中，因为致痛信息在非特异通道中传递，要经过多次突触转换，由多级中枢进行信息处理。非特异通道的突触联系十分广泛，多种外界刺激输入的信息，如针刺穴位，按摩穴位等，在这里发生"会聚"，可以会聚到同一细胞核群，甚至同一细胞。从而为针刺对致痛信息处理过程的控制提供了较多的机会与条件。实验结果也表明，在非特异通道中，观察到更多的针刺镇痛效应。

3.针刺与致痛信息都是由神经传入的。因此，神经传导功能正常是针麻有效的必要条件，但是，这并不意味着排斥体液因素参与针麻的生物控制过程。

四、针刺镇痛的多级协调控制过程

（一）多级控制

针刺对疼痛的控制是通过神经、体液的多级控制系统实现的，而不只是某一级神经中枢，如脊髓或某一种体液因素的作用。

在神经中枢多级水平，如大脑皮层感觉区、丘脑束旁核、中脑网状结构、延脑巨细胞核、脊髓等，都观察到针刺对致痛刺激引起的诱发电的抑制效应。

在神经中枢多级的细胞核团与针刺镇痛有密切关系，如脑干的中缝核、大脑边缘系统的膈区、皮层下的尾核等。在这些核团可纪录到针刺穴位的诱发电位，用药物兴奋或抑制它，可加强或减弱针刺镇痛效应，直接用电刺激它，也有镇痛作用，并与针刺穴位的镇痛作用有协同或拮抗关系。

但是，在神经中枢某一级，局部损毁与镇痛有关的细胞核团或神经传导束，并不能完全消除针刺穴位的镇痛效应。例如，刺激中脑中央被盖束区，对由伤害皮肤引起的痛反应有抑制作用，针刺穴位可在该区纪录到诱发电位。但是，损毁两侧中央被盖束区，并不能完全消除针刺穴位的镇痛效应。这说明它不是唯一的疼痛控制环节，还有其他神经核团的作用。甚至在实验中排除某一级神经中枢的作用，如切除动物的大脑皮层，针刺穴位仍有一定的镇痛效应。当然，去皮层动物与完整动物相比较，其持续镇痛效应较弱。说明针刺镇痛不只是与大脑皮层这一级的作用，还与其他各级有关。

在神经突触处，信息是以化学方式传递的。相应的信息载体为神经递质，如5-羟色胺、儿茶酚胺、乙酰胆碱等。因此，针刺对疼痛的控制必然要引起脑内神经递质及其他有关化学物质的变化，如针刺可能引起脑内吗啡样物质(脑啡肽)的变化。动物实验表明：针刺甲动物使痛阈升高后，借肚脊液交叉灌流方法，可使未针刺的乙动物的痛阈也升高，说明脑脊液中的化学物质传递了对疼痛的控制信息。

针刺与致痛信息由外周神经传入中枢后，通过下丘脑、脑垂体等引起内分泌系统的反应，以某些内分泌激素或代谢产物等体液因素作为信息载体，如肾上腺皮质激素等，通过血液循环影响针刺对疼痛的控制过程。试验结果表明：用针麻效果好的病员的"伤口血"滴入受试者"皮疱"中，不引起疼痛；效果差的，则引起疼痛。说明针刺镇痛与体液因素有关.

所以，针刺镇痛涉及外周感受器与大脑皮层、皮层下结构、丘脑、脑干、脊髓等多级中枢神经，以及多种脑内神经化学物质、内分泌激素等体液因素。针刺对疼痛的控制是通过神经体液的多级控制系统实现的，如图5.11所示。

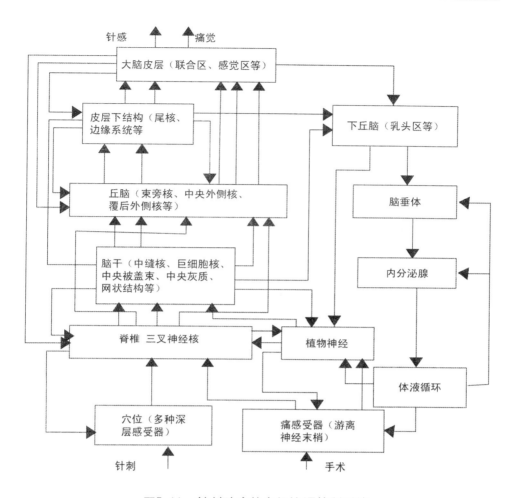

图5.11　针刺致痛的多级协调控制系统

这里强调"多级"控制"系统"，是说明针刺镇痛是一种整体性反应，是多通道、多回路的多级控制过程。当然，并不意味着每一级都起同等作用，可以有起主导作用的，比如，同节段取穴，脊髓可能有较大作用；远节段取穴，主要与脑干等高级中枢有关。而丘脑、大脑皮层与痛觉信息处理有较密切关系。进一步阐明每级的作用及各级间的关系是需要深入探讨的问题。

（二）协调控制

针刺镇痛效应是多种疼痛控制方式协调配合的结果，而不只是某一种控制方式(如"闸门"控制方式)的作用。针刺对疼痛的协调控制作用表现在：

1．"即时"与"持续"镇痛效应的协调　针麻既有"即时"镇痛，又有"持续"镇痛效应。临床实践表明，针刺穴位可使某些疼痛即时缓解。针麻手术后，还有持续1～2小时能缓解伤口痛的效应。甚至在在针刺诱导后，将针拔去，仅靠其持续镇痛效应，可以进行某些"不留针"的针麻手术。在针麻手术前20～30分钟的针刺诱导期中，人体痛阈是逐步升高的，停针后，痛阈是逐步降低的，痛阈变化接近于指数规律。在动物实验中，所需诱导期较短，甚至不用诱导期，也可观察到针刺对疼痛诱发电位的抑制作用。这可能是由于神经的"快速"控制为体液的"慢速"控制协调配合的结果。

2."局部"与"全身"镇痛效应的协调 针麻既有"局部"镇痛，也有"全身"镇痛效应。临床实践表明，穴位具有"相对特异性"。针刺穴位可使局部痛阈升高，如手术部位。同时，也使全身痛阈有相应的变化。因此，同一组穴位处方，可用于几种手术；同一种手术，也可用几组不同的穴位处方。针刺对疼痛的神经控制具有分区控制的局部特性；而体液因素的变化，通过血液循环可以影响全身。就神经系统而言，信息传递在特异通道中定位较明确，在非特异通道中是弥散的。针刺镇痛的多级协调控制系统中，神经、体液，非特异与特异通道都作出相应的贡献，可使全身痛阈协调，痛阈显著升高。

五、针刺镇痛过程的控制方式

（一）"扰动补偿"

由针刺穴位输入控制信息产生与手术扰动致痛信息相反的补偿作用，实现疼痛控制。如在神经控制中，当致痛信息由兴奋性突触传至痛敏细胞，而针刺信息由抑制性突触传入，产生相反突触后电位，从而改变痛敏细胞传出冲动的编码，控制疼痛。

又如，当致痛刺激使血液中徐缓激肽(致痛物质)增加时，针刺穴位使血液中激肽酶(抗痛物质)活性升高，两者作用相反。或者，针刺信息、与致痛信息在脑内产生效应相反的神经化学物质如脑啡肽等。

（二）阈值控制

由针刺穴位输入控制信息，产生改变致痛信息通道传递特性的作用。其中包括改变痛感受器、传递细胞、痛敏细胞的动作阈值。

在神经系统中，从外周到中枢各级，"突触前"抑制方式是大量存在的。如当致痛信息尚未引起痛敏细胞兴奋之前，针刺信息对其传入神经纤维的突触前的抑制作用，使脊髓后角质细胞形成"闸门控制"，是阈值控制方式之一。

体液因素变化也可以改变致痛信息通道传递特性。如针刺使手术部位组织液的酸碱度pH下降，有可能提高疼痛化学感受器的阈值。

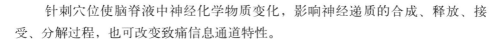

针刺穴位使脑脊液中神经化学物质变化，影响神经递质的合成、释放、接受、分解过程，也可改变致痛信息通道特性。

（三）反馈适应

针刺镇痛的多级控制系统是具有多级反馈的自适应系统。一方面是各级神经中枢通过下行神经纤维的反馈，如大脑皮层——丘脑、脊髓；皮层下结构——丘脑、脑干、脊髓；脑干——脊髓等，下行纤维的突触前抑制是重要的负反馈方式。另一方面由下丘脑、脑垂体下行，通过内分泌激素等体液因素的反馈，可影响外周及中枢的阈值控制与扰动补偿作用。

由于长期进化，人体对外界刺激具有自适应性，在针麻的诱导期中，针刺强度逐步增大，痛阈逐步升高，这是依靠神经、体液反馈，使适应性提高的过程。但是，除了提高对手术致痛刺激的适应性外，也提高了对针刺的适应性。

六、针刺对生理功能的多级协调控制

针麻的多级协调控制作用不仅表现在镇痛方面，也表现在生理功能调节过程中。针麻手术中血压、呼吸较平稳、生理紊乱少，术后伤口愈合快、感染少。说明针刺强化了人体的生理调节系统、免疫防卫系统。这可以通过多种方式实现。

（一）"给定量"自整定

人体的生理调节系统、免疫防卫系统都具有自适应，自整定特性。如血压、呼吸等生理调节系统，其"给定量"即正常的血压与呼吸节律，是在高级中枢的控制下自动整定的，可以根据人体内环境或外界条件的变化，作适应性的自整定。比如，在运动状态，自动使呼吸加快；在安静时，呼吸平缓。就是呼吸节律的自整定。

在针麻手术中，一般情况下，病员的血压基础水平略有升高，呼吸通气量也略有增大。相应于血压、呼吸的"给定量"略有提高。针刺诱导后，血液中嗜中性粒细胞增多，血清中免疫物质，如溶菌素、调理素、补体等的效能提高。人体处于机能旺盛，积极动员的状态。这可能是免疫防卫系统的"给定量"提高的结果。

（二）调节过程动态品质的改善

在针麻手术中，血压、呼吸较平稳，生理紊乱少，说明生理调节系统的品质有改善，提高了抗干扰能力。

实验结果表明，针刺穴位可以改善血压调节系统的动态品质。用人工扰动，如短时窒息(5秒)或痛刺激，可引起狗的血压波动。比较针刺前后的血压调节过程，在同样的扰动条件下，针刺诱导后，血压波动的最大幅度较小，恢复正常血压所需的调节过渡过程时间较短，调节过程中振荡次数较少。

（三）"双重"调节的协调控制作用加强

血压、呼吸等生理调节系统的重要特点之一是具有"双重"调节的协调控制作用。如血压受交感与副交感神经的"双重"调节，呼吸受延脑呼气中枢与吸气中枢的"双重"调节。依靠"双重"调节的协调控制作用，升压与降压作用、呼气与吸气作用的动态平衡，保持血压、呼吸的正常状态。

以血压调节系统为例，在针麻手术过程中，从几十分钟至数小时的范围内，主要是"短时"调节起作用，包括压力感受器、化学感受器、脑缺血反馈回路等，如图5.12所示。

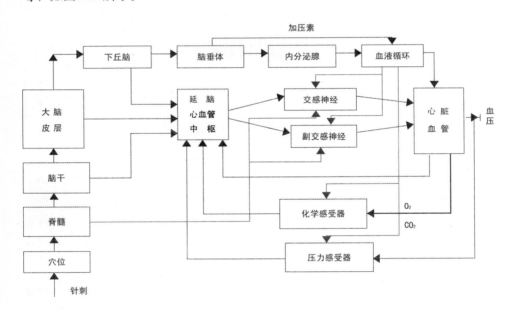

图5.12　针麻情况下的血压调节系统

由图5.12可见，血压调节系统也是神经体液的多级控制系统。当交感神经兴奋时，心率升高，心收缩力增强，血管收缩，使血压升高；当副交感兴奋时(或交感神经兴奋性下降)，心率降低，心收缩力减弱，血管舒张，使血压降低。在延脑心血管中枢的协调控制下，交感与副交感的升压与降压作用动态平衡，保持血压的正常水平。临床针麻中，既能使某些高血压降低，又能使低血压升高，可能是针刺穴位使双重调节的协调控制作用加强的结果。

第六章 经络特定穴

古人在经络实验中发现了一些特定穴(表6.1),现代人验证了它的正确性,这些特定穴在医疗实践中起了很大作用。现介绍于下。

表6.1 经络特定穴

经脉	主治疾病(只列所系脏腑之外病症)			背部俞穴	腹部募穴	原穴	络穴	郄穴
手太阴肺经	胸	肺部疾病	喉病	肺俞	中府	太渊	列缺	孔最
手厥阴心包经	胸	心胃疾病	神志病	厥阴俞	膻中(单)	大陵	内关	郄门
手少阴心经	胸	心部疾病	神志病	心俞	巨阙(单)	神门	通里	阴郄
手阳明大肠经	头面	耳目鼻齿喉病	热病	大肠俞	天枢	合谷	偏历	温溜
手少阳三焦经	头颞	耳目胸胁喉病	热病	三焦俞	石门(单)	阳池	外关	会宗
手太阳小肠经	头项	耳目鼻喉神志病	热病	小肠俞	关元(单)	腕骨	支正	养老
足阳明胃经	头面	口齿鼻喉胃肠病	热病	胃俞	中脘(单)	冲阳	丰隆	梁丘
足少阳胆经	头颞	耳鼻喉胸胁病	热病	胆俞	日月	丘墟	光明	外丘
足太阳膀胱经	头项	目鼻腰背神志病	热病	膀胱俞	中极(单)	京骨	飞扬	金门
足太阴脾经	腹	肠胃小腹部疾病	生殖泌尿	脾俞	章门	太白	公孙	地机
足厥阴肝经	腹	肝部 阴部	生殖泌尿	肝俞	期门	太冲	蠡沟	中都
足少阴肾经	腹	肠喉肺	生殖泌尿	肾俞	京门	太溪	大钟	水泉

一、背部俞穴

每条经有一对与该经同名的俞(读音shū)穴。俞穴在背部，适于治疗本经的功能性疾病及慢性病；俞穴治疗经络变异的能力最强。各种经络反应(如压痛、皮下出现硬结、肿胀、条索、羊毛状纤维等)经常出现在这些穴上，它们是治疗本经疾患的头等要穴。俞穴所在位置的上下排列，与所属脏腑在体腔内的上下排列次序相同。

在病区局部循经取穴的同时也刺激俞穴，虚症在俞穴刺皮内针，可得到更好的疗效。但胸背部的俞穴不宜深刺。

二、腹部募穴

每条经有一个(或一对)募穴。募穴在胸腹部，适于治疗本经所属脏腑的疾病和急性病。各种经络反应经常出现在这些穴上，它们是治疗本经疾患的头等要穴。募穴所在位置的上下排列，与所属脏腑在体腔内的上下排列次序相同。

脏腑疾病在病区局部循经取穴的同时也刺激募穴，可得到更好的疗效。但胸部的募穴不宜深刺。

三、原穴

阳经有独立的原穴，阴经的五输穴的输穴也是原穴。原穴的生物电活动强烈，对诊断脏腑虚实和治疗疾病，有重要作用。中谷义雄发明的电导诊断法，就是测定原穴的电导。后来发现手足各部位的皮肤状态不同，又提出了修正系数。常用的合谷、神门等穴，都是原穴。

四、五输穴

（一）阴经五输穴

表6.2　阴经五输穴

五输		井	荥	输	经	合
五行		木	火	土	金	水
手三阴	肺	少商	鱼际	太渊	经渠	尺泽
	心包	中冲	劳宫	大陵	间使	曲泽
	心	少冲	少府	神门	灵道	少海
足三阴	脾	隐白	大都	太白	商丘	阴陵泉
	肝	大敦	行间	太冲	中封	曲泉
	肾	涌泉	然谷	太溪	复溜	阴谷

（二）阳经五输穴

表6.3 阳经五输穴

五输		井	荥	输	经	合
五行		金	水	木	火	土
手三阳	大肠	商阳	二间	三间	阳溪	曲池
	三焦	关冲	液门	中渚	支沟	天井
	小肠	少泽	前谷	后溪	阳谷	小海
足三阳	胃	厉兑	内庭	陷谷	解溪	足三里
	胆	窍阴	侠溪	临泣	阳辅	阳陵泉
	膀胱	至阴	通谷	束骨	昆仑	委中

在足不过膝，手不过肘的部位，由四肢末端向肘膝方向分布了井、荥、输（原）、经、合五输穴。表示经脉由小到大、由浅到深的发展过程。五输穴是治疗疾病的要穴，古人说：病在脏者取之井，病变于色者取之荥，病时间时甚者取之输，病变于音者取之经，经满而血和病在胃及饮食不节得病者取之合。

五输穴的五行配置，已得到现代经络实验验证，绝非按照中国术数文化哲理随意配置的。

常规针灸治疗所云：肚腹三里(胃经合穴)留，面口合谷(大肠经原穴)收，头项寻列缺(肺经络穴)，腰腿委中(膀胱经合穴)求。皆是五输穴和原穴、络穴。

五、络穴

络穴是沟通表里经脉的穴位。在四肢十二经各有一对络穴，在躯干的前、后、侧，还有任脉络、督脉络和脾之大络(表6.4)，总称十五络穴。表病及里、里病及表时，可取沟通里表经的络穴治疗。络穴在针灸治疗中起重要作用。

表6.4 任、督和脾之大络

躯体	前	任脉络	鸠尾	散于腹
	后	督脉络	长强	散于头
	侧	脾大络	大包	布于胁

六、郄穴

郄穴是静脉曲折汇聚的孔隙，在四肢除十二经分布有郄穴外，阴跷、阳跷、阴维、阳维四条奇经也有郄穴，共十六郄穴(表6.5)。郄穴多用于治疗急性病症，可用触摸检查经络反应。

表6.5 十六郄穴

手经	手太阴肺经	手厥阴三焦经	手少阴心经		
	孔最	郄门	阴郄		
	手阳明大肠经	手少阳三焦经	手太阳小肠经		
	温溜	会宗	养老		
足经	足阳明胃经	足少阳胆经	足太阳膀胱经	阳跷脉	阳维脉
	梁丘	外丘	金门	跗阳	阳交
	足太阴脾经	足厥阴肝经	足少阴肾经	阴跷脉	阴维脉
	地机	中都	水泉	交信	筑宾

七、六腑下合穴

古人认为"荥输治外经，合治内腑"，五俞穴中的合穴对治疗腑病有重要作用。治疗六腑疾病的合穴，以足三阳为主，手三阳经大肠、小肠和三焦下合于足三阳经。大肠合于胃经的上巨虚穴，小肠合于胃经的下巨虚穴；三焦经合于膀胱经的委阳穴，成为六腑下合穴(表6.6)。

表6.6 六腑下合穴

下合经	足阳明胃经	足太阳膀胱经	足少阳胆经
胃经	足三里		
大肠经	上巨虚		
小肠经	下巨虚		
膀胱经		委中	
三焦经		委阳	
胆经			阳陵泉

八、八会穴

八会穴是指脏、腑、气、血、筋、脉、骨、髓的会合穴（表6.7）。临床用于治疗这八方面的疾病。

表6.7　八会穴

八种疾患	脏	腑	气	血	筋	脉	骨	髓
会穴	章门	中脘	膻中	膈俞	阳陵泉	太渊	大杼	绝骨(悬钟)

九、八脉交会穴

表6.8　八脉交会穴

本经	八穴	通八脉	主治
足太阴脾经	公孙	冲脉	心、胸、胃疾病
手厥阴心包经	内关	阴维	
手太阳小肠经	后溪	督脉	眼内眦、颈项、耳、肩膊、小肠、膀胱疾病
足太阳膀胱经	申脉	阳跷	
足少阳胆经	临泣	带脉	目锐眦、耳后、颊、颈、肩部疾病
手少阳三焦经	外关	阳维	
手太阴肺经	列缺	任脉	呼吸系统、咽喉、胸膈
足少阴肾经	照海	阴跷	

十、交会穴

一穴同属数经，称作交会穴。即数条经脉皆经过此穴，其中主要的一经为本经，相交会的经为邻经。交会的腧穴除能治疗附近部位的疾病外，还能治疗各交会经脉的疾病。如脾经的三阴交穴，可治疗脾经、肝经和肾经的疾病。

（一）阳经交会穴

表6.9　阳经交会穴总表

穴\经	督脉	足太阳	手太阳	足少阳	手少阳	足阳明	手阳明	阳维	阳跷	带脉	备注
神庭	■	▲				▲					■所属经▲交会经
水沟	■					▲	▲				
百会	■	▲	▲	▲	▲	▲	▲				
脑户	■	▲									
风府	■							▲			
哑门	■							▲			
大椎	■	▲	▲	▲	▲	▲	▲				
陶道	■	▲									
长强	■										少阳所结
睛明		■	▲			▲					
大杼		■	▲								
风门	▲	■									
附分		■	▲								
附阳		■							▲		阳跷之郄
申脉		■							▲		阳跷所生
仆参		■							▲		阳跷之本
金门		■						▲			阳维所别属
臑俞			■					▲	▲		
秉风			■	▲	▲	▲					
颧髎			■		▲						
听宫			■	▲	▲						
瞳子髎		▲	■	▲							
客主人				■	▲	▲					
颔厌				■	▲	▲					
悬厘				■	▲	▲					
曲鬓		▲		■							
率谷		▲		■							

续表

穴\经	督脉	足太阳	手太阳	足少阳	手少阳	足阳明	手阳明	阳维	阳跷	带脉	备注
浮白		▲		■							
窍阴		▲		■							
完骨		▲		■							
本神				■				▲			
阳白				■				▲			
临泣				■				▲			
目窗				■				▲			
正营				■				▲			
承灵				■				▲			
脑空				■				▲			
风池				■				▲			
肩井				■				▲			
日月				■							与足太阴会
环跳		▲		■							
带脉				■						▲	
五枢				■						▲	
维道				■						▲	
居窌				■					▲		
阳交				■				▲			阳维之郄
天窌					■			▲			
翳风				▲	■						
角孙				▲	■						
和窌			▲	▲	■						
承泣	■					■			▲		与任脉会
巨窌						■			▲		
地仓						■			▲		
下关				▲		■					
头维				▲		■		▲			
气冲						■					冲脉所起

续表

穴\经	督脉	足太阳	手太阳	足少阳	手少阳	足阳明	手阳明	阳维	阳跷	带脉	备注
臂臑							■				手阳明络之会
肩髃							■		▲		
巨骨							■		▲		
迎香						▲	■				

（二）阴经交会穴

表6.10 阴经交会穴总表

经\穴	任脉	足太阴	手太阴	足厥阴	手厥阴	足少阴	手少阴	阴维	阴跷	冲脉	备注
承浆	■										与足阳明会
廉泉	■								▲		
天突	■								▲		
上脘	■										与足阳明、手太阴会
中脘	■										手太阳、少阳、足阳明所生
下脘	■	▲									
阴交	■									▲	
关元	■	▲		▲		▲					
中极	■	▲		▲		▲					
曲骨	■			▲							
会阴	■									▲	挟督脉，冲脉之会
三阴交		■		▲		▲					
冲门		■		▲				▲			
府舍		■		▲				▲			
大横		■						▲			

经穴	任脉	足太阴	手太阴	足厥阴	手厥阴	足少阴	手少阴	阴维	阴跷	冲脉	备注
腹哀		■						▲			
中府		▲	■								
章门				■							与足少阳会
期门		▲		■				▲			
天池					■						与足少阳会
横骨						■				▲	
大赫						■				▲	
气穴						■				▲	
四满						■				▲	
中注						■				▲	
肓俞						■				▲	
商曲						■				▲	
石关						■				▲	
阴都						■				▲	
通谷						■				▲	
幽门						■				▲	
照海						■			▲		阴跷脉所生
交信						■			▲		阴跷之郄
筑宾						■		▲			阴维之郄

第七章 腧穴总论

第一节 穴位的命名

穴位的名称大多结合经络学说和穴位的体表形态类比命名，可分类如下：

一、水流和山谷

以水流比喻气血流注，山谷象征骨节筋肉的高下命名。例如：池、沟、渎、渊、溪、溜、泉、海；山、谷、丘、陵、昆仑。

二、生物和体形

以动植物及生活用具形容局部形象命名。例如：攒竹、丝竹空、鱼际、犊鼻、伏兔、鸠尾、缺盆、大椎、曲骨、巨骨、肩髃、臂臑、肘窌、髀关、辅车、廉(侧边)等。

三、居处与活动

以建筑物和认识活动的名称命名，比拟其功能特点。例如：门、户、关、枢、堂、室、牖、窗、庭、宫、阙、府、库、房、舍、垣、窦、突、井、都、市、乡、里、道、冲、会、合、交、迎等。

四、脏象和功能

根据脏腑经络学说和主治功能命名。例如：五脏、六腑、精、气、神、意、志、血、脘、肩、迎香、睛明、听宫、光明等。

五、天象和位置

利用天象方面的名称命名。例如：风、云、天、星、日月、列缺(电)、丰隆(雷)、璇玑、华盖、太乙、太白、阴、阳、内、外、承、临、曲、侠(夹)等。

经外奇穴命名和意义各有不同，有的以取穴方法命名，有的以主治病症命名，有的以其部位特点命名，有的以组合形式命名。分别举例如下：

1.部位特征 例如：金津玉液、海泉、聚泉、鱼腰、腰眼、鹤顶、中魁。

2.经穴附近　例如：挟乘浆、外劳宫、里内庭、内迎香。

3.方穴附近　例如：四花、四缝、八风、八邪、二白、十宣。

4.主治病症　例如：痞根、子宫、百劳。

5.取穴方法　例如：骑竹马、竹杖。

第二节　穴位的演变与发展

腧穴位置的确定是我国人民长期与疾病作斗争的经验积累。经络是通信系统、控制系统，它内系脏腑，外络肢节。人们发现生病时一些部位出现压疼、酸楚、过敏、肿胀、皮下硬结、条索、郁血、虚陷、跳动和知觉障碍、着色等异常现象，对这些部位实行刺激，如针砭、按摩、热灸，则病痛缓解或治愈，这些部位逐渐形成了腧穴的概念。

人们认识到的经穴和经外奇穴，数量不断增加，各穴位间的联系逐步形成经络的概念。一个腧穴不但能治疗该穴附近区域的疾病，也能治疗它所属经络和脏腑的疾病。

公元前二世纪的医学巨著《黄帝内经》，记录了人体正中单穴25个，两侧双穴135对，总穴名160个，总穴数295个。晋隋时代《明堂孔穴》和《针灸甲乙经》正中单穴增加到49个，两侧双穴300对，总穴名349个，总穴数649个。以后的《铜人腧穴针灸图经》和《十四经发挥》，正中单穴增加到51个，两侧双穴303对，总穴名354个，总穴数657个。到《针灸资生经》和《针灸大成》，正中单穴未增加，两侧双穴增加到308对，总穴名359个，总穴数667个。《医学金鉴》正中单穴增加到52个，两侧双穴309对，总穴名361个，总穴数670个。20世纪60年代上海中医学院出版的《腧穴学》正中单穴增加到54个，两侧双穴312对，总穴名366个，总穴数678个。人们的针灸治疗经验，促进了对腧穴的演变和发展。

第三节　穴位定位尺度和方法

取穴要注意分寸，观察患者的体表标志，采取适当的体位取穴。在肢体的阳面，需审查筋骨凹陷；在肢体的阴面，需审查动脉搏动。取一穴，要了解它上下左右的腧穴；取一经，要了解它旁边的两经。

　　取穴的基准是周身体表的各种标志，各标志之间定出距离分寸，也可用手指比量。取穴可分为体标标志法，骨度分寸法和指寸法。

一、体表标志

　　体表标志可分为定型的标志和活动的标志两类。

　　1.定型的标志　如五官、毛发、爪甲、乳头、脐窝、各种关节的突起和凹陷部。

　　2.活动的标志　如各关节的肌肉皱纹，活动出现的筋肉凹陷。

　　除了体表线路的标志外，也需熟悉骨骼的隆突和凹陷，体表肌肉和肌腱的分布：

　　1.头部　眼眶，眶下孔，颧弓，下颌骨关节突，下颌角，颞骨乳突，枕外粗隆，鼻翼，人中沟，颏唇沟，耳屏。

　　2.颈部　结喉，舌骨，下颌骨，胸锁乳突肌(缨筋)，锁骨上窝，第七经椎棘突(大椎)，上项线。

　　3.胸腹部　胸骨剑突(蔽骨)，肋骨(1～10肋)，肋弓，季肋(11～12肋)，腹直肌白线，髂前上棘，耻骨联合，腹股沟(鼠蹊)。

　　4.背部　脊椎棘突(胸1～12椎，腰1～5椎)，肩胛骨(冈、下角、上角、肩峰、内缘)。

　　5.臀部　骶骨(骶椎1～5)，尾骨，髂后上棘，坐骨结构股骨大转子(髀枢)，髂脊。

　　6.上肢　肩峰(颙骨)三角肌(膈肉)，肱二头肌(臑肉)，腋横纹，尺骨鹰嘴(肘尖)，肱骨内上髁(肘内大骨)，掌长肌腱与桡侧曲腕肌腱(臂内两筋)，伸拇长肌腱与伸拇短肌腱(腕上两筋)，豌豆骨(掌后锐骨)，尺骨茎突(踝上)，肘横纹，腕横纹。

　　7.下肢　臀下皱襞(臀横纹)，缝匠肌(股内大筋)，腘窝，腓骨小头(成骨)，股骨内髁，股骨内上髁，髌韧带，胫骨(粗隆，内侧髁，前嵴)，内踝，外踝，跟腱，舟骨，第五跖骨粗隆。

二、骨度分寸

　　为弥补体标标志之不足，在一定的部位内都折作一定的分寸。分寸方法如图7-1所示。

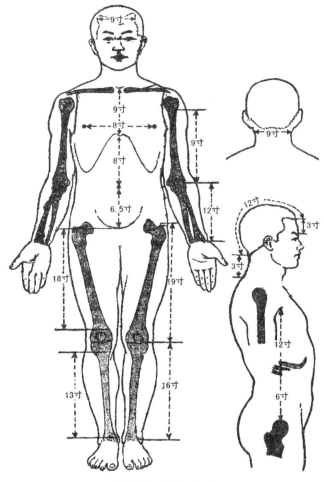

图7.1 穴位分寸

1.头部

(1)直寸:前发际至后发际折作12寸;前发际不明者,从眉中上3寸计;后发际不明者,从大椎上3寸计。

(2)横寸:两完骨(耳后乳突)之间,或两头维(额上侧发角)之间折作9寸。

2.胸腹部

(1)直寸:数肋骨。从胸骨向两侧横推。锁骨之下为第1肋,乳头约当第4~5肋间(第1肋作1寸,以下每肋间作1.6寸)。腋平线至季肋(平11肋)作12寸;胸腹正中,天突(缺盆中,胸骨上端)至歧骨折作9寸;歧骨至脐中折作8寸;脐中至横骨(耻骨联合高处)折作6.5寸(去掉下1.5寸,则作5寸)。

(2)横寸:两乳头或两缺盆之间折作8寸。

3.背腰部

(1)直寸：数脊椎。俯首时，项后突起最高且能左右转动者是大椎，以下为第1椎(胸椎棘突)；平肩胛骨下角相当第7椎；平季胁相当第14椎(第2腰椎棘突)；平髂骨相当第16椎；骶骨之上为第17椎(第五腰椎棘突)。

(2)横寸：脊柱至肩胛骨内缘折作3寸(脊柱至肩端作8寸)，并可用指寸。

4.上肢

腋横纹(平展时与肩相当)至肘横纹(与肘尖相当)折作9寸；肘横纹至腕横纹(与腕关节相当)折作12寸。

5.下肢

(1)内侧：横骨(耻骨平线)至内辅骨上(股骨内上髁)折作18寸；内辅下(胫骨内侧髁)至内踝高处折作13寸。

(2)外侧：髀骨(股骨大转子上)至膝中(髌骨下)折作19寸；膝中至外踝高处折作16寸。

三、指寸法

虽有定部折寸的骨度规定，临床应用时常以手指来比量，使其相当于这种折寸的寸数，称为指寸法。指寸，是以患者本人的手指为标准，为医者所斟酌使用。

1.中指寸：中指有两种：一以末节长度为1寸，一以中节长度为1寸。后人称为"中指同身寸"。

2.拇指寸：中指上第一节(末节)为一寸，亦有长短不定者，即取手大拇指第一节(末节)横度为一寸。

3.横指寸：二、三、四、五指相并，四横指称为一夫。一夫法相当三寸，多用于下肢、下腹的直寸和背部的横寸(图7.2)。

指寸法必须在定部折寸的基础上运用，否则以指寸倍量全身将不能符合实际。

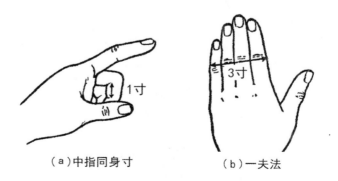

（a）中指同身寸　　　　　　（b）一夫法

图7.2　中指同身寸和一夫法

第四节 生物全息现象

内脏器官生病或功能失调，反映于体表，呈现全息现象。即体表的每个器官，环绕肢体的每个环带，以至沿每一条长短骨的相应体表上，都有一种反应全身状态的缩影[19]。这种全息图以经络为纲，在每个反射区的全息分布模式上有按内脏、经络分布和按躯干、肢体分布模式两种。按内脏、经络模式分布的顺序，与背俞、腹募的上下位置次序相同。按体表器官模式分布的次序，以体表各器官的上下顺次为序。两种分布模式常混合在一起。如图7.3所示的耳穴。

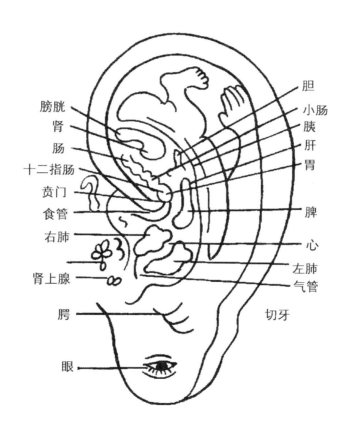

耳穴分布规律示意图

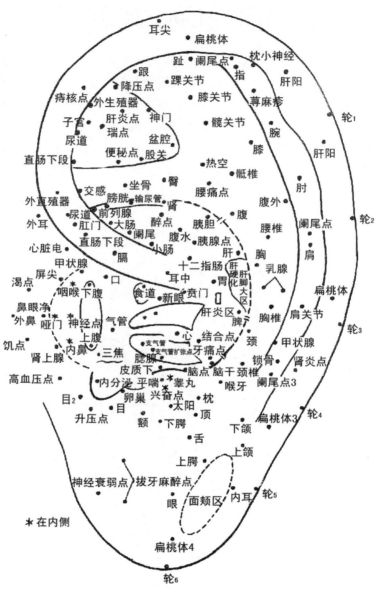

耳郭穴位示意图

图7.3　耳穴

　　全息现象还表现在各个器官上。肾开窍于耳，肾经主治耳病，而耳朵又反映了全身的健康状态信息，有经验的医生通过观察耳壳表面的状况，即可准确地说明患者的病史和病况。耳针可治疗全身疾病。肝开窍于目，肝经可治眼病，眼睛又分为五轮八廓，眼睛和眼区反应点反映全身的健康状态信息，眼(眶)针可治疗全身疾病。心开窍于舌，心经主治舌病。舌的不同部位和舌苔的颜色与花斑形状，反映了全身的健康状态信息，成为中医诊断疾病的基础之一。脾开窍于口，脾经主治口病。嘴唇反应点反映全身的健康状态信息，唇针可治疗全身疾病。肺开窍于鼻，肺经主治鼻病。鼻区反应点反映全身的健康状态信息，鼻针可治疗全身疾病。同样，手针、足针、头针、面针、腕踝针、沿骨微针等，都是利用生物全息现象治病的信息疗法。如图7.4所示的足穴。

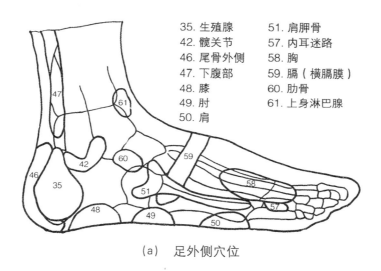

35. 生殖腺　　　51. 肩胛骨
42. 髋关节　　　57. 内耳迷路
46. 尾骨外侧　　58. 胸
47. 下腹部　　　59. 膈（横膈膜）
48. 膝　　　　　60. 肋骨
49. 肘　　　　　61. 上身淋巴腺
50. 肩

（a）　足外侧穴位

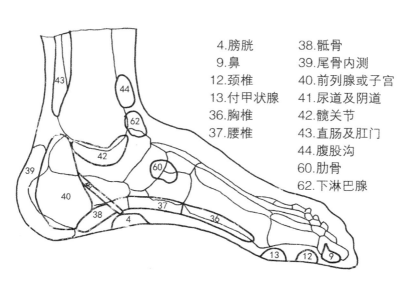

4.膀胱　　　　38.骶骨
9.鼻　　　　　39.尾骨内测
12.颈椎　　　　40.前列腺或子宫
13.付甲状腺　　41.尿道及阴道
36.胸椎　　　　42.髋关节
37.腰椎　　　　43.直肠及肛门
　　　　　　　44.腹股沟
　　　　　　　60.肋骨
　　　　　　　62.下淋巴腺

（b）　足内侧穴位

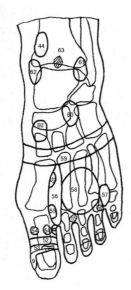

9.鼻
11.颈项
15.眼
16.耳
44.腹股沟
52.上颌
53.下颌
54.扁桃腺
55.喉与气管及食管
56.胸部淋巴腺
57.内尔迷路
58.胸
59.膈（横膈膜）
60.肋骨
61.上身淋巴腺
62.下身淋巴腺
63.化痰（解溪0

（c）　足背穴位

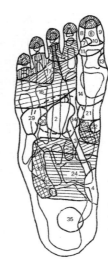

1.肾上腺	15.眼（左侧）
2.肾	16.耳（左侧）
3.输尿管	17.斜方肌
4.膀胱	18.肺及指气管
5.额窦（左侧）	21.胃
6.脑垂体	22.胰
7.小脑及脑干（左侧）	23.十二指肠
8.三叉神经（左侧）	24.小肠
9.鼻（左侧）	25.横结肠
10.头部（大脑）（左半部）	29.肝
11.颈项（左侧）	30.胆囊
13.付甲状腺	31.盲肠
14.甲状腺	32.回盲瓣
	33.升结肠
	34.腹腔神经丛
	35.生殖腺

（d）　左足心穴位

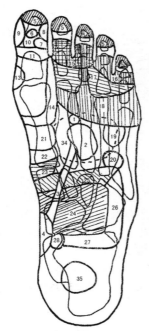

1.肾上腺	19.心
2.肾	20.脾
3.输尿管	21.胃
4.膀胱	22.胰
5.额窦（右侧）	23.十二指肠
6.脑垂体	24.小肠
7.小脑及脑干（右侧）	25.横结肠
8.三叉神经（右侧）	26.降结肠
9.鼻（右侧）	27.乙状结肠及直肠
10.头部（大脑）（右半部）	28.肛门
11.颈项（右侧）	34.腹腔神经丛
13.付甲状腺	35.生殖腺
14.甲状腺	
15.眼（右侧）	
16.耳（右侧）	
17.斜方肌	
18.肺及支气管	

（e）　右足心穴位

图7.4　足穴

　　全息现象是重复表现的，即内脏疾患同时反映在沿经压痛点、耳穴压痛点和微针压痛点等部位上。反应点是连续的、无限的。如图7.5所示的手穴，这大概就是中医理论中的十二经筋和十二皮部。这是其他中医针灸著作中介绍的规律，本书不再赘述。

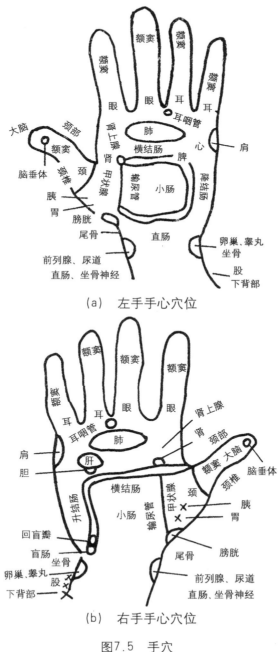

(a)　左手手心穴位

(b)　右手手心穴位

图7.5　手穴

第八章 信疗常用腧穴

一、背俞和腹募

每条经有一对与该经同名的俞穴和一个(或一对)募穴。俞穴在背部，适于治疗本经的功能性疾病及慢性病；募穴在胸腹部，适于治疗本经所属脏腑的疾病和急性病。各种经络反应经常出现在这些穴上，它们是治疗本经疾患的头等要穴。俞、募穴所在位置的上下排列，与所属脏腑在体腔内的上下排列次序相同。

在病区局部循经取穴的同时也刺激俞穴，虚症在俞穴刺皮内针，可得到更好的疗效。但胸、背部的俞、募穴不宜深刺。

二、原穴和络穴

原穴生物电活动强烈，络穴沟通表里经，是治疗疾病的要穴。临床上表病及里和里病及表现象很多，可采用主客原络配穴法。即主病经取原穴，表里经取络穴。经络状态的电测定法，多在原穴上测定。

三、井穴

井穴分布于手足指趾端。经络状态的热测定法，在井穴上测定。对肢体残缺的患者，可在背俞穴上测定。

四、合穴

合穴和下合穴，对经络的调节功能强大，是临床常用穴。

五、等位穴

在大量采用背俞和腹募穴的治疗中，笔者发现针刺俞穴时除发生穿透胸腔直接到达该经募穴的针感和上下沿膀胱经的针感外，还出现围绕胸腹一周到达募穴的针感。针刺募穴时也出现类似的到达俞穴的针感。又发现在同一水平线上背部的七个穴：膀胱经第一侧线、第二侧线、夹脊脉(与督脉平行，旁开半寸)和督脉上的穴(左中右共七个穴)，具有相同的针感和治疗同一经疾病的作用。例如针刺第五胸椎下水平线上的两神堂穴、两心俞穴、两夹脊穴和神道穴，患者穿透胸背和环绕胸背的针感皆到达心经的募穴巨阙，都主治心经疾病。这种现象取名为"等位穴原理"。根据这个原理，否定了夹脊脉上的"肝热穴"、"胃热穴"、"肺热穴"等热气穴的说法。在同一水平环带上的各穴，除主治与俞穴同名经和膀胱经疾病外，不可能主治另一类疾病。

等位穴在信疗中可用于治疗顽固性疾病，对顽固性单侧虚症或实症，可同时补泻背部病经俞穴所在水平线上病侧三个穴和督脉上的穴。当两侧经俱虚或俱实时，可同时补泻该经背部的七个穴，以促使病经康复。

后来发现，平田内脏吉氏在20世纪30年代就发现了类似现象。这种在不同水平环线上的分层，不但在胸背部存在，在头、颈、颜面和四肢上也存在，称为平田反应带。间中喜雄对平田带（横行）和经络（纵行）在脏腑生病时同时发生良导环带和良导经络的现象做了验证[20]。

山东大学张颖清教授，在20世纪80年代初发现了生物全息律，在人体、动物和植物上都存在全息现象；等位穴是全息现象的一个分支。

经络和平田带交叉部位的腧穴（背俞和腹募属于这一类穴），因为通过两种途径与脏腑相关联，它们在信疗中的作用应予重视。这些经、带交会穴大致是（定位不很准确，以平田带顺次为序）：

1.肺经天府、侠白

2.心包经天泉

3.心经青灵

4.肝经中封

5.胆经阳交、外丘、光明、阳辅、悬钟

6.脾经三阴交、漏谷、地机

7.胃经足三里、上巨虚

8.三焦经外关

9.肾经阴谷

10.大肠经合谷

11.小肠经后溪

12.膀胱经殷门

由上列腧穴可以看出，除天府、侠白、天泉、青灵、中封五穴外，经带交会穴都是针灸要穴。

六、八会穴、奇经八脉交会穴和各经交会穴

八会穴用于治疗脏、腑、气、血、筋、脉、骨、髓涉及的疾病，奇经八脉交会穴治疗奇经八脉疾病。奇经八脉状态在八脉会穴上测定。刺激一个交会穴，可同时刺激多条经脉，使多条经络得到调整；如刺激三阴交穴，可同时刺激脾、肝、肾三条经络。

第九章 经络状态的测定

针灸和一切在人的体表特定部位进行各种理化(机、电、磁、声、光、热和膏药)刺激的疗法，都是狭义信息疗法或广义针灸。信疗的作用是：在最优信息输入点，向功能失调的经络输入负反馈信息，促使机体康复。信疗是医生(或信疗机)与患者的植物神经或经络间的对话或通信。信疗(用信息治病)不同于理疗(用能量治病)和化疗(用药物治病)，它遵循独特的规律，这个规律就是经络现象和经络学说。

从控制论功能模拟的观点出发，可以把结构不明的经络看作一个"黑箱子"，根据输入信息(外部输入刺激信息)和输出信息(经络效应)之间的关系，研究经络的等价结构和信息加工规律。因此，测定经络状态是针灸诊断治疗和机理研究不可缺少的组成部分。

第一节 经络状态的测定

经络的各种效应，如压痛、皮下异常、皮肤生物电、皮肤良导、知热感度差异、皮肤着色、红外辐射、冷光辐射和机、电波动变异，皆可作为测定经络状态的对象。

经络状态可分为虚、实、健三态。虚态表示经络功能衰退，实态表示经络功能亢进，健态表示经络功能正常。

目前已有以下各种测定方法：

一、压痛点、皮下硬结、凹陷、皮肤着色探测法

用手或器具按摸经络的特定腧穴，用肉眼观察患者皮肤状况判断经络状态。此法对经络反应小的患者不适用，经络的虚实左右要靠经验判断。

二、知热感度测定法

用燃烧着的线香测量十二经井穴皮肤对热刺激知觉的敏锐和迟钝程度。此法最简便易行，但加入了患者对烫的主观判断，重复性较差。

三、穴位皮肤电导测定法

直流电源串接微安表，以正级作参考极由患者手握或夹于耳垂上，以负级作测试极在十二经的井穴或原穴上测定皮肤通电量。用负极作测试极可使良导点电流读数提高约10%。皮肤状态对此法测定数值影响极大，对一些皮肤干燥、角质化者无法测量。此法适用于14岁以下儿童和中青年白领妇女。

四、穴位皮肤阻抗测定法

用几百赫的交流电源，测定穴位皮肤阻抗。皮肤阻抗可用并联的$R2C$电路串接一个电阻$R1$模拟(见图9.1)。通常$R1$、$R2$为20～250千欧；C＝0.02～0.5微法，RC值随电源电压与参考极接触部位变化。根据阻抗值及相角判断经络状态。此法特点与电导测定法相同。

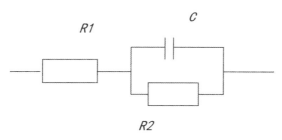

图9.1　皮肤等效电路图

五、EVA(Electroacupuncture According to Voll——弗尔电刺激疗法)诊断法

德国人弗尔用约1伏直流电源和微安表等制成专用EVA测定仪，电表采用100分刻度。预先把健态读数调节为50，患者手握正极，医生用负极测量皮肤电导。读数为40以下及65以上为病态。弗尔找出了500个测试点供EAV诊断用。其中2/3是中国穴位，每个测试点对应着内脏器官的一部分，例如左胃经陷谷穴对应贲门，右陷谷穴对应胃体右侧；左心经少府穴对应二尖瓣，右少府穴对应三尖瓣。左大肠经合谷穴对应横结肠左侧部，右合谷穴对应盲肠。测定值高于65表示该穴对应内脏部分有炎症，低于40表示对应部分处于变性阶段；指针缓慢上升表示器官疲劳，处于衰弱的早期阶段；指针上升后又下阵表示相应器官发生病变。

六、EAV药物疗效预测

弗尔在1954年发现了一种惊人的现象，一位慢性前列腺炎患者的前列腺点测定值为90，当患者把一种盛有治疗前列腺炎药物的玻璃瓶拿在手中时，弗尔再测定该测试点，测定值下降为64，前列腺测定值有了很大改善。当患者放下药瓶时，测定值又恢复为90。再拿起药瓶时，测定值又降为64。经多次重复试验，结果相同。进一步观察发现，改变药瓶中药量可改变测定值。瓶内放入最佳服用药量，测定值可指示正常值50，再增加药量测定值也随着增加，当所选药物对患者不起治疗作用时，其测定值便恶化。需注射的药物可吸入注射器中由患者手握进行测定。因此，EAV测定法可以为患者选择药物并测定最佳服用量。这种神奇的能力是普通人具有的，它说明药物本身的信息作用于人体，能引起人体特定穴位皮肤电导的改变，但这种改变不会导致机体功能的改善和恶化。它只表示经络黑箱对该输入信息加工后输出的信息。这种现象表明"某物体的存在"可能是患者的心理作用，改变了皮肤的生物电状态。每个人的心理影响不同，对一些疾病和患者拿在手中的药物不能影响电表的读数。

弗尔由于发明电刺激疗法和药物疗效预测法，1980年荣获德国总统颁发的功勋章。

七、穴位皮肤温度测定法

用热敏电阻测定某些穴位的皮肤温度，根据温度差异判断经络状态。此法尚不普及。

八、穴位皮肤电位测定法

用高输入阻抗毫伏表(大于100兆欧)测定有关穴位皮肤电位。测量身体阴面时(胸部和四肢内侧)毫伏表正极接两眉间的印堂穴(作为参考点)，用负极测量穴位皮肤电位。测量身体阳面时(背腰和四肢外侧)毫伏表正极接颈胸椎之间的大椎穴。根据测得的电位判别经络状态。此法尚不普及。

九、皮电点测定法

把串有一电阻的方波发生器接到患者穴位皮肤上，用示波器观察电阻两端的分压波形，在正常点因皮肤阻抗过大看不到波形。当测到皮电点时因皮肤阻抗减少可看到几乎不发生畸变的方形脉冲波。报据皮电点的分布判断经络状态。此法在德国应用。

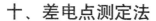

十、差电点测定法

人们生活在工频(我国为50赫兹，美国为60赫兹)电磁场里，皮肤感应有工频电动势，用高输入阻抗差电计测量皮肤上感应的电势(可进行放大)，测出具有高感应电势的差电点。根据差电点的分布分析经络状态。此法尚不普及。

十一、红外线热像摄影法

此法可分辨0.05℃的温度变化，可拍摄出体表的高温点，通过照片上的高温点和高温带可判断经络的状态。因需特殊设备，此法尚不普及。

十二、液晶热像摄影法

液晶在胆醇相中随温度变化改变颜色的特性，可用来测定皮肤温度。已制成30℃～33℃，31℃～34℃，32℃～35℃，33℃～36℃四种温度范围的液晶。在给定的温度范围内随着温度的提高，液晶的颜色依次变为黑—褐—红—绿—兰色，用彩色摄影或显示器显示，根据眼睛视觉判断经络状态。因需特殊设备，此法尚不普及。

十三、电晕放电摄影法

由高频高压发生器产生数十至数百千赫，数万伏的电场(电流极微小)，在电场中的被摄物体周围即出现可见光，就是电晕放电发光现象。拍摄手指尖和脚趾尖的电晕放电照片，可测定经络状态。此法没有普及。

十四、穴位红外线辐射强度测定法

用红外敏感元件把红外线转换为电信号，经放大后测定穴位皮肤红外线辐射强度。因需特殊设备，此法尚不普及。

十五、穴位可见冷光辐射强度测定法

用光电倍增管成百万倍地放大穴位冷光亮度，并测定其强度。此法尚在科研阶段。

由于每种经络效应只反映了经络本身的一个侧面，各种经络测定法所测得的结果，并不完全相符。

第二节　知热感度测定法

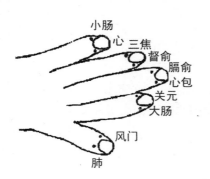

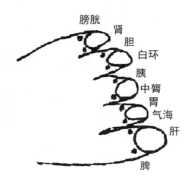

图9.2　手部井穴　　　　　　　图9.3　足部井穴

一、测量点

十二经的井穴是知热感度测定点，日本人又发现了两条"新经"，膈经和胰经(日本叫八俞经)，共十四个测试点。井穴皆位于指(趾)甲根部拐角处，离指(趾)甲边缘约3毫米。如表9.1、表9.2所示的手部测定点和足部测定点。

表9.1　手部测定点

编　号	穴　名	经　名	经　类	国际编号
1	少泽	小肠经	手太阳	SI—1
2	少冲	心经	手少阴	HE—9
3	关冲	三焦经	手少阳	TB—1
4		关元	不是经络	
5	外关冲	膈经	——	——
6	中冲	心包经	手厥阴	EH—9
7		督俞	不是经络	
8	商阳	大肠经	手阳明	LI—1
9		风门	不是经络	
10	少商	肺经	手太阴	LU—11

表9.2　足部测定点

编号	穴名	经名	经类	国际编号
1	至阴	膀胱经	足太阳	BL—67
2	内至阴	肾经	足少阴	KI—0
3	窍阴	胆经	足少阳	GB—44
4		白环	不是经络	
5	兑阴	胰经	——	——
6		中膂	不是经络	
7	厉兑	胃经	足阳明	ST—45
8		气海	不是经络	
9	大敦	肝经	足厥阴	Liv—1
10	隐白	脾经	足太阴	SP—1

古代对中冲穴所在部位的另一种记载是中指尖端；肾经井穴是在脚心的涌泉穴，赤羽幸兵卫找到的新代替点既符合经络学说，也为临床实践所证实。

奇经八脉的状态，可在八脉会穴上测定。

（一）手部

1.阴维脉：内关穴，在掌后内侧横纹上2寸(中指同身寸)，两筋之间(小手臂内侧正中线)。如图9.4所示。

2.阳维脉：外关穴，在腕后外侧横纹上2寸，尺、挠骨之间(手外侧正中线)。如图9.5所示。

3.任脉：列缺穴，腕上挠侧1.5寸处，两手虎口交叉时食指尖下筋骨陷中是穴(手臂内前侧)。如图9.6所示。

4.督脉：后溪穴，轻握拳时在第五掌骨小头掌横纹外侧。如图9.7所示。

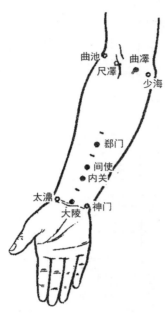

图9.4 内关

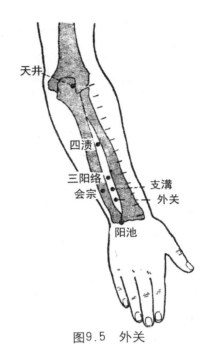

图9.5 外关

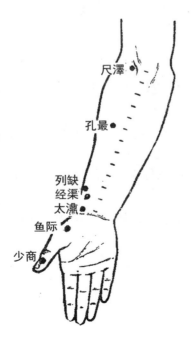

图9.6 列缺

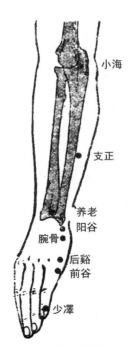

图9.7 后溪

（二）足部

1. 阴跷脉： 照海穴，足内踝下陷中。如图9.8所示。

2. 阳跷脉：申脉穴，足外踝下陷中。如图9.9所示。

3. 冲脉：公孙穴，足大趾本节后一寸，第一拓骨与第一楔骨关节内之下缘。如图9.10所示。

4. 带脉：临泣穴，足小趾、次趾间本节后陷中，在第四、五踞骨之间，拓骨之基底部。如图9.11所示。

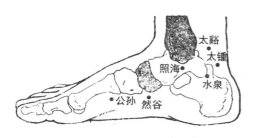

图9.8 照海

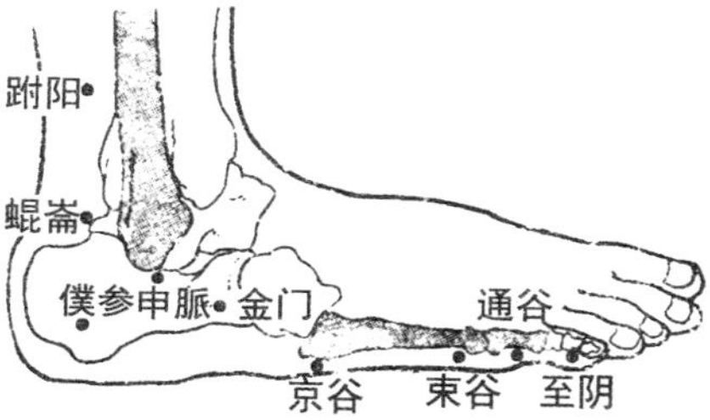

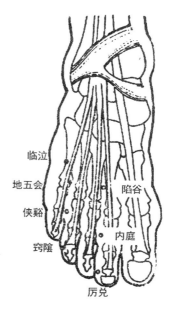

图9.9 申脉

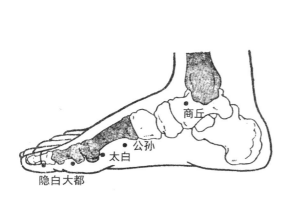

图9.10 公孙

图9.11 临泣

二、测量方法

用点燃的线香测试

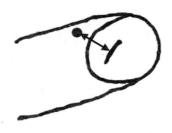

图9.12　线香晃动示意图

香火头从指(趾)甲部1.5毫米高上空向井穴皮肤上空1.5毫米处往返平行晃动，往返频率为每秒2～2.5次，术者默记往返次数，当患者感到烫时，立即通知术者，记下晃动次数(赤羽指数)。为了使香火晃动速率均匀，距皮肤高度统一、恒定，减少测试误差，术者、患者要练习测定操作并注意以下事项：

1.术者右手拇食指捏住香体，中指抵在被测的手(足)指(趾)上。靠右手拇食两指关节运动使香火做平行于皮肤的往返运动，腕、肘部要保持静止。

2.不必理会香灰跌落，以免影响速率的均匀。

3.先测左手(足)，后测右手(足)，形成习惯，避免记录错误。

4.患者走路或运动后，休息片刻再行测定。

5.患者要掌握好统一的烫的标准，不可忍耐烫痛，也不可把温热说成烫觉。

6.若一次测量不准，半小时内不可复测，否则测定结果不准确。

7.冬天手足过冷时应先用温水(不可用烫水)浸泡手足，擦干后保暖，过2分钟再测定。

患者服用激素后，各经井穴知热感度将出现虚假平衡！

测奇经八脉状态时，术者左手把一片足够厚的小纸片按在被测穴位旁的皮肤上(起指甲的隔热作用)，香火由纸片上空平行于皮肤向穴位皮肤上空1.5毫米处做往返晃动，默数晃动次数。

如果要作自我测定经络状态，香火可在穴位皮肤上空固定不动，快速计数，读取赤羽指数。但香火一定要对各穴皮肤距离一致。

经络测定结果，知热感度低下者为虚态，知热感度敏锐者为实态。

1970年解放军总医院制成一台电脉冲加热的知热感度测定器。每次脉冲加热时，蜂鸣器鸣响一次，医生默记鸣响次数。如能制成带计数电脉冲加热知热感度测定器，测试棒上装有开关，控制脉冲加热和计数的起始和终止，则测试误差可进一步减少。[21](2000年北京三吉生物技术研究所已制成测定、记录、分析病经、指出补泻穴位的自动化电脑系统)

残指(趾)患者可测定原穴的知热感度，断肢患者可在背部俞穴(与经络同名俞穴)上测量。方法与奇经八脉测定相同。

三、病经分析

首先对手、足知热感度数值(赤羽指数)分别计算中位数，按手、足经赤羽指数分别从小到大(或从大到小)排序，数值相同的几个数据可任意排序。

中位数$=X_{(n/2+1)}$当数据数量n为奇数时；

中位数$=[X_{(n/2)}+X_{(n/2+1)}]/2$当$n$为偶数时。

X为数据的值，下标为数据的排序序号，$(n/2)$为取$n/2$的整数部分。

手(足)经的14(或40个)个数据排序后，把第七(或第十)个数和第八(或第十一)个数相加除以2，即得本次测量的中位数，它就是此患者本次测定的正常值。同一患者每次测量的中位数大小可能变化很大，这与疾病无关。

现以一名精神病患者的经络测定结果为例，分析各经状况：

(一) 手部

表9.3　手部分析

经　名	赤羽指数		经络状态
	左	右	
肺经	19(8)	12(2)	左健右实
大肠经	13(3)	16(5)	左右皆健
心包经	42	57	左右皆虚
膈经	17(6)	26	左健右虚
三焦经	11(1)	17(7)	左实右健
心经	13(4)	52	左键右虚
小肠经	26	21	左虚右健

括号内右下标为按由小到大排列序号。第七个数为17，第八个数为19。

手经中位数=(17十19)/2=18。

(二)足部

表9.4 足部分析

经 名	赤羽指数		经络状态
	左	右	
脾经	16(1)	42	左实右虚
肝经	18(2)	22(7)	左右皆健
胃经	19(3)	30	左健右虚
胰经	22(6)	21(5)	左右皆健
胆经	19(4)	29	左健右虚
肾经	26(8)	30	左健右偏虚
膀胱经	29	38	左健右虚

足经中位数=(22+26)/2=24。

一般，中位数加减30%以内为健态(上例中手经为12.6～23.4)，低于中位数30%(上例即12.6以下)各经为实态，高于中位数30%(上例即23.4以上)各经为虚态。足经也同样划分虚实。

当同一经左右赤羽指数高值/低值比≥1.5时，若高侧接近虚态值边缘则按高侧虚划分；若低侧接近实态边缘值则低侧划作实态。上例中右侧胆经、和胃经划为虚态。

当患者确实患病而测定值较接近时(即平衡差较小)，可把键态范围缩小为±25%或±20%。

奇经八脉的测试结果，也分成手足两部分分别计算中位数和区分虚实。一般不必测定奇经八脉的经络状态。奇经八脉没有独立的穴位。

知热感度测定法用于成年人和神志清醒的患者，测定结果和患者病症符合率很高(解放军总医院1970年做了5000例病员试验，符合率高达94%)。按测试结果治疗往往可以收到奇效。但由于它加入了患者的主观知觉和操作误差，重复性不很好。有时按测定结果治疗完全无效。

赤羽指数不能用于不同患者对比，同一患者不能用于两次测定之间对比。赤羽指数只用于相对比较，绝对值无意义。

第三节　电导测定法

1950年中谷义雄发现了病经良导现象，称为"良导络"。电导测定法就是根据经络的良导效应测定病经的。

一、测量点

1.十二经井穴和八脉会穴，与知热感度测量法相同。

2.十二经原穴(大肠、肾、膀胱经可用腕踝部穴位)。

（一）手经

表9.5　手经测量点

穴位	校正系数K	经名	国际编号
太渊	1.2	肺经	LU—9
大陵	1.08	心包经	EH—7
神门	0.925	心经	HE—7
合谷(或阳溪)	1.23(阳溪)	大肠经	LI—4(5)
阳池	1.25	三焦经	TB—4
腕骨	1.1	小肠经	SI—4

（二）足经

表9.6　足经测量点

穴位	校正系数K	经名	国际编号
太白	1.025	脾经	SP—3
太冲	0.825	肝经	Liv—3
太溪(或大钟)	1.025(大钟)	肾经	KI—3(4)
冲阳	0.9	胃经	ST—42
丘墟	0.825	胆经	GB—40
京骨(或束骨)	0.95	膀胱经	BL—64(65)

二、测量方法

（一）井穴电导测定

用6伏或7.5伏电池，串以0～50微安电流表、参考电极和测试电极。参考电极夹在患者任一耳垂上，接电池正极。测试棒接负极，用约140克的固定压力接触在患者被测穴皮肤上(图9.13、图9.14)。

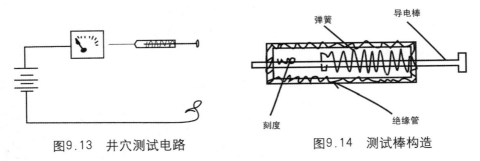

图9.13　井穴测试电路　　　　图9.14　测试棒构造

测试棒由绝缘外壳、弹簧和紫铜电极组成。电极头部包以脱脂棉纱布，测试时用生理盐水浸湿。当压力为140克时，测试棒尾部露出140克刻线。

（二）原穴电导测定

用12伏电池串以调节电阻R、0～100微安电流表、无关(参考)电极棒和测试棒组成测试电路。测试棒接负极，以固定压力测试各经原穴电导。无关电极由患者手握。测试前将测试棒和无关电极短路，调节R使电流表指示100微安。

电导测定要注意以下事项：

1.测试棒压力要恒定，测试棒轴心必须垂直于被测皮肤表面。

2.被测手足不得有汗液，如有汗须擦净后过10分钟后再行测定

3.被测穴位皮肤不得有破伤，否则将测得虚假的高电流值。

4.测试后如需复测，要擦干各穴上的生理盐水，过10分钟后再行测定。

5.如测量中途出错需复测时，要把所有未测的穴位用测试棒接触一遍，擦干后过10分钟再行复测。

6.测某些穴时电表读数不稳，要在3秒内读取读数。电流迅速上升的经为虚态，读数下降的经为实态。

三、病经分析

（一）井穴电导测定法

分析方法与知热感度测定法相同，但健康人肺经和脾经通电量较大，这两经虚态范围应上移10%；膀胱经通电量较小，健态范围应下移15%。

此测定法适用于14岁以下的儿童和白领青年妇女。对成年人按此法测定值的治疗效果达不到知热感测定法的水平，但对儿童、幼儿和婴儿的治疗效果，比知热感度测定法要好得多。

（二）原穴电导测定法

在大肠经取阳溪穴、肾经取大钟穴、膀胱经取束骨穴取代该经原穴时，先对24条经的测定数(微安数)求平均值S，然后将S分别乘以各经的校正系数K，得出各经校正值，各经校正值±30%为健态范围；虚态电阻偏小，电流偏大；实态电阻偏大，电流偏小。根据测定值属于那个范围判断该经虚实。

（三）电导测定法的虚、实态划分

研究表明，皮肤良导是体表交感神经兴奋所致。内脏交感神经的抑制，导致体表交感神经的兴奋。内脏交感神经的兴奋，导致体表交感神经的抑制。即呈现体表与内脏为"反相"的现象。

体表良导是神经兴奋所致，中谷义雄定为实态，实际上内脏和经络处于虚态；体表欠良导是神经抑制的结果，中谷义雄定为虚态，实际上内脏和经络处于实态。C.I.Tirgovist的实验证明，皮肤电阻高于平均值(欠良导)对应经脉的气过盛(实)；皮肤电阻低于平均值(良导)对应经脉的气不足(虚)，这与我们把知热感与电导测定法做比较测试的结果一致。知热迟钝对应皮肤良导为虚，是经络功能的衰退，知热敏锐对应皮肤欠良导为实，是经络功能的亢进。由于弗尔和中谷把虚实的定义颠倒了，他把低强度刺激称为"泻"，高强度刺激称为"补"，也正与公认的强刺激为泻，起抑制作用；弱刺激为补，起兴奋作用的结论相反。这样两方自认的虚补实泻得到了相同的治疗效果。读者不要把经络状态的虚实与弗尔、中谷的虚实混淆在一起。

经穴的皮肤电阻是非线性的，用100微安直流电测量时，其阻值在20～80千欧之间。但机体有能动性反应，随着测量时间(在一个穴位上测量的时间)的加长，重复测量的间隔缩短，重复测量次数的增多，可以出现经穴皮肤反较非经穴皮肤电阻为高的现象。若测量间隔充分延长，缩短一个穴位的测量时间，可以稳定地观察到经穴部位比非经穴部位通电量更大。这种能动性反应，就是感受器的适应性反应。这种反应不但在经络的热测定和电测定中出现，在听觉、视觉(视觉感受器向神经中枢传送的脉冲频率变化)、嗅觉(久居兰室而不闻其香)、味觉中都会出现。在经络状态测定中值得注意。

第四节　疾病的预防和疗效预测

由于经络失衡先于症状的出现，用经络测定方法可预测可能发生的疾病(中医叫未病)，并及时治疗。在每次施行信疗后，经络状态即发生变化，治疗后测定经络变化的趋势，可预报本次治疗的效果。

服药前用EAV药物疗效预测法进行测定，可选择最佳药品和最优剂量，避免药品浪费、中毒和延误病情。服药后可用EAV诊断法检验实际疗效；也可用知热感度测定法和电导测定法测量服药后经络向平衡态变化的趋势，预测服药后的疗效。

应用EAV药物疗效预测法检验中药处方、选择配方的研究，有可能促进中医药学的发展。

台湾一位研究EAV药物疗效的学者认为，并不是所有疾病和药物都存在弗尔效应。

由于经络变异出现在疾病之前，使经络测定法更适于治疗未病。古人云：上医治未病，中医治已病，下医治重病。治疗未病，患者所受痛苦最小，治疗成本最低，治疗效率最高。

第五节　经络状态自动测试、诊断系统

用计算机可进行经络状态自动测试、分析、诊断、处方，根据穴位良导的特点自动寻找体表最佳信息输入点，由治疗信息库自动选取治疗某经某病所需的负反馈信息，刺激功能失调的经络，并可根据经络电导在治疗后的变化，预测治疗效果。这种全自动信疗系统，将来必可问世。人们对经络和信疗的认识，将产生一次飞跃。

这种自动治疗系统，更适合治疗未病，起保健作用。

第十章 狭义信息疗法的基本规律[35]

人体协调控制系统功能失调，首先表现为经络状态失衡；往往也会引起多种脏器功能的破坏，并造成机体内各种生化变化和器质损伤，需要重复输入治疗信息才能使经络稳定在健态，把疾病治愈。

经络状态分为虚、实、健三类，分别表示机体功能的衰退、亢进和正常状态。除任脉和督脉外，十二经皆有左右两条，失衡时可有左虚右实、左实右虚、左虚右健等状态9种，即共有3^2种状态。

向虚的经络输入补的刺激信息，和向实的经络输入泻的刺激信息，即输入负熵信息流，可使经络状态趋向平衡，称作输入负反馈信息。相反，如向虚的经络输入泻的刺激信息，向实的经络输入补的刺激信息——即输入正反馈信息(正熵信息流)，可能使机体有序度恶化，病情加重。

信疗是靠人体控制系统的调节作用(信息加工和控制作用)治病，它的疗效是有限度的。如果控制系统的某一部分丧失了调节能力，信疗的作用将受到影响甚至丧失治疗作用。信疗的特点是功能性疾病见效快，器质性疾病见效慢。许多年久治无效的功能性疾病，竟可能在信疗时手到病除，使医生和患者都感到惊奇。信疗的神速疗效，不仅能使疼痛可以在针刺的一刹那消除，一些其他不适感也可能在一刹那消除。一位心脏病患者呼吸困难，在用皮内针补虚侧厥阴俞时，患者忽然呼吸通畅了。患病数年的癔症型瘫痪患者，在针刺涌泉后两三分钟即可下地步行。

信疗中的一些神奇现象是不可思议的，它能在病灶没有什么变化的情况下，改善甚至消除疾病造成的痛苦感觉。一位同仁针刺治疗一个食道癌患者，治疗前患者已不能吃饭和饮水，经测定经络治疗几次后，患者不但能饮水，吃面条，连饺子、油饼也能吃了。但透视检查肿瘤并未减小。一位肝癌晚期患者，被腹水压迫得喘不过气来，夜间无法入睡。经测定经络状态并治疗后，患者感到呼吸舒畅，睡眠正常了，但腹水并未减少。

原则上说，各种刺激手段和手法，都可以用经过某种信号调制后的电刺激(或激光刺激、超声刺激、交变磁场刺激等)模拟和代替，不一定要用针刺破皮肤。用电刺激治疗时，如刺激点与参考极相距较远，刺激电流作用面很宽，使电刺激失去了刺激该腧穴的部分特异性。

对人体协调控制系统信息加工规律的研究，经络编码的研究和经络实质的研究，可能创立一门崭新的技术科学——"经络控制论"，它是人体科学体系的一个重要分支，它的研究成果将为人工智能和现代电子数字计算机和自动控制系统的逻辑设计和可靠性设计，提供仿生原型。使系统的故障不但可以通过通信线路作远程诊断，也使远程维修、远程排除故障成为可能，从而促进计算机科学和自动化科技的发展，并形成一门崭新的学科——狭义信息治疗学。

经络学说和经络实验，实际上均指出了经络系统对外界输入信息的加工规律及疾病信息在体表的反映规律。信息治疗的基本规律有以下几种：

一、循经律

疾病的表现是按经络分布的，疾病的治疗也以循经取穴为主。针刺感传和治疗作用均沿经络线传播与分布。如一经发生变异，则向该经输入治疗的刺激信息。判断疾病和治疗疾病，皆需分辨发生变异的经络。即宁失其穴，毋失其经。

二、反映律

机体患病时经络效应均按经络线反映于体表，表现为生理、病理及皮肤生物物理参量异常(如压痛、皮下硬结和条索、红外线辐射和局部体表温度、电导、冷光辐射强度、井穴皮肤知热感度，即"赤羽指数"的变化等)。医者必须熟悉经络。没有经络反应的疾病，信疗难于奏效。

三、虚实律

经络的正常状态是健态，即沿经体表无异常现象，经络测定数据表现为同一经络的左右径、各条经络之间无明显差异。病经则分为虚态和实态两类。对健态经络一般不需要输入治疗刺激信息。根据测得的经络状态，经常可以准确地在病经特定穴、交会穴上找到压痛点或其他反应点。压痛点多在虚侧，皮下硬结多在实侧。

对于十四岁以下的少年儿童，电测法重复性好，治疗效果也很好。笔者曾用电测法一次治愈了一名患脏躁症的女孩。她患病一个多月，经津京多家医院治疗无效。我用电测法还治愈了一个患病多年、久治无效，每天发作四十多次的癫痫病孩。第一次针刺后当天即停止发病，又经六七次治疗使失调的经络状态复常，现在她已是生儿育女的中年人了。但对于成年癫痫患者和经络状态不是小肠、心、三焦、心包经左侧电导偏高的病孩，却很难治愈。

日本人长期采用原穴电导测定经络状态，并对原穴皮肤电导的非线性特性做了大量统计。台湾省成功大学陈译生等人利用计算机制成了原穴电导测定、诊断系统[22]。贵州省贵阳医学院程绍鲁、余延登利用计算机制成GY-1型针灸电脑诊疗仪(测井穴阻抗)。两者都实现了诊断、处方自动化，并达到了较高的诊断符合率。

四、补泻律

补法即兴奋法，泻法即抑制法。对病经实行虚补实泻就是向病经输入负反馈信息，可使失调的经络功能恢复健态。在没有充分可靠的经络状态测定手段和完全不了解经络传递信息和编码规律的条件下，评定补泻是困难的。

作者认为使知热感灵敏度提高的皮内针刺激是补法，使知热感灵敏度降低的强刺激是泻法。即轻刺激为补，重刺激为泻。

针刺采用较粗的针，垂直于皮肤刺入穴位，不断提插捻转刮弹针体，得到强烈的针感是泻法；浅刺得到较小的针感，置针不动(行针)，是补法。采用皮内针，垂直于经络走向(人体直立时的水平方向)横刺入皮下或皮内，并使用橡皮膏贴敷于针柄，在身上置针三四天，是效果最好的补法。垂直于经络走向横刺皮内针，是为了避免埋针后患者身体活动产生痛感。皮内针带在身上一般无任何感觉，但夏天因皮肤透气较差，可能感到皮肤瘙痒。皮内针刺入时，有蚊虫叮咬程度的疼痛，如刺入后活动时产生痛疼，可稍微退出一点皮内针体，或轻柔一下橡皮膏，即可消除疼痛。

在针质补泻方面，金针和银针在血浆中产生不同的电位[23]，古人认为金针起补的作用，银针起泻的作用。一些实验肯定了金补银泻的说法。一些实验表明金、银针质刺激作用既有差别，但又差别不大。中国古代对针灸的补泻是很重视的，但徐疾补泻、提插补泻、迎随补泻、捻向补泻、呼吸补泻、开阖补泻和九六补泻，都没有得到确切的实践证实。即针刺的信息编码规律尚未发现。

补泻是把刺激信息分成两类，每类都有不同的信息编码。不同的针刺手法(手法补泻，烧山火、透天凉是最著名的补泻手法)、不同针质和不同刺激手段，产生不同的补泻信息编码。不同的刺激手段(如机、电、磁、光、声、热、化学等刺激)和同一刺激手段的不同手法(或电、磁、声、光、热刺激信号的不同调制方式、不同的幅度和不同的调制信号)产生不同的刺激信息。金针和银针用同一手法因针质不同也产生不同信息，对各种疾病有不同的治疗作用。例如一个胃酸过多的患者，针刺巨阙不能制止胃部热灼感，而把恒磁片贴于巨阙穴数十秒内即能制止不适感。对于疼痛和运动障碍疾患，向病经输入虚补实泻的负反馈信息，疾患立即缓解。而向初愈的病经再输入虚泻实补的正反馈信息，刚消除的疼痛和运动障碍又立即复发。赤羽幸兵卫做了很生动的实验[24]。一般说来，阴极电刺激起补作用，阳极电刺激起泻作用。隔姜灸或敷姜片于穴位皮肤上起补作用，隔蒜灸或敷蒜片于穴位皮肤上起泻作用。低频电(几十赫)刺激起补作用，高频电(几百赫)刺激起泻作用。大剂量的声、光、磁、电磁波、热照射和静电放电起泻作用，小剂量刺激起补作用。贴敷不同的膏药、拔火罐等，也有不同的补泻。

各种刺激作用于腧穴，经过变换作用转换为经络信息。经络信息编码，可能对各种高等动物(如人、狗、猪、牛、羊)是共同的。这种变换作用可以看作无线电工程中的载波调制。实践表明，经络信息I是外界刺激手段M，刺激信号的波形(或手法)W，频率f，相位ϕ和振幅(或强度)绝对值A的函数：

$$I = F_M(W, f, \Phi, A)$$

它与无线电信号中信息寄载在波形上(振幅、频率、相角等)不同，在一定强度范围内，波形相似而振幅绝对值不同的两个同一刺激手段的刺激信号，产生不同的经络信息。激光、电、超声、交变磁场等不同的刺激信息载体，既使是波形、振幅、能量相同，因其转换函数FM不同而产生不同的经络信息。转换函数F_M也存在个体差异，使完全相同的刺激信号，在不同的患者身上产生不同的经络信息。

长时间的恒定刺激(如皮内针、埋线、恒磁片贴敷)，并不增大输入经络的信息量，而是重复发送同一信息。针刺麻醉(信息麻醉或信麻)的诱导刺激，也类似于信息重发。

临床经验表明，对于多数病和人(约占患者的80%至90%)，有意识地对病经行虚泻实补刺激，也能治病。但对少数的人和病(约占患者的10%至20%)，虚泻实补将产生正反馈作用，使病情恶化。这说明人类经过长期进化，经络是一个极完善的控制系统，它具有从外界刺激信号中选取治病所需的负反馈信息的能力：即主观上对病经的补刺激中，也含了多种信息，处于实态的经选取了其中的泻信息(补、泻信息类中还包括起不同治疗作用的信息编码)，处于虚态的经选取了其中的补信息，从而产生了良性刺激作用。在不同的经络状态下，金、银针可起相同的补泻作用。当胃弛缓时针刺后收缩加强，当胃紧张时，针刺后变弛缓；对紧张性膀胱，行泻针后能使张力降低；松弛性膀胱行泻针后则张力增高；心率慢者针刺后增快；心率较高者针刺后变慢(25)；针刺合谷，有汗则止，无汗则发……，都表明大多数人的病经有从外界刺激中选取负反馈信息的能力。看来间中喜熊氏对此颇有感受(6)，他认为补泻是刺激量、刺激的质和感受性的函数。他的公式应更正为：补泻是刺激信息、干扰信息(非病经所需的正反馈信息和无关信息可视作干扰)、经络状态和机体感受能力(控制系统从外界刺激选取负反馈信息的能力)的函数。间中把针灸看作理疗而未认识到针灸是信疗。

信息(针刺、激光、按摩、磁、电刺激等)麻醉的诱导操作所产生的泻信息能量很强,对其他信息处于压倒优势,不论经络处于什么状态,都被推入深虚态。经络由偏虚态进入深虚态的过程是正反馈过程。由于神经、体液的作用,泻信息停止输入后,仍有一段保持镇痛作用的时间。信麻实验中发现,采用红灯记和沙家浜的不同唱段的电信号作为针麻刺激方法,产生不同的镇痛效果。这正是不同信息编码产生的不同作用。

主观上采取虚补实泻的方法是安全可靠的,可避免少数患者因向病经输入正反馈信息而致使病情加重的结果。

补泻信息的刺激点应尽可能选取最优点,各种经络反应点是最优负反馈信息输入点之一。压痛点、良导点和皮下硬结点是最常见的经络反应点,应按照经络测定结果和患者主述沿经寻找这些反应点。

五、阴阳表里律

经络的分布是对称的,首先表现为阴阳对称:阴经循行于肢体内侧(阴面),内属阴脏,在躯干循行于胸腹,头部无穴,与相为表里的阳腑联络,在四肢别络于相为表里的阳经。阳经循行于肢体外侧(阳面),内属阳腑,在躯干循行于背部(胃经除外),头部为诸阳经之会,与相为表里的阴脏相联络,在四肢别络于相为表里的阴经。

经络状态测定表明,互为表里两经经常同时发生变异。如肝病引起肝经及互为表里的胆经同时发生变异;膀胱病引起膀胱经和肾经同时发生变异;神志病常引起心经与小肠经同时发生变异等。经络感传现象的观察也发现,针感和麻木带有由被刺激经传向互为表里经的现象。

针刺一经可波及互为表里的另一经,即信息加工规律表现为输入信息于一经,可作用于互为表里的另一经。在表经输入补信息,相当于对里经也输入了补信息,如同一面反映出正象的镜子,表里经形影相合,这种关系称为"同相"。此关系表示于图10.1。图中"A,A"表示里经输入信息A,相当于表经也输入了信息A。图中以纵向轴作为镜面,镜面两侧刺激信息同相。

表病及里和里病及表的经络病变,可采用"主客原络"配穴法。如三焦左侧虚,客及心包经左侧也虚,则补三焦经左原穴阳池和心包经左络穴内关。

任脉统率诸阴脉,督脉统率诸阳经,任脉与督脉形成前后同相对称。

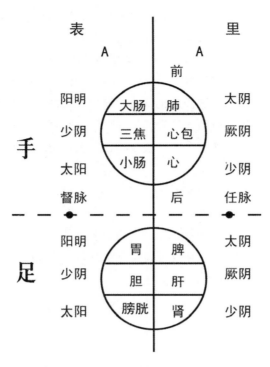

图10.1　表里经关系

六、左右律

十二经和奇经八脉，除任、督二脉外皆有左右两支，左右经以任、督脉为轴相互对称。实验证明[24]，对其经一侧的某穴输入补信息，相当于在对侧该经该穴输入了泻信息。左侧经络虚可用泻右侧该经治疗，这就是左病右治的原理。任、督脉(纵轴)如同一面镜子，镜子的两侧互为反相，像家用穿衣镜一样。左右经关系示于图10.2。图中的A，Ā表示右侧经(图中的左右是对患者而言)输入A刺激信息，相当于左侧该经输入了非A(Ā)信息。如A为补信息Ā即为泻信息；如A为泻信息Ā即为补信息。

对一侧经穴补(泻)刺激，相当于对对侧同一经穴施行相反的泻(补)刺激。此规律已为各国针灸人士有效使用千百万次，但中国教科书上却鲜有记载。

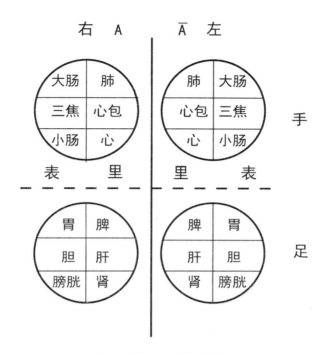

图10.2　左右经关系

七、手足律

同名手经与足经有着密切的关系，它们循行于体表的路线相仿。手少阳三焦经和足少阳胆经，皆循行于耳部，有相似的治疗作用。手少阴心经和足少阴肾经，都主治神志和心胸疾患。经络感传观察发现同名经络间有感传互相传注现象[26][27]，但笔者只看到了同名阳经间感传现象的记述。

后汉张仲景编著的"伤寒论"，将手足同名经合并为一，根据表里经性质相近和手足经脉气的联系，把十二经化为六经，由十二经偏重于经脉循行部位的症状，发展为偏重全身症状。

根据一种巨刺(见后文)的启示，笔者并发现对手部一经输入信息，相当于对足部同侧同名经输入同相信息。例如补足太阳经相当于补手太阳经，泻手厥阴经相当于泻足厥阴经。以手足分界线为镜面，刺激一经相当于手足同名经受到同相刺激。手足同名经关系示于图10.3。

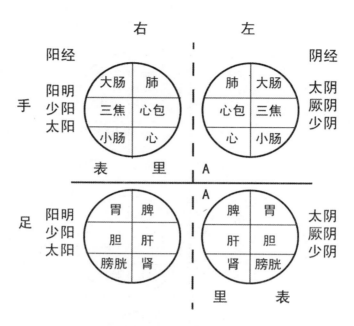

图10.3　手足同名经的关系

八、交叉律

手一侧某一经(如手阳明大肠经)与对侧足的同名经(如足阳明胃经)的相互作用规律,或手足交叉象形对称点间的相互作用规律。

经络的对称性还表现在手足同名经的左侧经与右侧经的关系上,叫做交叉对称或"X"对称关系。例如对左侧手太阴肺经施行泻刺激,即相当于对右侧足大阴脾经施行补刺激。这种对称关系示于图10.4。

对称轴(镜面)是两条互相交叉的斜线。刺激右上方表侧一经的信息A,其影象为该斜线左下方表侧同名经的反相信息Ā;刺激右上方里侧一经的信息B,其影象为该斜线左下里侧同名经的反相信息B̄;刺激左上方里侧一经的信息C,相当于刺激右下方里侧同名经的反相信息C̄;刺激左上方表侧一经的信息D,相当于刺激右下方表侧同名经的反相信息D̄;左右互为反相,反之亦然。这一关系在巨刺中获得应用。

此规律也适用于经外,如用补法刺激手部一个点,相当于用泻法刺激了足部象形相似的左右交叉对称的另一个点。

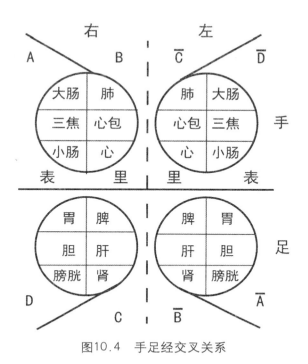

图10.4　手足经交叉关系

九、生克律

五脏六腑的五行属性已为国外经络实验所再证实，五输穴(井、荥、输、经、合穴)的五行属性也得到再验证。五行生克和虚则补其母、实则泻其子的规律也均为国外经络实验和笔者医疗实践所证实；然而国内教科书很少介绍此规律的应用。

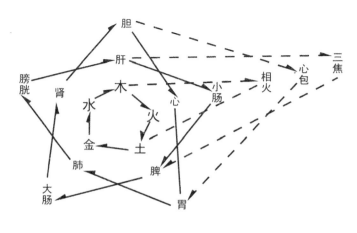

图10.5　相生关系

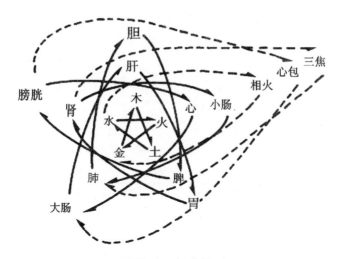

图10.6　相克关系

古人对十二经给予五行配置，并用阴阳、生克，描述十二经间的相互促进、相互制约关系。良导络实验证明，五行生克关系是发生在阴阳异性经之间的，相生关系示于图10.5，相克关系示于图10.6，在图中五行属性画在内层，阴经(脏)画在中层，阳经(腑)画在外层，用箭头表示生克方向。

在足不过膝，手不过肘的部位，每经皆有五输穴(井、荥、输、经、合)和原穴。五输穴也有五行配置，阴经顺次为木、火、土、金、水，阳经顺次为金、水、木、火、土。这种五行配置在长滨善夫的经络针感试验中得到了验证[15]。

五行关系应用的规律是"虚则补其母，实侧泻其子"，除对经络可按此规律施治补母经、泻子经外，对五输穴可按下法施治：

1.补泻病经本经之母子穴。例如病经肾经属水，其母穴为经穴复溜(金)，子穴为井穴涌泉(木)。有时称母穴为兴奋点，子穴为抑制点。

2.补病经之母经的五行同属性经穴或泻病经的子经的五行同属性经穴。例如肺经(金)疾患虚，则补胃经(土)之足三里(土)，实则泻膀胱经(水)之通谷(水穴)。

十、巨刺律

巨刺是《黄帝内经》上记载的重要刺法之一。"巨刺"是《黄帝内经》中对"对侧刺法"的特殊称谓，其疗效之迅速，常使中外医生惊叹不已。但国内针灸教科书中很少提及。笔者总结了五种巨刺方法。

巨刺是对侧刺法，其疗效之神奇常常使西方人士惊叹不已[28]。

巨刺原则上适用于一切单侧疾患，但对单侧沿经疼痛，效果极为迅速。笔者估计、至多需要神经系统的动作的两个节拍[29]，即在200毫秒内见效。

"以痛为腧"就是针刺经络反应点。痛点(压痛或自发痛)经常是负反馈信息的最优输入点，但也经常出现针刺痛点后疼痛仍不消失的现象，这时，对单侧疼痛可采用巨刺治疗。

单侧沿正经或奇经的疼痛，外伤引起的单侧疼痛，经脉顽固地处于一侧虚态或一侧实态，皆可采用巨刺法。下面由简到繁介绍五种巨刺法和一种"类巨刺法"。

（一）刺激左右对称点（缪刺的一种）

这种刺激利用了左右经刺激信息互为反相影像的原理。由于大多数疼痛在虚侧，不需测定经络状态，先找出单侧疼痛的压痛最剧烈的中心点，做上标记，再在对侧左右完全对称点上(不论该点是否腧穴)行泻针。此法简便易行，疗效立竿见影，其缺点是要求刺激点与压痛中心准确对称[24]，且有时出现痛点沿经移动现象。

（二）刺激病经对侧之络穴

因痛侧多为虚侧，判明病经后直接对健侧该经络穴施行泻法。如左侧沿膀胱经疼痛，则在右侧膀胱经的络穴飞扬行泻刺激。

（三）刺激手足同名经交叉对称点[30]（一种缪刺）

这种刺法利用了手足同名左右经刺激信息互为反相的原理，按点对称原则选取刺激点。如左肘关节手阳明大肠经某点疼痛，则针刺右膝足阳明胃经上的象形对称点；如右足外踝部足太阳膀胱经某点疼痛，则针刺左手腕部外侧手太阳小肠经上的象形对称点。一般痛侧为虚态，针刺点用泻法。

（四）刺激手足同名交叉对称经之络穴[30]

此刺法与上法相同，但不是以点对称原则取穴，而是以经对称原则取同名对称经之络穴。例如左手沿手少阳三焦经疼痛，痛侧多为虚侧，则泻右足少阳胆经之络穴光明。

（五）生克巨刺

这是利用经络的阴阳五行关系和表里、左右关系的巨刺法。它的基本规律是"虚则补其母，实则泻其子"。信息输入点按以下步骤确定：

1.确定病经；

2.按虚则补其母、实则泻其子的原则找出与病经阴阳异性的欲行补泻的母经或子经。如有多个病经，需要找出多个欲补泻的母、子经；

3.找出欲补泻的络穴;

4.采用欲补泻经对侧(健侧)之络穴做信息输入点,经过左右变换,补变为泻刺激,泻变为补刺激。

现举三个例子说明上述规则:

(1)1971年笔者在太原开会时,同事徐君突然右腿下部沿胫、腓骨间剧痛,经医务部门多方治疗无效,我决定用巨刺法针治。患者右腿沿胆经与胃经之间呈条带状区疼痛,无法分辨是胃经还是胆经的疾病,经用电导法测定,右侧胃经井穴电导比左侧高3倍,胆经正常,判定为右胃经虚症。虚则补其母。胃经为阳经属土,其母为火,属火阴经为心经;病在右侧,应刺左侧心经之络穴通里,右侧之补变为左侧之泻。在左侧手腕部通里穴行泻针的一刹那,右下肢胃经剧痛立即完全消失,后未再犯。

(2)1969年同事周君,突患左胸剧痛并伴随强烈热灼感,痛苦难忍。我在患部左胃经上找到一强烈压痛点,当即用对称点巨刺法(第一种巨刺)泻右侧对称点,下针后痛热感皆消失。次日病情又大发作,经医院透视、化验正常,但服药、注射无效。我审查压痛中心已沿胃经向上移动,决定用五行巨刺法治疗。因患部明显属左胃经,虚态,不需测定经络状态。虚则补其母,应补同侧心经之络穴。左右变换后应泻右心经之络穴通里。在右通里行泻针的一刹那,痛热感全部消失,至今未再犯。

(3)1981年,吴君右腿疼痛,经拔火罐、理疗无效。审查患部,沿右腿脾经有多处压痛,根据经验痛侧多为虚侧,未做经络状态测定即行泻左侧脾经络穴公孙(第二种巨刺),无效。泻压痛点之手足同名经X交叉象形对称点(第三种巨刺),无效。泻X交叉对称经左侧经之络穴列缺(第四种巨刺),无效。用生克巨刺法泻属火阳经小肠经之左侧络穴支正,也无效。泻属相火阳经三焦经之左侧络穴外关,仍无效。笔者忽然想起经络测定中有时也出现痛侧为实态的情况。若右脾经为实,实则泻其子,脾土之子为阳经大肠,属金,在对侧大肠经络穴偏历行补针时,患者的疼痛立即明显缓解。莫非患者肝经也处于实态?实则泻其子,肝(木)之子为阳经小肠(火),补左小肠经之络穴支正,无效。看来右肝经处于虚态,虚则补其母,泻膀胱经(水)之左侧络穴飞扬,右腿沿肝经疼病立即缓解。

由于各种经络测定方法只反映了经络效应的一个侧面,有病而经络测定法测不出病态来的现象时而遇到,这时可根据沿经疼痛判断病经。

前面两个例子说明,采用同一穴位能治疗同一经不同部位的疼痛,也说明经络现象是信疗的依据。五行生克这种奇妙关系是确实存在的。虚则补其母,实则泻其子,不是中国数术哲学推导的结果,而是长期、大量医疗实践的结论。

五行生克巨刺，也可以取原穴或背俞代替络穴。

笔者向针灸界推荐五行生克巨刺法，它比前四种巨刺法疗效更好。

（六）类巨刺（偶刺）

由于任脉与督脉(即人体的前后正中线)之间的对称关系，产生了前后和上下之间类巨刺法(一种偶刺)。任脉与督脉联成一个环，在长强与前项或在会阴与百会处把任、督环切成前后两段，后段全属督脉(以下简称为督脉)，前段大部分属任脉(以下简称为任脉)，任、督脉之间前后对称。沿任脉上的疼痛，可取督脉前后对称点治疗；反之，督脉上的疾病可取任脉上的对称点治疗[28]。前后对称在上下部位的极点变成上下对称：头部疾病可在会阴、尾椎部位治疗；肛门和生殖、泌尿器官疾病可在头顶部治疗。这就是百会(诸阳经之会)可治脱肛和生殖器官疾病，会阴(任脉之别络，督、冲脉之会)和长强(督脉之络穴)可治脑病的原理。

这种疗法不存在左右变换，故没有补泻变换，前后位同相刺激。

十一、等位律

笔者发现背部同一等高线（即人体直立时躯干同一水平线)上督脉和膀胱经上各穴，皆治疗同一经脉的疾病。如第五胸椎下督脉的神道穴、膀胱经两支线上的心俞穴、神堂穴及与督脉旁开半寸"夹脊脉"上左右两穴，皆治疗心经疾病。此规律与20世纪30年代平田内脏吉发现的平田反应带、与80年代张颖清发现的生物全息律相符。

等位穴在信疗中可用于治疗顽固性疾病，对顽固性单侧虚症或实症，可同时补泻背部病经俞穴所在水平线上病侧三个穴和督脉上的穴。当两侧经俱虚或俱实时，可同时补泻该经背部的七个穴，以促使病经康复。

十二、全息律

机体患病时经络反应往往同时发生在沿经线，经络的背俞、腹募穴及耳、目、唇、鼻、手、足、头、面、腕踝、沿骨内侧等部位，呈全息现象。针刺这些部位能治疗包括全身各部位的多种疾病。

有人绘制了耳穴经络图，耳针也可按经络治疗。

十三、俞募律

每条经有一对与该经同名的俞穴和一个(或一对)募穴。俞穴在背部，适于治疗本经的功能性疾病及慢性病；募穴在胸腹部，适于治疗本经所属脏腑的疾病和急性病。各种经络反应经常出现在这些穴上，它们是治疗本经疾患的头等要穴。俞、募穴所在位置的上下排列，与所属脏腑在体腔内的上下排列次序相同。

在病区局部循经取穴的同时也刺激俞穴，虚症在俞穴刺皮内针，可得到更好的疗效。但胸、背部的俞、募穴不宜深刺。

十四、对偶律

前后部穴位一同刺激，以求得更好的疗效的规律。它包含以下三种针刺法：

1. 病经的背俞与腹募穴一起刺激；

2. 主病经刺原穴，互为表里的客病经刺络穴，即主客原络规律；

3. 任脉和督脉在人体的正中形成一个环线，病在任脉时可在针刺任脉同时针刺等高的督脉穴；反之，病在督脉时可在针刺督脉的同时针刺等高的任脉穴(上述的偶刺)。

应当指出，经络间信息传递、加工关系只产生一级作用变换，只对病经起作用：如补刺手太阴肺经(金)左侧，相当于补左病经手阳明大肠经(表里关系)、泻右病经肺经(左右关系)、补左病经足太阴脾经(手足关系)、泻病经右脾经(手足交叉关系)、补病经左膀胱经(五行关系)和泻病经右膀胱经(五行左右关系)。不能认为它通过重复多级的表里、左右、手足、交叉变换和五行生克，刺激了所有经络，但只对病经起调整作用。

第十一章　治疗过程

本章只介绍最简便的经络状态测定和针刺治疗方法。

第一节　经络状态测定

1. 使用物品　线香，印有经络测定表的纸张，笔，火柴。
2. 注意事项　见第九章第二节知热感度测定法
3. 经络测定表，如表11.1、表11.2所示。

表11.1　手部知热感度测定表

编号	穴名	经名	左侧	右侧
1	少泽	小肠经		
2	少冲	心经		
3	关冲	三焦经		
4		督俞(不是经络)		
5	外关冲	膈经(不是经络)		
6	中冲	心包经		
7		关元(不是经络)		
8	商阳	大肠经		
9		风门(不是经络)		
10	少商	肺经		
奇经八脉	内关穴	阴维脉		
	外关穴	阳维脉		
	列缺穴	任脉		
	后溪穴	督脉		

表11.2　足部知热感度测定表

编号	穴名	经名	左侧	右侧
1	至阴	膀胱经		
2	内至阴	肾经		

续表

编号	穴名	经名	左侧	右侧
3	窍阴	胆经		
4		白环(不是经络)		
5	兑阴	胰经(不是经络)		
6		中脊(不是经络)		
7	厉兑	胃经		
8		气海(不是经络)		
9	大敦	肝经		
10	隐白	脾经		
奇经八脉	照海穴	阴跷脉		
	申脉穴	阳跷脉		
	公孙穴	冲脉		
	临泣穴	带脉		

奇经八脉的状态：可在八脉会穴上测定。

(1)手部

阴维脉：内关穴，在掌后内侧横纹上2寸(中指同身寸)，两筋之间(小手臂内侧正中线)，见图9.4。

阳维脉：外关穴，在腕后外侧横纹上2寸，尺、挠骨之间(手外侧正中线)，见图9.5。

任脉：列缺穴，腕上挠侧1.5寸处，两手虎口交叉时食指尖下筋骨陷中是穴(手臂内前侧)，见图9.6。

督脉：后溪穴，轻握拳时在第五掌骨小头掌横纹外侧，见图9.7。

(2)足部

阴跷脉：照海穴，足内踝下陷中，见图9.8。

阳跷脉：申脉穴，足外踝下陷中，见图9.9。

冲脉：公孙穴，足大趾本节后一寸，第一拓骨与第一楔骨关节内之下缘，见图9.10。

带脉：临泣穴，足小趾、次趾间本节后陷中，在第四、五跖骨之间，拓骨之基底部，见图9.11。

4.知热感度测定：最好一人测量，一人记录。先测量左手，再测量右手。然后先测量左脚，再测量右脚。

第二节　治疗过程

1.分析病经　按第九章节方法分析病经，用红笔对实经划出方框，对虚经画出圆圈。

2.分析主要矛盾　当测得较多病经时，可先治疗主要疾病。结合患者口述病症、经络所主病症知识，及患者感到最痛苦的疾病，分析主要病经。画出本次治疗的主要病经。

3.取穴　根据测得病经状态和患者口述，循病经寻找经络反应点，一般压痛在虚侧，条索在实侧。也可对一般内科疾病首选病经背俞穴，有局部症状的沿病经在患部取穴。

4.治疗　对病经进行虚补实泻治疗。一般背俞穴虚侧用皮内针行置针法(沿皮肤横刺)，贴以医用橡皮膏，冬天置针3～6天(夏天，下肢穴用纸质医用胶带可置针15天)。实侧采用直刺泻法，得气后提插捻转，行强刺激一两分钟拔针。惧疼者泻针可用切成1毫米厚的蒜片用橡皮膏贴敷。

对于儿童可用电导法测量井穴在恒压下的通电量，因良导为虚(大读数)，欠良导为实(小读数)，分析病经方法与知热感度测定法相同。

5.复诊　复诊完成了经络状态测定后，要与上次测定结果对比，一般上次治疗的经络趋于平衡或有了改善而还未达到平衡状态，未平衡的经络结合患者口述再做治疗。对于上次虚态这次变为实态、左右虚实变成颠倒的经络，是矫枉过正，不必再做治疗，下次测定大部都变为左右平衡。

对于多次治疗顽固地处于虚或实态的经络，可采取刺激背俞穴的等位穴治疗(见第十章等位律)，一侧虚或一侧实的经络，可采取对背俞穴的等位穴对侧行巨刺治疗。

患者痛苦得不堪忍受，而医院化验、照相、B超、心脑电图皆正常者，笔者经测定经络状态后施治，基本上可做到"手到病除"。知热感度测定虽有许多缺点，它却是笔者经历的按此法测定经络状态后，不问患者病情即行施治，并可将疾病治愈的首选方法。

第三节　治疗实例

以下是按照信息疗法的基本规律用针刺法治疗的一些病例，说明它比目前使用的传统针灸有更好的疗效。

1.徐小姐　1971年徐小姐年11岁，患癫痫5年，在北京各大医院中西医治疗无效，又在近郊区各民间医生处用偏方治疗无效。每日大发作40余次，经井穴电导法测定经络状态后；施行皮内针，当天停止发作。但经络状态，仍然异常。治疗六次(先后间隔半年)，经络平衡。从刺针那天起再未犯病，后来工作、结婚。

2.李小姐　1972年精神失常；在天津各大医院治疗无效。经北京中医研究院某医院诊断为脏躁症，经其姑母的老师介绍请笔者用信疗治疗，电导测定井穴状态后，一次治愈。

3.王老太太　患者自称全身不适，无法表达病情，西医各项检查皆正常，中医治疗无效。经用知热感度测定法测量经络状态后，一次治愈。作者用信息疗法曾治疗过多个自称全身不适而患者无法准确说明有何疾病的患者。

4.邱先生　1984年20岁，因工作不如意精神失常。经北京某医院西医治疗无效，改由该院中医治疗，但仍无效。作者用电导法测量经络状态，治疗一次后，患者自认为痊愈。笔者又用知热感法测定经络状态，发现疾病并未痊愈，又行第二次治疗；之后，患者家长也认为已治愈，知热感度测定正常。但一个月后又发作，又治疗三次，至今未复发。

5.曹先生　1986年25岁，在铁路局工作，因工作和调资不如意，患精神分裂症两年，有明显幻听，在北京探望其兄时经人介绍来就诊。治疗一次后患者感觉好了80%，第二次治疗后患者感到好了95%，但经络状态测定已正常。至今没有复发。

6.孙夫人　因调资突然精神失常，1986年元旦清晨紧急求医。用知热感度测定时，患者不懂冷热，无法测定经络状态。按经验针刺左右两心俞、厥阴俞、督俞后，第二天病证痊愈。她和作者在同一单位工作，至今未复发。此患者以前也犯过一次精神病，经7个月治疗后才治愈。

7.冯夫人　1984年因练鹤翔桩气功自发功诱发精神病。患者自称是妖怪伏体，和别人说话时，一会儿用自己的身份说话，一会儿用妖怪的身份说话。有幻听，整夜开灯不敢入睡，经中西医治疗无效。鹤翔庄创始人的弟子多人曾来治疗，功法甚高，能越距(离患者2米远)诊断患者病情并发功治疗，但仍然见效甚微。鹤翔庄老师亲临患者家发功治疗，并多次从患者头上抓了病气掷向窗外，也不见效果。另一弟子用自发功治病，当场焚燃一个纸人，但患者以妖怪的名义怒吼道："燃纸人我也不走"，笔者应患者的丈夫去治疗，患者以妖怪的口气说，"您给我扎针我也不怕，我要跟您到您家里去"。笔者夫人感到十分恐怖。第一次测量经络状态，经络病变竟与中枢神经没有关系，治疗无效。患者丈夫坚持要求再试一试。第二次治疗开始见效。六次治疗基本痊愈。

8. 李先生 1987年。因工作不如意，发生精神分裂症，患者为摄影师，生病数月中西医治疗无效。治疗时发现患者对强刺激晕针。只采用皮内针和蒜片治疗。次日幻听全消。患者十分惊喜，到处告知亲友。皮内针带针4天，取下后2小时原病复发。再次治疗时患者晕针呕吐昏迷过去，连皮内针也无法用针，治疗失败。这时患者的夫人才告诉笔者，他连验血也晕针。后悔未坚持让患者带针半月，把疗效巩固下来。

9. 周先生 1969年。患者是笔者的同事。突然右侧胸部剧痛并有不可忍受的灼热感，用巨刺法下针的一刹那，痛灼感全部消失。但次日又大发作，经医院透视、化验皆为正常。服药无效。我发现疼痛沿胃经上移，又进行第二次巨刺，在下针时痛灼感又全部消失而痊愈。

10. 周老先生 1970年。患者突然一侧胸腹部剧痛，药物治疗无效，经巨刺一针后当时痊愈。笔者用巨刺法治愈了大量用中西药和传统针灸治疗无效的单侧痛疼，大部分在下针的一刹那治愈。

11. 张太太 1969年。患者严重失眠，服各种剧烈安眠药后也只能每天入睡一两个小时。她在农村搞"四清"运动。运动期间，住在农民家里。农民的狗每夜不停吠叫，使她更难入睡。后来同事劝她把安眠药喂狗，狗吃了药安睡了，但张太太还是睡不着觉。笔者第一次治疗失败，第二次在腿部沿胃经找到一个强烈反应点，针刺后病痊愈。

12. 某军医 1971年。解放军某医院女军医突然视力急剧衰退，跑步时严重气喘。笔者用交流电井穴阻抗仪测定经络后，一次治愈。研制交流阻抗仪的中国科学院生物物理研究所陈芸生老师对此次治疗颇感兴趣，专门访问了这位医生，询问了治愈情况。

13. 张老太太 1967年。患者一条腿突然肿大，经北京某医院初步诊断为丹毒，并认为可能需要截肢。一次治疗后痊愈。

14. 曾小姐 1969年，24岁，月经失调。69年曾数月无月经来潮，经一次治疗后，当月来潮。

15. 王女士 1965年。患者是笔者的同事，多年来头额痛疼治疗无效。我认为她患鼻窦炎，一次治疗痊愈。对急慢性鼻炎疗效甚佳。已治疗多人。

16. 章先生 1984年。笔者与章先生等人去罗马尼亚布加勒斯特考察，患者突然向我要土霉素或四环素之类的药物，把药给他服用后，他又向我要。我建议他去大使馆取药，我身边已无此药了。当我问及他患何病时，他说是腹泻。我告诉他大部分腹泻我用针刺可一次当天治好。他同意后，便施行针刺。当天他告诉我针刺后腹泻已痊愈。

17. 万先生 1984年。万先生和我在济南开会，他因扁桃腺化脓，连咽水都困难，向我要消炎药，我没有带药，并告诉他我用一只针只扎一次即可达到连注射青霉素也达不到的奇效。当晚给他在大椎扎了一针皮内针，次日清晨他告诉我病已痊愈。注射青霉素每天两针还要在两三天后才见效，信息疗法居然超过了最成功的抗生素的疗效，使他叹服。

18. 某女士 1985年。患者因植物神经功能紊乱，失眠久治无效，十分苦恼。经过一次治疗后主要症状全部消除。

19. 某先生 1970年。患晚期肝癌住入解放军某医院，因腹水压迫呼吸困难，晚上无法入睡。军医用此法治疗后，当天就睡眠七小时。患者十分高兴，但透视检查腹水并未减少。

20. 某老太太 1971年。钢铁研究院李大夫用此法治疗一患食道癌的老太太，治疗前已不能饮水，治疗几次后已能吃饺子、油条等食物。但透视检查，肿瘤并未减小。

21. 未满月婴儿 1970年。笔者在解放军某医院新医门诊部医治一婴儿，四肢强直，用交流经络测定仪测量井穴经络状态后，给婴儿贴了普通氧化锌橡皮膏，并嘱咐家长如无效再来找我，但以后未来就诊，估计已经治愈。

22. 张老太太 1992年，84岁。左腿长期水肿，生活不能自理。经北京各大医院治疗无效。笔者治疗时，左腿比右腿直径粗约2厘米，呈粉红色半透明状态。经络测定为膀胱经和肾经虚，皮内针刺后次日开始消肿，两次治疗痊愈。

23. 徐君 1988年，18岁。每年有15～20天连续睡眠，在京治疗八年无效。据医科大学一教授说，国外也有此病报道，但没有这么严重，治疗效果不佳。测定为肾经虚，针刺后半小时清醒，以后巩固治疗一次。现此人已在日本大学毕业，在港经商。

24. 徐先生 1987年，40多岁。连续多年每年有15天犯呕吐症，连饮水也要吐出，不能服药。针刺后当天即可进食，又巩固治疗一次痊愈。

25. 郑太太 1990年，25岁。丈夫是企业主，患者体形消瘦，目光呆滞，失眠，怀疑丈夫有外遇，精神不正常。治疗后当天开始睡眠正常，并以每天200克的速度增加至正常体重。巩固治疗一次，一年后生一对双胞胎。

26.李青年 1994年，16岁。患精神障碍来京治疗，经某医院介绍来笔者的门诊部治疗。第一次治疗后，患者到天安门游玩，国庆前被公安人员集中送往昌平。六天后才找回，他父亲以为此子必死无疑，六天没有服药，但因身上带有皮内针，回来后病情渐好，治疗五次后已精神正常。

27.李小朋友 1994年，10岁。孩子非常聪明，学习成绩突出。因有些不如意，发生精神障碍。在深圳治疗无效，又在南京住院治疗仍无效，才来北京治疗。在京治疗效果不明显，经人介绍来我处治疗。疗效十分突出，但患者家长不放心，多次巩固治疗，现已痊愈，大学毕业。

28.李女生 1995年17岁。中学生，学习成绩优秀，正在读高中时，精神失常，治疗后好转，性情活泼，带着皮内针游泳，疗效显著。多次巩固治疗后，考上了大学。

29.周先生 1994年，48岁，患精神病8年。不久前被扭绑住进精神病院，治疗效果不理想。针灸治疗后第2天见效，两次治疗后即可买菜，做家务活。针刺10次基本痊愈。其妻见此状，安心出国考察。此例并不成功，两三个月后因工厂调资，和领导发生争执，旧病复发，又被送医院。这样的例子共发生四例。而长期做巩固治疗的皆未复发。长期疾病在短期内治愈后，状态并不稳定，应变能力较差，调资、离婚、和人吵架等巨大刺激，皆可能导致旧病复发。

附录：

中国人解放军某医院(70)医字第251号报告和1970年10月16日情况反映。有关部分摘录如下：

经络诊疗法 (按照信疗基本规律治疗的针灸疗法在1970年的名称)尤其对急慢性肝炎、急性菌痢、神经衰弱、心律不齐、冠心病 各种痛疼和某些肿瘤疗效显著。治疗心律不齐66例，治愈20例，显效12例，有效率达81，8%；治疗神经衰弱205例；治愈46例，显效76例。有效率89.3%；治疗急性肝炎38例，治愈19例、显效9例，治愈及显效率达73.3%，治疗急性菌痢63例，治愈48例，显效2例，治愈和显效率为79.4%；治疗各种肿瘤33例，显效10例，初效17例，有效率为81.1%。

选取病例如下：

1.程先生 男，56岁。患高血压动脉硬化性心脏病，心房纤颤2年多，血压持续在 180/100毫米汞柱，心电图检查证实为心房纤颤。治疗一次后，第三天复查心律整齐、心电图完全正常：血压降为150/90毫米汞柱。近2个月来病末复发。

2.余先生　男，36岁。患心脏病六年，心电图证实为心房纤颤，用奎尼丁等药物治疗效果不好，长期休息。经停药针刺治疗一次后，第二天心房纤颤消失。以后40天只因洗澡和上三层楼曾发作纤颤两次，但很快消失，其余症状明显减轻，基本治愈

3.陈先生　男，成年。工人。患神经衰弱10多年。病情越来越严重，食欲、精神、体力均差，长期病休不能工作。曾用中西药物和新针疗法治疗，效果不明显。经用经络诊疗法治疗后，第一次就感到易入睡，睡眠时间延长，治疗三次后，每晚睡眠时间由原来的2～3小时，增加到6～7小时，症状大部消失，治愈出院。

4.王先生　青年，患急性肝炎，入院时转氨酶2170u，胆红质7.75mg%，经用经络诊疗法治疗后14天，转氨酶降至正常。治疗19天(注：四五天治疗一次)胆红质完全消退，治愈出院。

5.徐先生　男，54岁，农民，左大腿内侧长脂肪肉瘤十一年，前后曾两次做手术切除，术后复发，瘤体曾急剧增大达25厘米×27厘米，突出股外似婴儿头，施行割脂，治疗一次，肿瘤有所缩小。不久肿瘤表皮破溃，伴发严重感染。用经络诊疗法治疗后，痛疼、溃烂等症状明显减轻，治疗15次(约1个月)后，肿瘤面积缩小到13厘米×19厘米，破溃面也缩小，重新长出肉芽组织。

6.曹先生　男，55岁。患食道癌，来诊时只能吞咽稀饭，痛苦难容。治疗四次后，已能吃饺子，包子、烧饼等食物。其它症状也明显好转。

7.关先生　患肝炎，入院时转氨酶3450u，胆红质4.19mg%，两周治疗后，两者均正常。

8.陆先生　患急性传染病肝炎，转氨酶500u，食欲、睡眠差。经用其他药物治疗后效果不明显。改用经络诊疗法治疗一周后，肝功正常，食欲、睡眠良好。

9.周先生　急性传染性肝炎；入院时转氨酶4140u，胆红质正常，治疗两周后，转氨酶也降为正常。

10.方先生　患肝炎，转氨酶1700u，曾在其他医院住院多次，用7014等药物治疗均无效。改用经络诊疗法后一周，转氨酶降至90u。

11.岳先生　患肝炎，住院八年久治不愈，转氨酶在1000～1500u。马氏单位12～16，食欲、睡眠极差。改用此法治疗后，转氨酶下降至320u，食欲增加，睡眠改善。患者高兴地说：这是八年中从来没有过的现象。

12.某先生　患精神分裂症，治疗前每晚哭闹不止，治疗后当天下午就睡了一觉，晚上又一觉睡到天亮。

第四节　信疗方式与刺激信息

一、机械刺激信息

（一）针刺

轻而较长时间的刺激起补的作用，强而较短暂的刺激起泻的作用。医针直刺入体内，置针不动，起补的作用；作提插捻转刮弹刺激起泻的作用。补作用的极端是采用皮内针法，皮内针沿皮肤横刺后贴敷橡皮膏固定，夏季可置针3天(如在下肢针刺，采用纸质医用胶条贴敷固定，可置针半月)冬季可置针6～15天。泻作用则采用较粗的不锈钢针，直刺后提插捻转达到较强的酸麻胀感，针刺1～2分钟即可。

图11.1　皮内针

皮内针(图11.1)——可刺入皮内部分长3～7毫米，刺入时按住皮肤横刺于皮下或皮内，外贴敷医用橡皮膏。针体刺于穴位的皮肤下，一般无针感，刺入时有微疼，刺入背俞穴时，经常无感觉。病经背俞穴常出现刺入困难现象。皮内针一般水平横刺(即与经脉方向垂直)。实验证明，针刺后针感和生物电波动向针尖方向传播，在局部行皮内针时，可根据病灶部位所在，让针尖指向病灶。注意：皮内针在四肢横刺一般不影响肢体活动，沿向心或离心方向针刺，可能肢体运动时引起疼痛。贴敷医用橡皮膏后，按压皮内针应无疼痛感觉。

胸背部泻针不可深刺，可刺0.5～1寸中指同身寸深。

迎随补泻、徐疾补泻、呼吸补泻、开阖补泻、提插补泻、捻向补泻、六九补泻等古代说法，皆未被证实。

（二）按摩与推拿

一般说同一操作重手法起泻的作用，轻手法起补的作用。

（三）梅花针、水针、埋线等各种机械刺激方法

重刺激起泻的作用，轻刺激起补的作用。

同一手法，金针刺激起偏补的作用，银针刺激起偏泻的作用。

二、电刺激信息

（一）直流电

在患者手握一极，用另一极治疗时，阴极治疗起补的作用，阳极刺激起泻的作用。阴补阳泻。但这种治疗方式刺激了手握电极至治疗电极的大片区域，穴位的特异性作用减小。两个电极应尽量靠近。同样，大电流刺激起泻的作用，弱电流刺激起补的作用。

（二）交变电

除了大电流刺激起泻的作用，弱电流刺激起补的作用外，低频电起补的作用（几赫至几十赫），高频电刺激起泻的作用（几百赫）。正弦波交流电治疗作用不如不规则交变电治疗作用好，因为后者包含较多的谐波，作用于皮肤后产生丰富的治疗信息。

（三）脉动电

除了它具有交变电的特性外，因其具有大量谐波，可产生更丰富的治疗信息。

（四）调制交流电波、电磁波

调幅波调制了交流电波的幅度，调频波调制了交流电的频率，都能产生比上述三种电波更好的治疗作用。不规则的调制波应是治疗的首选。20世纪70年代中国开展的针刺麻醉试验，发现《红灯记》和《沙家浜》的不同唱段，有不同的麻醉作用。只有人们认识到经络信息编码的规律，才能准确地向病经输入负反馈刺激信息。

（五）静电放电

高电压微电流的静电放电，也能起治疗作用。不同的治疗手段和方式，产生不同的治疗效果。

（六）白噪声电信号

白噪声电信号包含了极丰富的谐波，可以作为一种治疗手段。

三、超声波刺激信息

恒定的超声波作用于皮肤穴位，可以起治疗作用。用不规则信号调制后的超声波刺激，可以得到更好的治疗作用。

四、光刺激

红外线、紫外线、可见光、X线和激光刺激穴位皮肤，可以起治疗作用。采用可调节强弱的不规则调幅激光作为治疗手段，有良好的发展前途。

五、磁刺激信息

恒定磁场有治疗作用，例如一个胃酸过多的患者，针刺巨阙不能制止胃部热灼感，而把恒磁片贴于巨阙穴数十秒后即能制止不适感。受调制的交变磁场有更好的治疗作用。但磁场作用范围较大，不像激光和超声波那样容易控制。

六、热刺激信息

最简单的热刺激方法是香烟灸和艾卷灸，红外线照射也是一种灸法。由于热度散去较慢，灸法只有恒定灸和雀啄灸。恒定灸把艾团置于蒜片或姜片上点燃，称作隔蒜灸或隔姜灸；或手持点燃的艾卷距皮肤一定距离进行热刺激。雀啄灸是把点燃的艾卷对皮肤作靠近、离开的雀啄式运动进行热刺激。

电致红外线则可用各种调制方法变换热刺激方式。

激光刺激也有热刺激效应。

七、化学刺激信息

最简便的化学刺激是贴敷各种膏药，化学药物通过皮肤刺激产生治疗信息。

对于惧疼的患者可用贴蒜片做泻刺激，贴敷鲜姜片做补刺激。蒜片对皮肤过敏的人可能产生红肿和起泡，对这类患者可在贴敷蒜片一两小时后，把蒜片取下，红痒的皮肤有持续治疗作用。

姜片容易干燥，治疗效果不如皮内针。

八、综合刺激信息

一种刺激方法产生多种刺激作用。例如穴位药物注射既有机械刺激，又有化学药物刺激；拔火罐既有热刺激，又有吸力机械刺激；药棒疗法既有机械刺激，又有药物刺激；电针疗法既有电刺激，又有机械刺激；穴位药物离子透入，既有电刺激，又有化学刺激等。

第五节　常用信疗取穴法（最优信息输入点选取法）

一、寻找经络反应点

各种经络反应点是负反馈信息的最佳输入点，是首选的刺激穴位。压痛点称作阿是穴，压之疼痛或快然。未病可能找不到反应点。

二、选用要穴

在没有明显的经络反应点或时间紧迫时，可直接选取背俞和腹募穴作为治疗信息输入点，效果良好。笔者认为背俞是各经第一要穴，腹募为第二要穴。除病在四肢外，各种疾病的治疗，皆可采用针刺背俞穴的方法。未病可直接采用背俞穴治疗。

三、选用特定穴

可选用本书第五章介绍的特定穴：五输穴，原络穴，八脉会穴，八会穴，经脉交会穴等。

四、循经取穴

沿病经按穴性取穴。

五、病区局部沿经取穴

沿病经在病痛局部取穴。

六、巨刺与偶刺

按本书第九章巨刺律取穴。

第六节　简便针灸

作者对部分下列疾病，不做经络测定，直接治疗：

1.腹泻　一般腹泻可不测定经络状态，直接针刺围绕肚脐的天枢、肓俞、阴交、气海、水分穴压痛点即可。在神阙穴四周选四个穴，成年人刺入1~1.5寸，行针20分钟，一般立即止泻。

2.扁桃体炎症　一般病症在大椎穴刺皮内针，置针一天即可治愈。

3.偏头疼　沿胆经膀胱经头痛一般在痛侧直刺天柱、风池穴，如沿胃经疼痛刺太阳穴皮内针可治愈。

4.单侧疼痛　在压痛点中心刺皮内针，或采用巨刺法。

5.疼痛　有剧烈压痛点压痛点是天应穴或阿是穴，在压痛点中心刺皮内针，或采用巨刺法。

6.一般失眠　用氧化锌橡皮膏两条，贴于背部4～6椎两侧旁开1.5寸处(厥阴俞，心俞、督俞穴)

第七节　信息输入区的选择

1.耳针　按经络或病痛部位在耳部取穴治疗。

2.鼻针　按鼻部反应点刺激治疗。

3.面针　按面部反应点刺激治疗。

4.唇针　按唇部反应点刺激治疗。

5.眼针　按眼眶部反应点刺激治疗。

6.腕踝针　按腕踝部反应点刺激治疗。

7.手针　刺激手部穴位治疗。

8.头针　用针横刺法刺激头部穴位治疗。

9.微针系统　选择任意赤白肉间长短骨按病痛部位刺激反应点治疗。

10.等位穴与平田反应带　刺激等位穴或病经与平田反应带交叉穴位(见第十章等位律)。

第十二章 生物节律与子午流注——
备受争议的课题

一、生物节律现象

现代医学研究表明，人体的各项生理指标，如体温、耗氧量、血压、脉搏频率、血红蛋白含量、血糖、血中氨基酸、血中肾上腺皮质激素、肝脏的糖和脂肪代谢、细胞分裂速度等，都有24小时节律活动。这与子午流注等时间针灸法颇为相似。古代的哲学思想和内经的一些论述，为子午流注等时间针灸法奠定了理论基础。

二、时间针灸的内容

见参考文献[31]。

三、有待验证的课题

子午流注等时间针灸法能否成立有待验证。这几种方法互不兼容，如八卦的配置，各不相同；开穴时间也不一致。作者用皮内针(在四肢夏季可置针7天，冬季可置针15天)，对患者按循经取穴，在开穴前对五输穴刺皮内针，得到的效果是皮内针的普遍规律，当日生效、次日生效，以后疗效不再改善。疗效与穴位的开合和针刺时间无关。开穴时疗效无改善，闭穴也无影响。子午流注候时针灸的疗效统计，与循经取穴并无差异。

子午流注规律的成立，必须解决以下问题：

(一)月日时的定义

时间针灸与月无关，值得庆幸。子午流注与易经、六爻八卦的推理方法相似。被东南亚人士推崇为易学泰斗的邵伟华先生认为，易经的月是按每隔一个节气定义的，正月是立春至惊蛰，即2月4日至3月5日；2月是惊蛰到清明，即3月6日到4月5日(误差1天)，并非农历月，与月球的运行无关。日和时辰，并不是世界各地的日和时辰，而是中国中原的日、时。

这对子午流注提出了新问题，人体生物节律是地球自转造成的，那么子午流注的日期和时间怎么确定？

本书前面提到，经络有生物电、冷光、红外线辐射等多种效应，如果子午流注成立，应当可以测量到穴位的开阖，验证子午流注的第一个任务就是确定日期和时辰。如果子午流注规律存在的话，可以验证国际日期分界线东西经180°是否成立？人们从北京乘飞机到华盛顿要经过多长时间经络开阖才能转变为当地时间？穴位开阖应有各种生物物理效应的改变，这种改变过程是秒级还是分钟级的？现在的北京时间为了与格林尼治取整点差，比真正的北京时间早了约16分钟。中原时间如以洛阳为准，又比真正北京时间又晚了16分钟，只有24分钟间隔的养子法如何处理这32分钟的时差？是否各地使用子午流注都要查对当地真正的时间。

日期是更大的问题，天干计日每10天一轮回，人体经络靠什么保持与10日循环保持同步？12时辰的同步可以靠地球自转取得，宇宙可能没有10天一轮回的物理效应。血液流动还有快慢之差，怎么经络循行永不失步？如果经络循行永不失步(疾病也不会影响经络循行速度)，那么到了美国生物节律仍按中国中原时辰，生物活动节律与当地时辰无关，生物节律的基础就被打破了。

（二）穴位开闭的验证

如果子午流注成立，可以用各种生物物理效应验证穴位的开阖。那么各种时间针灸法对各穴开阖时间说法不一致，各种生物物理效应将如何取舍？

总之，如果子午流注规律成立，并被采用现代方法所验证，将会引起生物学的革命性变化。

第十三章 信息疗法的诊断处方自动化——经络信息协调诊疗系统

作者和首都医科大学罗述谦教授联合开发了JXZ-1型半自动化的经络信息协调诊疗系统，是经络学说与现代科学技术结合的成果。

经络信息协调诊疗方法是利用电或热测定的方法，先测定出人体各经络的变异状况，判断哪条经是病经，病是虚证还是实证，病在左还是在右侧，然后基于测定结果，并结合病情诊断出患者的疾病，列出补泻的穴位，最后医生用虚补实泻的方法向病经输入负反馈信息，施行治疗。

第一节　临床研究

此方法从20世纪70年代开始研究。有记载的达千余病例，涉及的疾病种类逾50多种，其诊断的症状符合率在90%以上，疗效在80%以上。

现分述如下：

一、慢性支气管炎

治疗145例，好转者61例(42.6%)，显效者42例(28.9%)，痊愈者23例(15.8%)，有效率达87%；无效19例，占13%。取得疗效的126例患者中，90例(71.4%)经一次治疗即控制了症状(其中12例治疗后立即见效)，23例(19%)经过两次治疗取得明显疗效，其余13例经过3~4次治疗生效。

患者：文先生。男，23岁，木工。患咳嗽已八年，长期内服止咳片，病情始终不能得到控制，来诊时呼吸困难，不能平卧，屈腿做热测定都很困难，热测试肺经、大肠经、肾经皆虚，用皮内针补上述各病经背俞穴。第一次埋针后咳喘减轻一半，第二次治疗后疾病痊愈，骑自行车20千米来诊，不觉得累，经络趋于平衡。

患者：李先生，23岁，工人，自幼患气管炎，1956年发病，屡治无效，近两个月咳嗽更剧烈，不能工作。于1970年10月24日来诊，热测试肺经、大肠经、心经、心包经左右不平衡，根据测定结果向病经俞穴募穴埋皮内针，经两次治疗，完全恢复健康，经络达到平衡。

二、心律紊乱（1970年8～11月）

36例患者，供分析28例(结束治疗)治愈率9例(32%)，显效率5例(18%)。初效率12例(43%)，无效率2例(7%)。

三、精神病（1994～1996年）

治疗61例：26例痊愈，12例显效，19例初效，4例无效。总有效率93.5%，无效率6.5%。

其他病种治疗效果统计表如表13.1所示（20世纪70年代北京协作组统计资料）。

表13.1 其他病种治疗效果统计表（70年代北京协作组统计资料）

病名	例数	疗效判断				
		痊愈	显效	初效	无效	有效率/%
神经衰弱	205	46	76	61	22	89.2
慢性肾炎	29	1	4	13	11	62.1
急性肝炎	38	19	9	10	0	100
慢性肝炎	114	12	16	56	30	73.7
痢疾	63	48	2	13	0	100
溃疡病	158	13	43	76	26	82.5
上感	22	15	3	2	2	90.9
支气管炎	71	5	12	44	10	85.9
各种疼痛	204	34	68	62	40	80.4
前列腺炎	24	5	6	9	4	83.3
盆腔炎	25	3	9	12	5	82.8
高血压	34	1	6	18	9	73.5
其他	677	72	163	296	146	78.4

第二节 诊治机制

世界是由物质、能量、信息构成的，物质和能量可以互相转换，信息以物质或能量为载体，不能脱离载体独立存在。医治人体的疾患可采用不同的治疗方法，按医治疾病所使用的手段可分为，化学疗法、物理疗法和信息协调疗法。

中医"药物归经，引信报使"的学说，指出"信"即信息，"使"即信息载体，口服中药也起到向经络输送信息的作用。

经络信息协调疗法是狭义信息疗法。狭义信息疗法即广义针灸，一切以各种理化刺激手段（如机械、电、磁、电磁波、声、光、热、贴膏药等）作用于人体体表输入信息的疗法，都是广义针灸或狭义信息疗法。

经络信息协调疗法是以经络学说和当代国内外完成的大量经络现象研究成果为指导，以输入负反馈信息为治疗手段的治疗方法，其特点为：

一、测定经络状态

经络状态分虚(功能衰退)、实(功能亢进)、健(功能正常)三态。测定患者经络状态可发现经络失衡：

1.左右失衡 左侧经和右侧经状态失衡。如一侧虚，另一侧实；一侧虚(实)，另一侧健；两侧俱虚(实)；两侧皆健；共分九种状态，除两侧俱健外，皆为病态。

2.阴阳失衡 即表里失衡。

3.五行失衡 即因五行生克的促进和制约作用，引起经络间的失衡。

测定经络有多种方法：井穴热感度法、皮肤电阻法、皮肤阻抗法、红外辐射强度法、腧穴皮肤温度法、冷光亮度法等多种。但我们临床治疗发现，皮肤电阻法只适用于儿童，井穴热感度法对成年人效果较好。由于施治前测量经络状态，对经络输入信息起到调整经络的作用，患者的病痛如不在四肢局部，患者不必开口，即可利用刺激背俞将病治愈。

二、输入负反馈信息

按经络测定结果，向功能失调的经络输入虚补实泻的负反馈信息。补法即兴奋性刺激，泻法即抑制性刺激。虚补实泻，增强机体自组织能力，可促进经络状态的平衡。如图13.1所示。

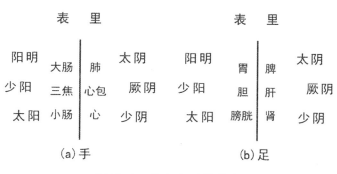

图13.1 输入负反馈信息

三、经络信息协调疗法与传统针灸疗法的差异

1.测定经络状态，区分左右、虚实、补泻，用经络学说和内经论述指导自始至终的诊断与治疗；而不是两侧皆补或皆泻，治疗时完全不顾经络学说和经络状态。

2.将经络反应作为施治的依据，而不是某病刺某组穴。

3.重经轻穴，"宁失其穴，毋失其经"，与常见针灸重穴轻经截然不同。

4.治病无需记忆处方，只须理解治疗规律，医生从未遇到的病，也知道如何施治。十二正经和奇经八脉共20条经脉，左有共40个测定点(任脉、督脉虽只有一条，但其测定穴——八脉会穴列缺、后溪左右各有一个)，共有3^{40}种经络状态组合(虚实健三态，40个测试点)，即可分辨、治疗数以亿计的症候。

5.施治以经络测定状态为主，患者主诉为辅，不受患者症状误导。患者讳疾忌医，也能把病治好。

6.输入负反馈信息是施治的原则，输入信息的手段不限于针刺和艾灸，直流电、交流电、脉动电、低频电、高频电、短波、微波、可见光、红外线、超声波、恒定磁场、交变磁场、推拿、按摩、拔火罐、贴膏药、蒜片贴敷、姜片贴敷等等理化刺激手段，皆可用来输入负反馈信息。各种刺激手段皆分补泻，摒弃"平补平泻"的说法，不虚不实的经(健态)，不需补泻。

7.施治后测定经络状态，与施治前测定结果相比较，可预测本次治疗的效果。

四、经络信息协调疗法与现代科学的关系

除了用现代医学方法和生物物理学方法研究经络本质和经络现象外，新三论和老三论是重要的研究手段。

（一）老三论

1.控制论：把经络看作是对外界输入信息进行加工、控制的"黑箱"。

2.信息论：作用于经络的补泻信息具有某种形式的编码，不同刺激方式（机、电、声、光、热、磁、化学刺激）、刺激波形作用于皮肤体表，转换成治病的"经络信息"，具有信源编码、调制和信息变换作用。

3.系统论：把人体和经络看成多功能态的开放巨系统。

（二）新三论

1.耗散结构论：物理学研究生命现象的工具。

2.突变论：研究无序向有序变化的数学工具。

3.协同论：研究外界作用协同产生有序与失序的理论工具。

第三节　中医经络信息协调诊疗系统[32]

一、引言

鉴于本治疗方法简便易行，诊断治疗效果良好，深受患者欢迎，符合自然疗法，符合经济社会发展需要，因此，我们将其开发成计算机化中医经络协调诊疗系统，[33]应用于医院、门诊诊疗，不仅提高了临床医疗效果，也大大提高了诊疗效率，而且使中医针灸量化，在现代化方面向前推进一步。

人体是一个十分复杂的生物系统。体内组织、器官的功能、系统的代谢过程及人体的健康状况都有某些信息产生。经络联系着人体的五脏六腑、四肢百骸、五官九窍、皮肉筋骨等组织器官，协调生命活动。经络将人体内脏、器官、组织的失调和疾病反映于体表。如果我们能准确地测量这些信息，并对患者体表的相应穴位给以信息治疗，就能使经络失调的病体恢复为健康状态，从而达到治疗疾病的目的。

二、方法

经络协调诊疗方法使用电阻抗或热测定的方法，首先测定出人体各经络的变异状况，判断哪条经是病经，病是虚证还是实证，病在左还是在右侧，然后基于测定结果，结合病情诊断出患者的疾病，最后用虚补实泻的方法向病经输入负反馈信息，施行治疗。

我们基于这样的原理，将祖国传统医学与当代计算机技术相结合，开发出了经络协调诊疗系统。其主要特点是：

1.获取经络信息通常有两种方法：知热感度测定法和皮肤阻抗测定法。两种方法各有特长，本系统结合两者的特点，对手足井穴和奇经八脉会穴进行测试，加以判断，从而提高了测量的准确度，保证了良好的诊疗效果。

2.诊疗系统使用了近百个穴位的治疗方案。除背部腧穴外，还可根据病情需要选择募穴，单侧疼痛时选择五行巨刺。还可选用等位穴、原穴、络穴和郄穴等治疗方案。

3.本系统采用多媒体技术，对全部施治穴位均以图像方式给出穴位的准确位置，供施治参考。

4.对各待施治的穴位采用"虚实表"定量指示该点对正常值的偏离。这种定量表示病经虚实程度可使施治医生心中有数，虚补实泻酌量进行。

5."左右虚实对照图"进一步指示患者的相应穴位左右的比值，为治疗提供依据。对功能失调有关的器质性疾病有更好的诊治效果。

6.与一般诊断系统不同的是，本系统并非指出有病部位，而是根据人体经络失衡情况作出判断，给出治疗建议，采用虚补实泻的治疗原则，使失衡的经络恢复正常。因此，本系统对功能失调性疾病，或与功能失调有关的器质性疾病有更好的诊治效果。

7.本系统的诊断是基于患者经络系统失调情况作出判断，用的是相对值判断法，因此，患者的个体差异不影响诊断结果。

经络协调诊疗系统是一个集文字、图象、声音和动画技术于一体的多媒体系统。该程序用Delphi编程语言开发。

三、功能模块

1.患者信息管理模块 输入患者姓名、年龄、性别、初复诊及自述症状，系统提供多种症状供选择，也可由操作者自行输入。输入的信息自动保存在数据库中。

2.系统自检模块 用系统数据库中保存的某人实测井穴及奇经八脉会穴数据对系统全部功能进行测试和验证。

3.经络测试模块 根据需要可选择知热感测试或阻抗测试，也可选择二者相继测试。一般测试手部、足部井穴各20穴位，计40个穴位。如有必要，可再选测手部、足部的奇经八脉会穴各8个，计16个穴位。与一般诊断系统不同的是，测试结束后，自动转入数据处理和分析计算程序，计算手部、足部井穴及奇经八脉会穴测量值的中位数及各测试穴位对中位数的偏离程度，从而得出各经络的"虚"、"实"、"健"三态。

4.治疗指导模块　可选择俞穴、募穴、等位穴、原穴、络穴或郄穴。选穴后，可逐个观察该类穴位中异常经络穴位的名称、位置，虚实表定量指示各经状态，并显示左右虚实程度对照图。可在人体经络图上的相应部位看到欲针灸穴位的准确位置，并有局部放大功能。

5.磁盘操作模块　对于复诊的患者，可以从磁盘读入该患者以前的诊疗记录；新的测试数据及诊疗结果也可以存盘保留。

6.诊断报告输出打印模块　预览或打印经络状态测定表，包括各手经足经及奇经八脉的名称、测量值、虚实健状况，患者信息，医生诊断及针刺处方等。

四、临床应用效果

从1996年到2001年，对常见的精神病、抽动症、心律失常等36种疾病进行了临床研究。能够做病例统计的有以下三种疾病。其余观察过的病例疗效也非常显著。

1.精神病　治疗391例精神病患者，痊愈172例，为44%；显效102例，为26%；有效98例，为25%；无效19例，为5%。显效率70%，总有效率95%。

本方法对常见精神病的幻听、妄想、失眠、抑郁、焦虑等病症，一般治疗1～5次，症状即消失或减轻，1～3个疗程即可痊愈。

关于远期疗效，对172例治愈的患者观察6年没有复发，还要继续随访。

2.抽动症　治疗30例抽动症患者，痊愈12例，为40%；显效9例，为30%；有效8例，为27%；无效1例，为3%。显效率70%，总有效率97%。

本方法对抽动症的眨眼、皱眉、皱额、努嘴、点头、摇头、扭颈、端肩膀等症状，一般治疗1～5次，症状即消失或减轻，1～3个疗程即可痊愈。

关于远期疗效，对12例治愈的患者观察3年没有复发，还要继续随访。

3.心律失常　治疗30例心律失常病患者，痊愈10例，为33%；显效8例，为27%；有效10例，为33%；无效2例，为7%。显效率60%，总有效率93%。

本方法对心律失常病的期前收缩，心房纤颤，心动过速，心动过缓等症，一般治疗1～5次，症状即消失或减轻，1～3个疗程即可痊愈。

关于远期疗效，对10例治愈的患者观察6年没有复发，还要继续随访。

总之，凡针灸疗法能治疗的疾病，本诊疗系统均能有效地进行治疗。因此是当代国际上较先进合理的诊断治疗仪器系统，为针灸医生提供了客观量化诊疗手段，是中医针灸学的进步。

使用JXZ-1型"经络协调诊疗系统"治疗的典型病例[33]：

(1)许某，女，47岁，更年期精神分裂症，1994年2月17日来诊。

主诉：1993年4月突然发病，感觉心慌、难受、睡眠和食欲不好，犯病时又哭又闹，生活不能自理。独自不能出门，找不到自己的家，有恐惧和压抑感，曾住院治疗；也曾用中医针灸治疗过，但效果都不好。

经络检查及治疗：手经的大肠右、膈右、关元右、心右为虚症；风门双、心左为实症；足经的脾右、肝左、气海左、胆左、肾双为虚症；胃双、胰双为实症。采用虚补实泻，皮下埋针补之，皮上贴蒜泻之。

疗效：经过一次治疗，自觉全身症状好转，有轻快感；经过三次治疗后，精神好，有爱美感，能看电视，自己到公园活动不觉紧张，生活能够自理，食欲好转，有睡意，想干家务事，可独自骑车上街。经过 17次治疗(2月17日到5月31日)后，经络基本达到平衡，病已痊愈，能到市场上做生意了，生活和工作恢复正常。治疗后三年来一直没有复发。

(2)李某，女，19岁，中学生。

主诉：已休学一年，经专门精神科医生治疗。久治无效，无法读书，患者不想接受任何治疗。经患者父母想方设法将她带来求诊。

经络检查及治疗：检查她的经络状态，发现有12条经络失衡。根据测定结果进行治疗。

疗效：经过一个疗程的治疗，即见明显效果。本人要求复学。一边治疗一边坚持高中三年级的紧张学习，准备高考。经过两个疗程治疗，患者经络已趋平衡，症状消失。考入大学。在大学的紧张学习中，精神饱满，身体健康。痊愈。

(3)郭某，女，15岁。1997年2月患精神忧郁症(北京某医院诊断为偏执型精神忧郁症)，服用西药两个月未见效。1997年7月12日来诊。

主诉：目前心烦，精神恍惚，有恐惧感，怕见生人，不敢外出，懒散不爱起床，什么事都不爱做，不能看书，不能看电视，大便干燥，3天1次。

体格检查：脉沉细弱，心率78次/分，舌苔薄白，月经色暗量少。

经络检查及治疗：肺经左右、风门左右、督右、膈右、肝经左右、胃左、中脊左、白环右、膀胱右为虚；关元左、气海右、胆经左右为实症。

疗效：经过4次治疗后，早晨起得早，眼有精神，夜里睡得实，能看一些书，心烦减轻。共治疗22次，历时两个月，一切症状消失，能看书，能看电视，也能干家务活，情绪稳定，没有恐惧感了，饮食和睡眠正常。

随访：年初开学时已恢复上学了，能精神愉快地学习。经络检查已达到平衡。

(4)王某，女，53岁，患高血压，更年期综合征，抑郁症。1995年1月20日来诊。

主诉：高血压服降压药、谷维素等中西药物，治疗无效，有失眠头痛，心烦意乱，产生厌世轻生，想哭，出汗多，后背发热等症状，不能正常生活和工作。

经络检查及治疗：十二正经不平衡，以虚症为主，采取虚补皮内埋针，实泻皮上贴蒜。

疗效：经过九次治疗痊愈，至今身体健康，工作正常。

(5)王某，女，61岁，糖尿病。

主诉：自1974年患糖尿病至就诊时已23年，由于依靠打胰岛素治疗和控制饮食，长期体弱无力，经常大便干燥，3～4天一次大便，严重时得用工具扣出粪便，十分痛苦；右眼底出血，视网膜脱落，一只眼失明，另一只眼视物不清；双耳聋，手足冰凉；尿糖四个加号；舌苔黄，舌体胖，脉沉细无力。

经络检查及治疗：心左、小肠双、脾双、气海双、胃双、中膂左、胆左、膀胱左、白环左、肝左等均为虚症；肝右、胃右、中膂右、白环右、肾右等均为实症。在背俞虚病经埋皮内针补之，对实症病经背俞穴贴蒜片泻之。

疗效：经过一次治疗，患者自觉症状好转，手脚不冷了，用手可以扣纽扣，脚痛减轻，大便一天一次，舌苔白薄。共治疗六次。尿糖即呈阴性，身体有力气，生活能自理。现已尿糖(＋)，血糖正常，腰背痛症状消失，手脚麻木减轻。

第十四章 狭义信息疗法展望

一、经络状态测定

从本书的前面论述可知，经络状态测定对治疗效果十分重要。电导测定法除某些经络出现漂移外，测定速度较快，但治疗效果比热测定法差很多。热测定法治疗效果虽好，但测定速度很慢，费时费事。

作者认为对以下几种方法进行研究，可能解决测定速度和准确性问题。

1.井穴或原穴电位测定法。

2.井穴或原穴红外线辐射强度测定法。

3.井穴或原穴冷光强度测定法。

将来可采用装有电极或探测头的透明手套、袜子，穿入手脚后，调整电极位置，使之对准测定穴位，由计算机读出测定值并算出虚实病经，供自动治疗使用。

二、经络实质研究

通过科学实验，认清经络的实质，为疾病的治疗提供新的方法。经络的实质，不一定是解剖学上可看到的组织，不排除经络是没有实体的类似电、磁、场的只有效应、没有形态的物质。良导络可能只在活体和新鲜尸体上存在，不能在尸体皮肤上长期存在。

三、经络信息编码

研究各种理化刺激手段，作用于皮肤上产生经络信息的规律，搞清经络治疗信息的编码，从而制定某种疾病采用某种刺激方法，产生特定的治疗信息，使广义针灸的疗效大大提高。

四、经络控制论的诞生

通过经络和针灸治疗的研究，在透彻了解针灸的治疗原理后，可能认识到经络是一种生物健康的自卫系统，从而创造一个崭新的学科——经络控制论（Meridian Cybernetics）。它可能成为计算机和信息系统故障自我诊断和自我修复的设计提供理论和方法。

五、全自动信疗系统

用生物物理学方法解决了经络状态的准确测定，搞清各种刺激方式的治疗作用之后，即可制成由经络状态测定、病经分析、信疗处方、选取最优信息输入点和治疗需要的最佳负反馈信息进行补泻治疗，到预测治疗效果(测定治疗后经络状态由异常态向平衡态的变化趋势)的诊疗过程全自动化系统。不但一台微型计算机在医院可同时对数十名患者进行治疗，甚至通过电话线与计算中心(医院)联通，在家庭内也能进行远程自动诊疗。

可以设想，患者穿上一身合适的治疗衣裤，启动自动治疗设备后，电极按照穴位较周围皮肤更良导的现象，自动寻找良导穴位后，自动向各个穴位，输入治疗需要的最佳负反馈信息。

用现代医学、生物学、生理学和生物物理学手段，以信息论、控制论和系统论方法研究信息疗法(广义针灸)和经络现象，探索各种刺激信息的编码方式和信疗过程中信息的传输、加工、控制规律，研究信疗"语言"，就可能使信疗的疗效大为提高，使每次治疗都得到像典型病例一样的神奇效果，古老的中国针灸医学就可能发展成为一门崭新的医学科学——"信息治疗学"，在人类认识史上开辟新的一页。中国医学界应当对信息治疗学的诞生做出重要贡献。

附录一　经络穴位图

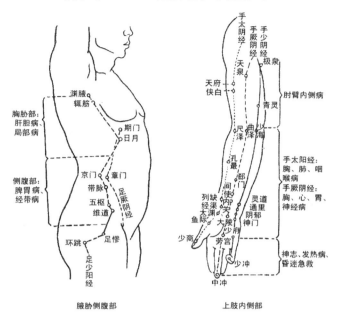

附图1　侧腹和上肢内侧

经络腧穴总图

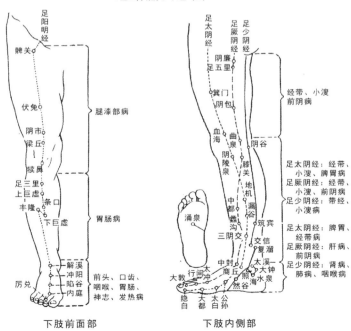

附图2　下肢前部和内侧

手太阴肺经穴位总图

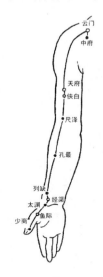

附图3　肺经

手阳明大肠经穴总图

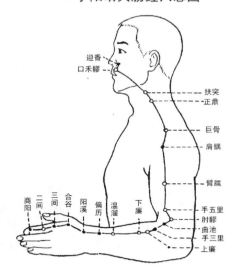

附图4　大肠经

足阳明胃经穴总图

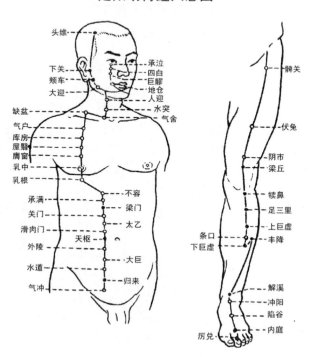

附图5　胃经

足太阴脾经穴总图

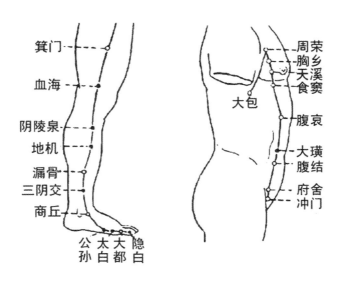

箕门
血海
阴陵泉
地机
漏骨
三阴交
商丘
公孙　太白　大都　隐白

周荣
荣乡
胸溪
天窦
食
大包
腹哀
大璜
腹结
府舍
冲门

附图6　脾经

手少阴心经穴位总图

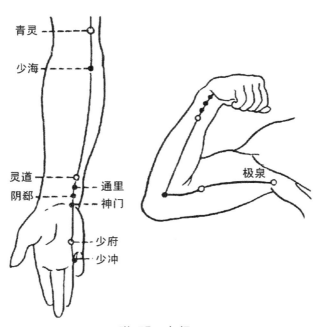

青灵
少海
灵道
阴郄
通里
神门
少府
少冲
极泉

附图7　心经

手太阳小肠经穴总图

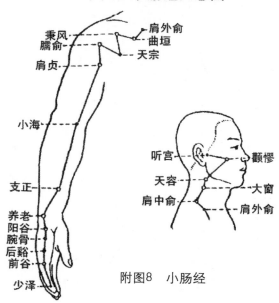

附图8　小肠经

足太阳膀胱经穴总图

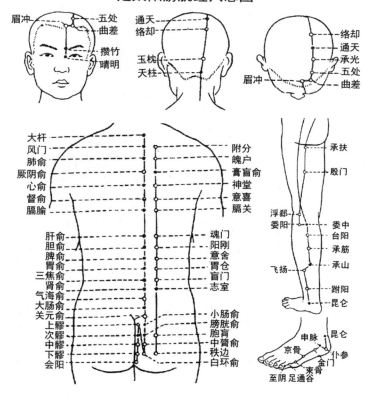

附图9　膀胱经

足少阴肾经穴位总图

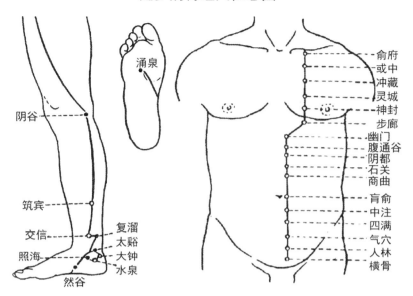

附图10 肾经

手厥阴心包经穴位总图

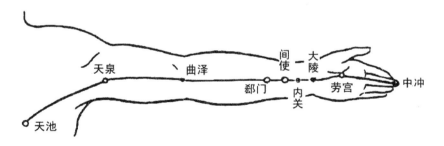

附图11 心包经

手少阳三焦经穴位总图

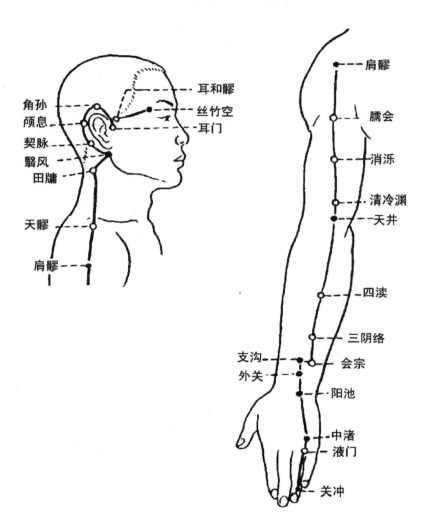

附图12　三焦经

足少阳胆经穴位总图

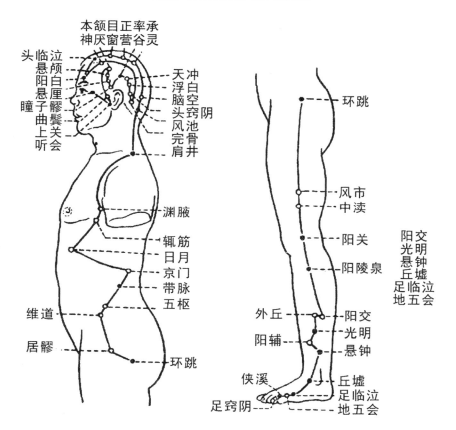

附图13　胆经

足厥阴肝穴位总图

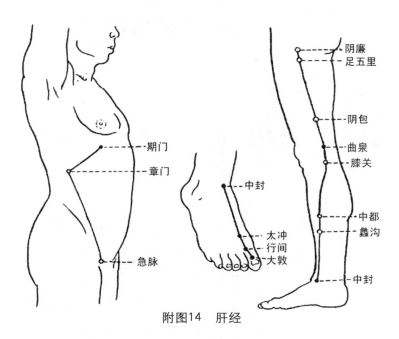

附图14　肝经

督脉穴位总图

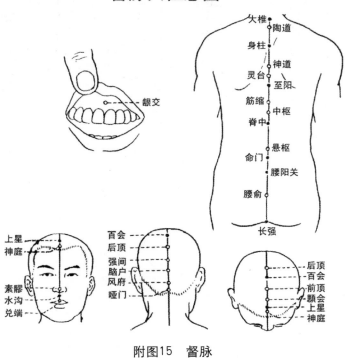

附图15　督脉

任脉经穴位总图

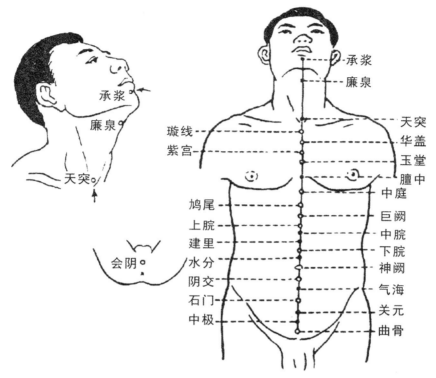

附图16 任脉

头部经络腧穴示意图

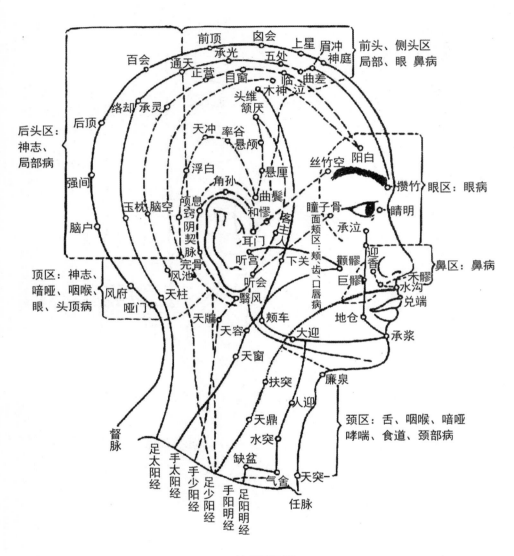

头面颈部

附图17 头部穴位

背部腧穴

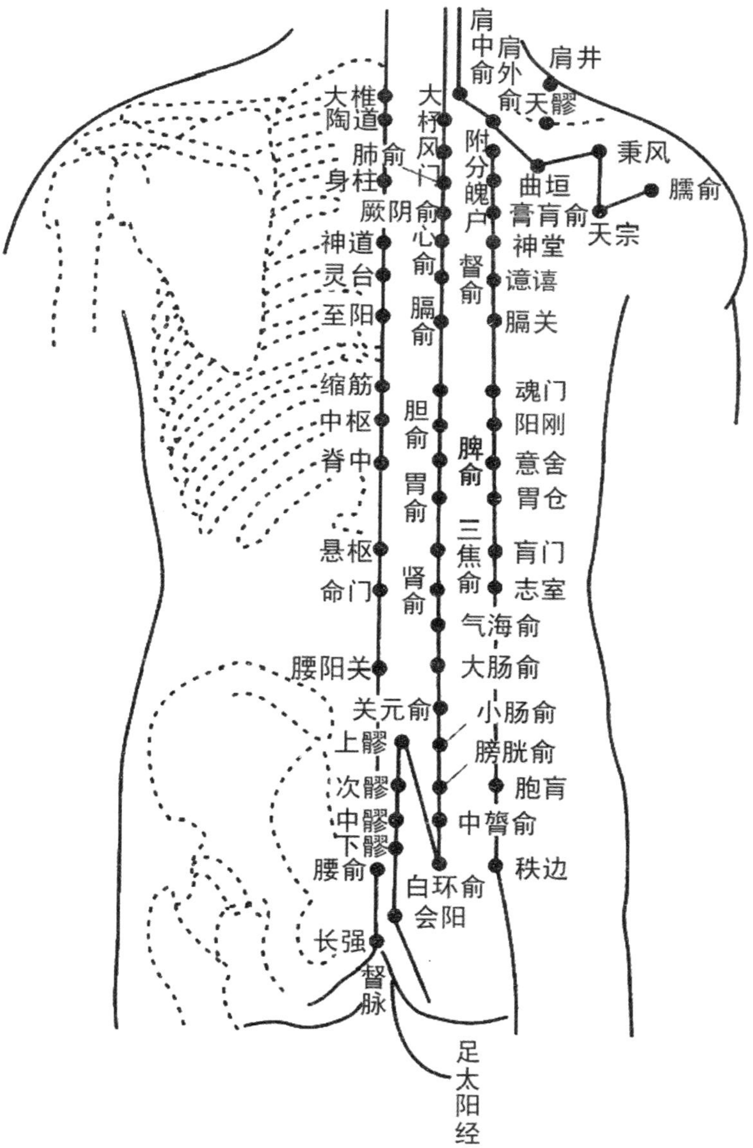

大椎 陶道 大杼 风门 肺俞 身柱 厥阴俞 心俞 神道 灵台 至阳 膈俞 缩筋 中枢 胆俞 脊中 胃俞 悬枢 命门 肾俞 腰阳关 关元俞 上髎 次髎 中髎 下髎 腰俞 长强 督脉

肩中俞 肩外俞 肩井 天髎 附分 魄户 督俞 膏肓 脾俞 三焦俞 气海俞 大肠俞 小肠俞 膀胱俞 中膂俞 白环俞 会阳 足太阳经

曲垣 秉风 臑俞 肩胛俞 天宗 神堂 譩譆 膈关 魂门 阳刚 意舍 胃仓 肓门 志室 胞肓 中膂俞 秩边

附图18 背部穴位

附录二　针灸常用穴

（穴名后的字母和数字是穴位的国际统一经络名和穴序编号）

一、手太阴肺经

1.中府(LU1)肺之募穴；手足太阴会穴

【定位】在胸前壁外上方，前正中线旁开6寸，平第1肋间隙处。

【解剖】胸大肌、肱二头肌短头和喙肱肌；穴区浅层有头静脉和锁骨上神经中间支与第1肋间神经外侧皮支，深层有胸前神经内侧支、外侧支和胸肩峰动脉与胸外侧动脉搏分布。

【主治】咳嗽、气喘、胸痛等肺部病证；肩背痛。

2.尺泽(LU5)合穴

【定位】在肘横纹中，肱二头肌腱桡侧凹陷处。

【解剖】肱桡肌起始部，肱肌；穴区浅层有头静脉，前臂外侧皮神经分布，深层有桡神经本干，桡神经深支，肌皮神经和桡侧副动脉前支分布。

【主治】咳嗽、气喘、咯血、咽喉肿痛等肺系实热性病证；肘臂挛痛；急性吐泻；中暑、小儿惊风等急症。

3.孔最(LU6)郄穴

【定位】尺泽穴与太渊穴连线上，腕横纹上7寸处。

【解剖】肱桡肌、桡侧腕屈肌、旋前圆肌、拇长屈肌；穴区浅层有头静脉、前臂外侧皮神经和桡神经浅支分布，深层有桡神经浅支及深支、正中神经、桡动脉及其深支和桡返动脉分布。

【主治】咯血、咳嗽、气喘、咽喉肿痛等肺系病证；肘臂挛痛。

4.列缺(LU7)络穴；八脉交会穴(通于任脉)

【定位】桡骨茎突上方，腕横纹上1.5寸，当肱桡肌与拇长展肌腱之间。简便取穴法：两手虎口自然平直交叉，一手食指按在另一手桡骨茎突上，食指尖下凹陷中是穴。

【解剖】拇长展肌、肱桡肌、旋前方肌；穴区浅层有前臂外侧皮神经和桡神经浅支分布，深层有桡神经深支、正中神经肌支和桡动脉、桡静脉分布。

【主治】咳嗽、气喘、咽喉肿痛等肺系病证；头痛、牙痛、项部强痛、口眼歪斜等头项部疾患。

5.经渠(LU8)经穴

【定位】在桡骨茎突与桡动脉之间陷中，当腕掌侧横纹上1寸处。

【解剖】桡侧腕屈肌腱与拇长展肌腱之间、旋前方肌；穴区浅层有前臂外侧皮神经，深层有正中神经肌支、桡神经深支和桡动脉分布。

【主治】咳嗽，气喘，胸痛，咽喉肿痛，手腕痛。

6.太渊(LU9)输穴；原穴；八会穴之脉会

【定位】在腕掌侧横纹桡侧，桡动脉的桡侧凹陷中。

【解剖】桡侧腕屈肌腱和拇长展肌腱。穴区内有前臂外侧皮神经，深层有桡动脉和桡静脉本干通过，并有正中神经肌支和骨间后神经(桡神经分支)分布。

【主治】咳嗽、气喘等肺系疾患；无脉症；腕臂痛。

7.鱼际(LU10)荥穴

【定位】第1掌骨中点桡侧，赤白肉际处。

【解剖】拇短展肌、拇对掌肌、拇短屈肌；穴区浅层有正中神经皮支和前臂外侧皮神经，深层有正中神经肌支、尺神经肌支和拇主要动脉与静脉回流支通过。

【主治】咳嗽、咯血、咽干、咽喉肿痛、失音等肺系热性病证；小儿疳积。

8.少商(LU11)井穴

【定位】拇指桡侧指甲根角旁0.1寸。

【解剖】穴区内有桡神经浅支、指掌侧固有神经背支(属正中神经)和拇主要动脉分布。

【主治】咽喉肿痛、鼻衄、热病、昏迷等肺系实热证；癫狂。

二、手阳明大肠经

1.商阳(LI1)井穴

【定位】食指末节桡侧，指甲根角旁0.1寸。

【解剖】穴区内有指掌侧固有神经指背侧支和指背侧动静脉网分布。

【主治】齿痛、咽喉肿痛等五官疾患；热病、昏迷等热证、急症。

2.二间(LI2)荥穴

【定位】握拳，在食指桡侧掌指关节前凹陷中。

【解剖】穴区有指背神经、指掌侧固有神经和指背动脉、指背静脉、掌侧动脉、掌侧静脉分布。

【主治】齿痛，咽喉肿痛，目痛，口眼㖞斜，热病。

3.三间 (LI3)输穴

【定位】握拳，在第2掌骨小头桡侧后陷中。

【解剖】第1骨间背侧肌、指深屈肌腱；穴区内有指掌侧固有神经、掌背神经、尺神经深支、正中神经肌支和掌背动脉及食指桡侧动脉分布。

【主治】目痛，齿痛，咽喉肿痛，身热，腹满，肠鸣。

4.合谷(LI4)原穴

【定位】在手背，第1、2掌骨间，当第2掌骨桡侧的中点处。简便取穴法：以一手的拇指指间关节横纹，放在另一手拇、食指之间的指蹼缘上，当拇指尖下是穴。

【解剖】第1骨间背侧肌、拇收肌；穴区内有桡神经浅支、尺神经深支和手背静脉网、掌背动脉及食指桡侧动脉分布。

【主治】头痛、目赤肿痛、牙痛、鼻衄、口眼歪斜、耳聋等头面五官诸疾；发热恶寒等外感病证，热病无汗或多汗；经闭、滞产等妇产科病证。

5.阳溪(LI5)经穴

【定位】腕背横纹桡侧，当拇短伸肌腱与拇长伸肌腱之间的凹陷中。

【解剖】伸肌支持带(拇长伸肌腱与拇短伸肌腱之间)；穴区内有桡神经浅支和头静脉经过，深层有骨间后神经和动脉分布。

【主治】手腕痛；头痛、目赤肿痛、耳聋等头面五官疾患。

6.偏历(LI6)络穴

【定位】屈肘，在阳溪穴与曲池穴连线上，腕横纹上3寸。

【解剖】拇短伸肌、桡侧腕长伸肌腱、桡侧腕短伸肌腱、拇长展肌腱；穴区内有前臂外侧皮神经、桡神经浅支和头静脉经过，深层有桡神经肌支和桡动脉分布。

【主治】耳鸣、鼻衄等五官疾患；手臂酸痛；腹部胀满；水肿。

7.温溜(LI7) 郄穴

【定位】 屈肘，在阳溪与曲池连线上，当腕背横纹上5寸处

【解剖】桡侧腕长伸肌腱、桡侧腕短伸肌；穴区内有前臂外侧皮神经和后侧皮神经及头静脉经过，深层有骨间后神经和骨间后动脉分布。

【主治】头痛，面肿，鼻衄，咽喉肿痛，口舌肿痛，吐舌，疔疮，肠鸣腹痛，肩臂酸痛。

8.手三里(LI10)

【定位】在阳溪与曲池连线上，肘横纹下2寸处。

【解剖】桡侧腕长伸肌、桡侧腕短伸肌、旋后肌；穴区内有前臂外侧皮神经通过，深层有桡神经深支、桡神经肌支和桡返动脉分布。

【主治】手臂无力、上肢不遂等上肢病证；腹痛、腹泻；齿痛、颊肿。

9.曲池(LI11)合穴

【定位】屈肘成直角，在肘横纹外侧端与肱骨外上髁连线中点。

【解剖】桡侧腕长伸肌、桡侧腕短伸肌、肱桡肌、肘肌；穴区内有前臂后侧

皮神经，深层有桡神经干通过，并有桡神经肌支、肌皮神经肌支、桡侧副动脉和桡返动脉分布。

【主治】手臂痹痛、上肢不遂等上肢病证；热病；高血压；癫狂、腹痛、吐泻等胃肠病证；咽喉肿痛、齿痛、目赤肿痛等五官热性病证；瘾疹、湿疹、瘰疬等皮外科疾患。

10.臂臑(LI14)手足太阳、阳维会穴；手阳明络会穴

【定位】在曲池穴与肩　穴连线上，曲池穴上7寸，三角肌止点处。

【解剖】三角肌下端；穴区内有臂外侧和臂后皮神经，深层有腋神经肌支和肩峰动脉分布。

【主治】肩臂疼痛不遂、颈项拘挛等肩、颈项病证；瘰疬；目疾。

11.肩髃(LI15)手阳明、阳跷会穴

【定位】肩峰端下缘，当肩峰与肱骨大结节之间，三角肌上部中央。臂外展或平举时，肩部出现两个凹陷，当肩峰前下方凹陷处。

【解剖】三角肌、三角肌下囊、冈上肌腱；穴区内有锁骨上神经外侧支和腋神经皮支，深层有腋神经肌支、肩胛上神经、胸肩峰动脉和旋肱后动脉分布。

【主治】肩臂挛痛、上肢不遂等肩、上肢病证；瘾疹。

12.扶突(LI18)

【定位】在喉结旁约3寸，当胸锁乳突肌的胸骨头与锁骨头之间。

【解剖】颈阔肌、胸锁乳突肌；穴区内有颈横神经，深层有耳大神经、枕小神经、颈横神经和锁骨上神经、面神经颈支、副神经和颈外动脉分支分布，再深层有颈血管鞘。

【主治】咽喉肿痛、暴喑等咽喉病证；瘿气、瘰疬；咳嗽、气喘；颈部手术针麻用穴。

13.迎香(LI20)手足阳明会穴

【定位】在鼻翼外缘中点旁开约0.5寸，当鼻唇沟中。

【解剖】提上唇肌；穴区内有眶下神经深层有面神经颊支、颧支和面动脉分布。

【主治】鼻塞、鼻衄、口眼歪斜等局部病证；胆道蛔虫症。

三、足阳明胃经

1.承泣(ST1)足阳明、阳跷、任脉会穴

【定位】在面部，瞳孔直下，当眼球与眶下缘之间。

【解剖】眼轮匝肌、下直肌、下斜肌；穴区内有眶下神经、面神经颧支、眶下动脉、眶内动眼神经和眼动脉分支分布。

【主治】眼睑动、目赤肿痛、迎风流泪、夜盲、近视等目疾；口眼歪斜、面肌痉挛。

2.四白(ST2)

【定位】目正视，瞳孔直下，当眶下孔凹陷处。

【解剖】眼轮匝肌、提上唇肌、眶下孔，穴区内有眶下神经、眶动脉和面神经颧支分布。

【主治】目赤痛痒、眼睑 动、面痛、目翳等目疾；口眼歪斜、三叉神经痛、面肌痉挛等面部病证；头痛、眩晕。

3.地仓(ST4)手阳明、阳跷会穴

【定位】口角旁约0.4寸，上直对瞳孔。

【解剖】口轮匝肌，颊肌，穴区内有眶下神经，颊神经，深层有面神经颊支和面动脉分布。

【主治】口眼歪斜、流涎、唇缓不收、齿痛颊肿等局部病证。

4.颊车(ST6)

【定位】在下颌角前上方约1横指，按之凹陷处，当咀嚼时咬肌隆起最高点处。

【解剖】笑肌、咬肌；穴区内有耳大神经、耳颞神经，深层有面神经下颌支、下颌神经咬肌支和面动脉分布。

【主治】齿痛、牙关不利、颊肿、口眼歪斜等局部病证。

5.下关(ST7)足阳明、少阳会穴

【定位】在耳屏前，下颌骨髁状突前方，当颧弓与下颌切迹所形成的凹陷中。合口有孔，张口即闭，宜闭口取穴。

【解剖】咬肌、翼外肌；穴区内有耳大神经和耳颞神经，深层有面神经颧支、下颌神经肌支和颞浅动脉分布，再深层卵圆孔处有下颌神经干通过。

【主治】牙关不利、三叉神经痛、齿痛、口眼歪斜等面口病证；耳聋、耳鸣、聤耳等耳部疾患。

6.头维(ST8)足阳明、少阳会穴

【定位】当额角发际上0.5寸，头正中线旁开4.5寸。

【解剖】皮下组织、帽状腱膜；穴区内有眶上神经和耳颞神经分布。

【主治】头痛、目眩、目痛等头目病证。

7.人迎(ST9) 足阳明、少阳会穴

【定位】喉结旁1.5寸，在胸锁乳突肌的前缘，颈总动脉之后。

【解剖】颈阔肌、胸锁乳突肌前缘和肩胛舌骨肌上腹；穴区内有颈横神经、面神经颈支和颈前浅静脉，深层有副神经、舌下神经和甲状腺上动脉，再深层有颈血管鞘(内有颈动脉、颈静脉和迷走神经干)及颈交感干经过。

【主治】瘿气、瘰疬；咽喉肿痛；高血压；气喘。

8. 梁门(ST21)

【定位】脐中上4寸，前正中线旁开2寸。

【解剖】腹直肌鞘前壁、腹直肌、腹直肌鞘后壁；穴区内有肋间神经前皮支和胸腹壁静脉，深层有肋间神经、肋间动脉和腹壁上动脉分布。

【主治】胃痛、呕吐、食欲不振等胃疾。

9. 天枢(ST25)大肠之募穴

【定位】脐中旁开2寸。

【解剖】腹直肌鞘前壁、腹直肌、腹直肌鞘后壁；穴区内有肋间神经前皮支和腹壁浅动脉、腹壁浅静脉，深层有肋间神经、肋间动脉和腹壁下动脉分布。

【主治】腹痛、腹胀、便秘、泄泻、痢疾等肠胃病证；月经不调、痛经等妇科疾患。

10. 水道(ST28)

【定位】脐中下3寸，前正中线旁开2寸。

【解剖】腹直肌鞘前壁、腹直肌；穴区内有肋下神经前皮支和腹壁浅动脉、腹壁浅静脉，深层有肋下神经、肋下动脉和腹壁下动脉分布。

【主治】小腹胀满、小便不利等水液输布排泄失常疾患；疝气；痛经、不孕等妇科疾患。

11. 归来(ST29)

【定位】脐中下4寸，前正中线旁开2寸。

【解剖】腹直肌鞘前壁、腹直肌；穴区内有髂腹下神经和腹壁浅动 脉、腹壁浅静脉，深层有肋下神经和腹壁下动脉分布。

【主治】小腹痛、疝气；痛经、月经不调、带下、阴挺等妇科疾患。

12. 伏兔(ST32)

【定位】在髂前上棘与髌骨底外缘连线上，髌骨外上缘上6寸。

【解剖】阔筋膜、股直肌、股中间肌；穴区内有股前皮神经和股外侧皮神经，深层有股神经肌支和旋股外侧动静脉及其分支分布。

【主治】下肢痿痹、腰痛、膝冷等腰及下肢病证。

13. 梁丘(ST34)郄穴

【定位】屈膝，在髂前上棘与髌骨外上缘连线上，髌骨外上缘上2寸。

【解剖】阔筋膜、股外侧肌；穴区内血管、神经同伏兔穴。

【主治】急性胃病；膝肿痛、下肢不遂等下肢病证；乳痈、乳痛等乳疾。

14.足三里(ST36)合穴；胃下合穴

【定位】犊鼻穴下3寸，胫骨前嵴外1横指处。

【解剖】胫骨前肌、趾长伸肌、小腿骨间膜、胫骨后肌；穴区内有腓肠外侧皮神经，深层有胫深神经肌支和胫前动脉，小腿骨间膜深面有胫神经和胫后动脉经过。

【主治】胃痛、呕吐、嗳膈、腹胀、泄泻、便秘、痢疾等胃肠病证；下肢痿痹证；癫狂等心神病；乳痈、肠痈等外科疾患；虚劳诸证，为强壮保健要穴。

15.上巨虚(ST37)大肠下合穴

【定位】在犊鼻穴下6寸，足三里穴下3寸。

【解剖】同足三里穴。

【主治】肠鸣、腹痛、泄泻、便秘、肠痈等胃肠病证；下肢痿痹。

16.条口(ST38)

【定位】上巨虚穴下2寸。

【解剖】同足三里穴。

【主治】下肢痿痹，转筋；肩臂痛；脘腹疼痛。

17.下巨虚(ST39)小肠下合穴

【定位】上巨虚穴下3寸。

【解剖】同足三里穴。

【主治】腹泻、痢疾、小腹痛等胃肠病；下肢痿痹；乳痈。

18.丰隆(ST40)络穴

【定位】外踝尖上8寸，条口穴外1寸，胫骨前嵴外2横指处。

【解剖】趾长伸肌、趾长伸肌、小腿骨间膜、胫骨后肌；穴区内有腓肠外侧皮神经，深层有腓深神经和胫前动脉，小腿骨间膜深面有胫神经和腓动脉分布。

【主治】头痛、眩晕；癫狂；咳嗽痰多等痰饮病证；腹胀、便秘；下肢痿痹。

19.解溪(ST41)经穴

【定位】足背踝关节横纹中央凹陷处，当拇长伸肌腱与趾长伸肌腱之间。

【解剖】拇长伸肌腱和趾长伸肌腱；穴区内有足背内侧皮神经，深层有胫前动脉和腓深神经通过。

【主治】下肢痿痹、踝关节病、足下垂等下肢、踝关节疾患；头痛、眩晕；癫狂；腹胀、便秘。

20.冲阳(ST42)原穴

【定位】 在足背最高处，当拇长伸肌腱与趾长伸肌腱之间，足背动脉搏动处。

【解剖】拇长伸肌腱、趾长伸肌腱、拇短伸肌；穴区内有足背内侧皮神经，深层有腓神经和足背动脉分布。

【主治】 口眼㖞斜，面肿，齿痛，癫狂痫，胃痛，足痿无力。

21.陷谷(ST43)输穴

【定位】 在足背，当第2、3跖骨结合部前方凹陷处。

【解剖】拇长伸肌腱、第2骨间背侧肌、拇收肌；穴区内有足背内侧皮神经，深层有腓神经、足底外侧神经和足背动脉分布。

【主治】面目浮肿，目赤肿痛，肠鸣腹泻，足背肿痛，热病。

22.内庭(ST44)荥穴

【定位】足背第2、3趾间缝纹端。

【解剖】第2与第3趾长伸肌腱间和趾短伸肌腱间；穴区内有趾背神经，深层有腓神经和足背动脉分布。

【主治】齿痛、咽喉肿痛、鼻衄等五官热性病证；热病；吐酸、泄泻、痢疾、便秘等胃肠病证；足背肿痛、跖趾关节痛。

23.厉兑(ST45)井穴

【定位】第2趾外侧趾甲根角旁约0.1寸。

【解剖】穴区内有趾背神经和趾背动脉分布。

【主治】齿痛、鼻衄、咽喉肿痛等实热性五官病证；热病；多梦、癫狂等神志疾患。

四、足太阴脾经

1.隐白(SP1)井穴

【定位】足大趾内侧趾甲根角旁0.1寸。

【解剖】甲根；穴区内有趾背神经和趾背动脉分布。

【主治】月经过多、崩漏等妇科病；吐血、衄血、尿血、便血等出血证；癫狂、多梦；慢惊风；腹满、暴泄。

2.大都(SP2)荥穴

【定位】 在足内侧缘，当足大趾本节(第1跖趾关节)前下方赤白肉际凹陷处。

【解剖】拇短展肌；穴区内有足背内侧皮神经、足底内侧神经皮支，深层有趾足底总神经和足底动脉分布。

【主治】腹胀，胃痛，消化不良，泄泻，便秘，热病汗不出，体重肢肿，心痛，心烦。

3.太白(SP3)输穴；原穴

【定位】第1跖骨小头后缘，赤白肉际凹陷处。

【解剖】穴区内有足底内侧神经皮支和足底内侧动脉分布。

【主治】腹胀、腹痛、泄泻、便秘、胃痛、呕吐等脾胃病证；体重节痛。

4.公孙(SP4)络穴；八脉交会穴(通于冲脉)

【定位】当第1跖骨基底部的前下方，赤白肉际处。

【解剖】短展肌、拇短屈肌；穴区内有足背内侧皮神经、隐神经，深层有足底内侧神经和足底内侧动脉分支分布。

【主治】胃痛、呕吐、腹痛、泄泻、痢疾等脾胃肠腑病证；心烦失眠、发狂等神志病证；逆气里急、气上冲心(奔豚气)等冲脉病证。

5.商丘 (SP5)经穴

【定位】在足内踝前下方凹陷中，当舟骨结节与内踝尖连线的中点处。

【解剖】三角韧带；穴区内有隐神经和大隐静脉，深层有内踝前动脉分布。

【主治】腹胀，肠鸣，泄泻，便秘，饮食不化，黄疸，倦怠嗜卧，癫狂，小儿癫痫，咳嗽，足踝痛，痔疾。

6.三阴交(SP6)肝脾肾三经交会穴

【定位】内踝尖上3寸，胫骨内侧面后缘。

【解剖】趾长屈肌、胫骨后肌、拇长屈肌；穴区内有隐神经和大隐静脉，深层有胫神经和胫后动脉的分支分布。

【主治】肠鸣、腹胀、腹泻等脾胃虚弱诸证；月经不调、痛经、带下、难产、阴挺、不孕等妇产科病证；遗精、阳痿、遗尿、水肿等生殖泌尿系统疾患；失眠、多梦、高血压、中风；下肢痿痹；阴虚诸证。

7.地机(SP8)郄穴

【定位】在内踝尖与阴陵泉穴的连线上，阴陵泉穴下3寸。

【解剖】穴区内有隐神经和大隐静脉，深层有胫神经和胫后动脉分支分布。

【主治】痛经、崩漏、月经不调等妇科病；腹痛、腹泻等脾胃病证；小便不利、水肿等脾不运化水湿病证。

8.阴陵泉(SP9)合穴

【定位】胫骨内侧髁下方凹陷处。

【解剖】半腱肌腱、腓肠肌内侧头；穴区内有隐神经和大隐静脉，深层有胫神经肌支和膝下内动脉，再深层有胫神经本干和腘动脉本干经过。

【主治】腹胀、腹泻、水肿、黄疸、小便不利等脾不运化水湿病证；膝痛。

9.血海(SP10)

【定位】屈膝，在髌骨内上缘上2寸，当股四头肌内侧头的隆起处。

【解剖】股内侧肌；穴区内有股神经前皮支和大隐静脉属支，深层有股神经肌支和膝上内侧动脉分布。

【主治】月经不调、痛经、崩漏、闭经等月经病；瘾疹、湿疹、丹毒等血热性皮肤病。

10.大横(SP15)足太阴、阴维会穴

【定位】脐中旁开4寸。

【解剖】腹外斜肌、腹内斜肌、腹横肌；穴区内有第10肋间神经外侧皮支，深层有第10肋间神经和动脉经过。

【主治】腹胀、腹痛、泄泻、便秘等脾胃病证。

11.大包(SP21)脾之大络

【定位】在侧胸部腋中线上，当第6肋间隙处。

【解剖】前锯肌、肋间外肌；穴区内有第6肋间神经外侧皮支，深层有胸长神经和胸长动脉分支分布。

【主治】气喘；胸胁痛；全身疼痛；岔气；四肢无力。

五、手少阴心经

1.极泉(HT1)

【定位】腋窝正中，腋动脉之内侧。

【解剖】腋筋膜、腋窝内组织；穴区内有肋间臂神经分布，深层有臂丛及其分支和腋动脉、腋静脉分布。

【主治】心痛、心悸等心疾；肩臂疼痛、胁肋疼痛、臂丛神经损伤等痛证；瘰疬；腋臭；上肢针麻用穴。

2.少海(HT3)合穴

【定位】屈肘，在肘横纹内侧端与肱骨内上髁连线的中点处。

【解剖】旋前圆肌、肱肌；穴区内有前臂内侧皮神经与贵要静脉属支，深层有正中神经和尺侧返动脉分支经过。

【主治】心痛、癫病等心病、神志病；肘臂挛痛、臂麻手颤；头项痛，腋胁部痛；瘰疬。

3.灵道(HT4)经穴

【定位】在前臂掌侧，当尺侧腕屈肌腱桡侧缘，腕横纹上1.5寸处。

【解剖】尺侧腕屈肌腱与指浅屈肌腱之间、指深屈肌、旋前方肌；穴区内有前臂内侧皮神经，深层有尺神经和尺动脉本干及其分支经过和分布。

【主治】心痛，心悸怔忡，暴喑，舌强不语，肘臂挛痛，瘰疬。

4.通里(HT5)络穴

【定位】腕横纹上1寸，尺侧腕屈肌腱的桡侧缘。

【解剖】同灵道穴。

【主治】心悸、怔忡等心病；舌强不语、暴喑；腕臂痛。

5.阴郄(HT6)郄穴

【定位】腕横纹上0.5寸，尺侧腕屈肌腱的桡侧缘。

【解剖】尺侧腕屈肌腱与指浅屈肌腱之间、指深屈肌；穴区内神经、血管同灵道穴。

【主治】心痛、惊悸等心病；骨蒸盗汗；吐血、衄血等血证。

6.神门(HT7)原穴；输穴

【定位】腕横纹尺侧端，尺侧腕屈肌腱的桡侧凹陷处。

【解剖】尺侧腕屈肌腱桡侧缘；穴区内有前臂内侧皮神经，深层有尺神经、尺动脉本干经过。

【主治】心痛、心烦、惊悸、怔忡、不寐、健忘、痴呆、癫狂痫等心与神志病证；高血压；胸胁痛。

7.少府(HT8)荥穴

【定位】在手掌面，第4、5掌骨之间，握拳时，当小指与无名指指端之间。

【解剖】掌腱膜、第4蚓状肌；穴区内有尺神经掌侧皮支，深层有掌侧总神经、指掌侧总动脉和掌心动脉经过。

【主治】心悸、胸痛等心胸病；阴痒、阴痛；痈疡；小指挛痛。

8.少冲(HT9)井穴

【定位】小指桡侧指甲根角旁0.1寸。

【解剖】甲根；穴下有尺神经之指背神经和指背动脉分布。

【主治】心悸、心痛、癫狂、昏迷等心及神志病证；热病；胸胁痛。

六、手太阳小肠经

1.少泽(SI1)井穴

【定位】小指尺侧指甲根角旁0.1寸。

【解剖】甲根；穴区内有指掌侧固有动脉和神经的分支分布。

【主治】乳痈、乳汁少等乳疾；昏迷、热病等急症、热证；头痛、目翳、咽喉肿痛等头面五官病证。

2.前谷(SI2)荥穴

【定位】微握拳，在第5掌指关节前尺侧，掌指横纹头赤白肉际处。

【解剖】皮下组织、小指展肌；穴区内有指背神经(属尺神经)和指背动脉分布。

【主治】热病汗不出，疟疾，癫狂痫证，耳鸣，头痛，目痛，咽喉肿痛，乳少。

3.后溪(SI3)输穴；八脉交会穴(通于督脉)

【定位】微握拳，第5掌指关节后尺侧的远侧掌横纹头赤白肉际。

【解剖】小指展肌、小指短屈肌；穴区内有尺神经手背支和掌背动脉，深层有尺神经深支和小指尺掌侧动脉分支分布。

【主治】头项强痛、腰背痛、手指及肘臂挛瘛等痛证；耳聋、目赤；癫狂痫；疟疾。

4.腕骨(SI4)原穴

【定位】第5掌骨基底与钩骨之间的凹陷处，赤白肉际。

【解剖】小指展肌；穴区内有尺神经手背支和掌背动脉，深层有尺神经深支和尺动脉分支分布。

【主治】指挛腕痛、头项强痛；目翳；黄疸；热病、疟疾。

5.阳谷(SI5)经穴

【定位】在腕背横纹尺侧端，当尺骨茎突与三角骨之间陷中。

【解剖】尺侧腕伸肌腱与小指伸肌腱之间；穴区内有前臂后皮神经和贵要静脉属支，深层有骨间后神经和动脉的分支分布。

【主治】头痛，目眩，耳鸣，耳聋，热病，癫狂痫，腕痛。

6.养老(SI6)郄穴

【定位】以手掌面向胸，当尺骨茎突桡侧骨缝凹陷中。

【解剖】尺侧腕伸肌腱与小指伸肌腱之间；穴区内有前臂后皮神经和贵要静脉属支，深层有骨间后神经和动脉的分支分布。

【主治】目视不明；肩、背、肘、臂酸痛。

7.支正(SI7)络穴

【定位】掌心向胸，阳谷穴与小海穴的连线上，腕背横纹上5寸。

【解剖】尺侧腕屈肌；穴区内有前臂内侧皮神经和贵要静脉属支，深层有骨间后神经和动脉的分支分布。

【主治】头痛、项强、肘臂酸痛；热病；癫狂；疣证。

8.小海(SI8)合穴

【定位】在肘内侧，当尺骨鹰嘴与肱骨内上髁之间凹陷处。

【解剖】尺神经沟；穴区内有前臂内侧皮神经和贵要静脉属支，深层有尺侧上副动脉和尺神经干通过。

【主治】 肘臂疼痛，癫痫，耳鸣，耳聋。

9.肩贞(SI9)

【定位】垂臂合腋，腋后纹头上1寸。

【解剖】肱二头肌长头、大圆肌；穴区内有肋间臂神经，深层有腋神经、桡神经和旋后动脉的分支分布。

【主治】肩臂疼痛、上肢不遂；瘰疬。

10.天宗(SI11)

【定位】 肩胛骨冈下窝中央凹陷处，约当肩胛冈下缘与肩胛下角之间的上1/3折点处取穴。

【解剖】冈下肌；穴区内有第4、5胸神经的后侧皮支重叠分布，深层有肩胛上神经分支和肩胛动脉网分布。

【主治】肩胛痛、肩背部损伤等局部病证；气喘。

11.颧髎(SI18)

【定位】目外眦直下，颧骨下缘凹陷处。

【解剖】颧肌、咬肌、颞肌；穴区内有眶下神经，深层有面神经颧支和下颌神经肌支分布。

【主治】口眼歪斜、眼睑瞤动、齿痛、三叉神经痛等面部病证。

12.听宫(SI19)手足少阳、手太阳会穴

【定位】耳屏前，下颌骨髁状突的后方，张口时呈凹陷处。

【解剖】腮腺、外耳道软骨；穴区内有耳颞神经和颞浅动脉分支分布，深层有面神经的分支分布。

【主治】耳鸣、耳聋、聤耳等耳疾；齿痛。

七、足太阳膀胱经

1.睛明(BL1)手足太阳、足阳明、阴跷、阳跷会穴

【定位】目内眦角稍内上方凹陷处。

【解剖】眼轮匝肌、眶脂肪组织、内直肌；穴区内有滑车上神经及内眦动脉分支分布，深层有面神经颞支和动眼神经、滑车上神经、滑车下神经及动脉经过。

【主治】目赤肿痛、流泪、视物不明、目眩、近视、夜盲、色盲等目疾；急性腰扭伤、坐骨神经痛；心动过速。

2.攒竹(BL2)

【定位】眉头凹陷中，约在目内眦直上。

【解剖】眼轮匝肌、皱眉肌；穴区内有滑车上神经和动脉分支，深层有面神经颞支和额动脉分支分布。

【主治】头痛、眉棱骨痛、眼睑润动、眼睑下垂、口眼歪斜、目视不明、流泪、目赤肿痛等眼部病证；呃逆。

3.天柱(BL10)

【定位】后发际正中直上0.5寸，旁开1.3寸，当斜方肌外缘凹陷中。

【解剖】斜方肌、头半棘肌；穴区内有第3颈神经后支和枕动脉分支，深层有枕大神经和枕动脉本干经过。

【主治】后头痛、项强、肩背腰痛等痹证；鼻塞；癫狂痛；热病。

4.大杼(BL11)八会穴之骨会，督脉别络，手足太阳、少阳会穴

【定位】第1胸椎棘突下，旁开1.5寸。

【解剖】斜方肌、菱形肌、上后锯肌；穴区内有第1、2胸神经后侧皮支及其伴行动静脉，深部有副神经、肩胛背神经和动脉分支分布。

【主治】咳嗽；项强、肩背痛。

5.风门(BL12)督脉、足太阳会穴

【定位】第2胸椎棘突下，旁开1.5寸。

【解剖】斜方肌、菱形肌、上后锯肌、竖脊肌；穴区内有第2、3胸神经后侧皮支及伴行动静脉，深部有副神经、肩胛背神经、第2胸神经后支、第3胸神经后支及肩胛背脉分支分布。

【主治】感冒、咳嗽、发热、头痛等表证；项强、胸背痛。

6.肺俞(BL13)肺之背俞穴

【定位】第3胸椎棘突下，旁开1.5寸。

【解剖】斜方肌、菱形肌、上后锯肌、竖脊肌；穴区内有第3、4胸神经后侧皮支及其伴行动静脉，深部有副神经、肩胛背神经、第3胸神经后支的肌支、第4胸神经后支的肌支及肩胛背动脉分支分布。

【主治】咳嗽、气喘、咳血等肺疾；盗汗、骨蒸潮热等阴虚病证。

7.厥阴俞(BL14)心包背俞穴

【定位】在第4胸椎棘突下，旁开1.5寸处。

【解剖】斜方肌、菱形肌、竖脊肌；穴区内有第4、5胸神经后侧皮支及其伴行动静脉，深部有第4、5胸神经后支肌支和肩胛背动脉分支分布。

【主治】心痛，心悸，胸闷，咳嗽，呕吐。

8.心俞(BL15)心之背俞穴

【定位】第5胸椎棘突下，旁开1.5寸。

【解剖】斜方肌、菱形肌下缘、竖脊肌；穴区内有第5、6胸神经后侧皮支及其伴行动静脉，深部有副神经、肩胛背神经和第5、6胸神经后支肌支及肩胛背动脉分支分布。

【主治】心痛、惊悸、失眠、健忘、癫痫等心与神志病变；咳嗽、吐血；盗汗、遗精。

9.督俞(BL16)

【定位】在第6胸椎棘突下，旁开1.5寸处。

【解剖】斜方肌、背阔肌、竖脊肌；穴区内有第6、7胸神经后侧皮支及其伴行动静脉，深部有副神经、胸背神经和第6、7胸神经后支肌支及肩胛背动脉分支分布。

【主治】心痛，腹痛，腹胀，肠鸣，呃逆。

10.膈俞(BL17)八会穴之血会

【定位】第7胸椎棘突下。旁开1.5寸。

【解剖】斜方肌、背阔肌、竖脊肌；穴区内有第7、8胸神经后侧皮支及其伴行动静脉，深部有副神经、胸背神经和第7、8胸神经后支肌支及肩胛背动脉分支分布。

【主治】呕吐、呃逆、气喘等上逆之证；贫血；瘾疹、皮肤瘙痒；潮热、盗汗。

11.胰俞(BLXX)

【定位】在第8胸椎棘突下，旁开1.5寸处。

【解剖】斜方肌、背阔肌、竖脊肌；穴区内有第8、9胸神经后侧皮支及其伴行动静脉，深部有副神经、胸背神经和第8、9胸神经后支肌支及肩胛背动脉分支分布。

【主治】糖尿病，胁痛，吐血，目赤，目视不明，眩晕，背痛。

12.肝俞(BL18)肝之背俞穴

【定位】第9胸椎棘突下，旁开1.5寸。

【解剖】斜方肌、背阔肌、竖脊肌；穴区内有第9、10胸神经后侧皮支及其伴行动静脉，深部有副神经、胸背神经和第9、10胸神经后支肌支及肩胛背动脉分支分布。

【主治】胁痛、黄疸等肝胆疾患；目赤、目视不明、夜盲、迎风流泪等目疾；癫狂痫；脊背痛。

13.胆俞(BL19)胆之背俞穴

【定位】第10胸椎棘突下，旁开1.5寸。

【解剖】背阔肌、竖脊肌；穴区内有第10、11胸神经后侧皮支及其伴行动静脉，深部有胸背神经、第10胸神经后支肌支、第11胸神经后支肌支和相应的肋间后动脉背侧支分支分布。

【主治】黄疸、口苦、胁痛等肝胆病证；肺痨、潮热。

14.脾俞(BL20)脾之背俞穴

【定位】第11胸椎棘突下，旁开1.5寸。

【解剖】背阔肌、下后锯肌、竖脊肌；穴区内有第11、12胸神经后侧皮支及其伴行动静脉，深部有第11、12胸神经后支肌支及相应的肋间后动脉背侧支分支分布。

【主治】腹胀、纳呆、呕吐、泄泻、痢疾、便血、水肿等脾胃肠疾患；背痛。

15.胃俞(BL21)胃之背俞穴

【定位】第12胸椎棘突下，旁开1.5寸。

【解剖】背阔肌、下后锯肌、竖脊肌；穴区内有第12胸神经和第1腰神经后侧皮支及其伴行动静脉，深部有第12胸神经、第1腰神经后支肌支及相应的肋下动脉背侧支分支分布。

【主治】胃脘痛、呕吐、腹胀、肠鸣等胃疾。

16.三焦俞(BL22)三焦之背俞穴

【定位】第1腰椎棘突下，旁开1.5寸。

【解剖】背阔肌、下后锯肌、竖脊肌；穴区内有第1、2腰神经后侧皮支及其伴行动静脉，深部有第1、2腰神经后支肌支及相应的腰动脉背侧支分支分布。

【主治】肠鸣、腹胀、腹泻、水肿等脾胃肠病证；小便不利、水肿等三焦气化不利病证；腰背强痛。

17.肾俞(BL23)肾之背俞穴

【定位】第2腰椎棘突下，旁开1.5寸。

【解剖】胸腰筋膜浅层、竖脊肌；穴区内有第2、3腰神经后内侧皮支及其伴行动静脉，深部有第2、3腰神经后支肌支和相应腰动脉背侧支分支分布。

【主治】头晕、耳鸣、耳聋、腰酸痛等肾虚病证；遗尿、遗精、阳痿、早泄、不育等生殖泌尿系疾患；月经不调、带下、不孕等妇科病证。

18.气海俞(BL24)

【定位】在第3腰椎棘突下，旁开1.5寸处。

【解剖】胸腰筋膜浅层、竖脊肌；穴区内有第3、4腰神经后内侧皮支及其伴行动静脉，深部有第3、4腰神经后支肌支和相应腰动脉背侧支分支分布。

【主治】腰痛，痛经，肠鸣，痔疾。

19.大肠俞(BL25)大肠之背俞穴

【定位】第4腰椎棘突下，旁开1.5寸。

【解剖】胸腰筋膜浅层、竖脊肌；穴区内有第4、5腰神经后内侧皮支及其伴行动静脉，深部有第4、5腰神经后支肌支和相应腰动脉背侧支分支分布。

【主治】腰腿痛；腹痛、腹胀、肠鸣、泄泻、便秘等胃肠病证。

20.关元俞(BL26)

【定位】第1骶椎棘突下旁开1.5寸，约平第1骶后孔。

【解剖】胸腰筋膜浅层、竖脊肌；穴区内有第5腰神经和第1骶神经后内侧皮支及其伴行动静脉，深部有第5腰神经后支肌支和腰最下动脉背侧支分支分布。

【主治】腹胀，泄泻，小便不利，遗尿，消渴，腰痛。

21.小肠俞 (BL27)小肠背俞穴

【定位】在骶正中嵴旁1.5寸，平第1骶后孔处。

【解剖】胸腰筋膜浅层、臀大肌、竖脊肌；穴区内有臀中皮神经，深层有臀上动脉分支、臀下神经分支和第1骶神经后支肌支分布。

【主治】遗精、遗尿、尿血、尿痛、带下等泌尿生殖系统疾患；腹泻、痢疾；疝气；腰骶痛。

22.膀胱俞(BL28)膀胱之背俞穴

【定位】第2骶椎棘突下旁开1.5寸，约平第2骶后孔。

【解剖】臀大肌、竖脊肌；穴区内有臀中皮神经，深层有第2骶神经后支肌支、臀下皮神经分支和臀上动脉分支分布。

【主治】小便不利、遗尿等膀胱气化功能失调病证；腰骶痛；腹痛、泄泻、便秘。

23.中膂俞(BL29)

【定位】在骶正中嵴旁1.5寸，平第3骶后孔处。

【解剖】臀大肌、骶结节韧带；穴区内有臀中皮神经，深层有臀下皮神经分支和臀上动脉分支分布。

【主治】腰脊、骶部强痛，泄泻，痢疾，腹胀，疝气，消渴。

24.白环俞(BL30)

【定位】在骶正中嵴旁1.5寸，平第4骶后孔处。

【解剖】臀大肌、梨状肌；穴区内有臀中皮神经，深层有臀下皮神经和臀下动脉分支分布。

【主治】遗尿，疝气，遗精，月经不调，白带，腰骶痛。

25.次髎(BL32)

【定位】第2骶后孔中，约当髂后上棘下与后正中线之间。

【解剖】胸腰筋膜浅层、竖脊肌；穴区内有臀中皮神经，深层有骶外侧动脉分支和第2骶神经后支肌支分布。

【主治】月经不调、带下、痛经等妇科病证；小便不利；遗精、阳痿、疝气；腰骶痛、下肢痿痹。

26.承扶(BL36)

【定位】臀横纹的中点。

【解剖】臀大肌、半腱肌与股二头肌之间；穴区内有股后皮神经分支，深层有臀下神经、臀下动脉分支分布，并有坐骨神经和股后皮神经本干经过。

【主治】腰、骶、臀、股部疼痛；痔疾。

27.委阳(BL39)三焦下合穴、足太阳之别络

【定位】在腘横纹外侧端，当股二头肌腱的内侧。

【解剖】腓肠肌外侧头；穴区内有股后皮神经，深层有胫神经分支和膝上外动脉分支分布，并有腓总神经本干经过。

【主治】腹满、小便不利；腰脊强痛，腿足挛痛。

28.委中(BL40)合穴；膀胱下合穴

【定位】腘横纹中点，当股二头肌腱与半腱肌肌腱的中间。

【解剖】腓肠肌内外侧头之间、腘窝内脂肪组织；穴区内有股后皮神经，深层有腓肠肌内侧皮神经起始端、胫神经干和腘动脉、腘静脉经过。

【主治】腰背痛、下肢痿痹等腰及下肢病证；腹痛、急性吐泻；小便不利、遗尿；丹毒。

29.膏肓(BL43)

【定位】第4胸椎棘突下，旁开3寸。

【解剖】斜方肌、菱形肌、竖脊肌；穴区内有第4、5胸神经后外侧 皮支的分支及其伴行动静脉，深部有膈神经、肩胛背神经和第4、5胸神经后支肌支及肩胛背动脉分支分布，并有肩胛背神经和动脉经过。

【主治】咳嗽、气喘、肺痨等肺之虚损证；盗汗、健忘、遗精等虚劳诸疾；肩胛痛。

30.志室(BL52)

【定位】第2腰椎棘突下，旁开3寸。

【解剖】背阔肌、竖脊肌；穴区内有第1、2腰神经后外侧皮支及其伴行动静脉；深部有第1、2腰神经后支肌支和第1、2腰背动脉分支分布。

【主治】遗精、阳痿等肾虚病证；小便不利、水肿；腰脊强痛。

31.秩边(BL54)

【定位】平第4骶后孔，骶正中嵴旁开3寸。

【解剖】臀大肌、梨状肌下缘；穴区内有臀中皮神经，深层有臀下神经和动脉分支分布，并有股后皮神经和坐骨神经经过。

【主治】腰骶痛、下肢痿痹等腰及下肢病证；小便不利；便秘、痔疾；阴痛。

32.承山(BL57)

【定位】腓肠肌两肌腹之间凹陷的顶端处，约在委中与昆仑之间中点。

【解剖】腓肠肌、比目鱼肌；穴区内有腓肠内侧皮神经分布，深层有胫神经、胫后动脉分支分布，并有腓肠内侧神经本干、小隐静脉、胫神经和胫后动脉本干经过。

【主治】腿痛拘急、疼痛；痔疾。

33.飞扬(BL58)络穴

【定位】昆仑穴直上7寸，承山外下方1寸处。

【解剖】腓肠肌、比目鱼肌；穴区内有腓肠外侧皮神经分支和小隐静脉属支，深层有胫神经和腓动脉分支分布。

【主治】头痛、目眩；腰腿疼痛；痔疾。

34.跗阳(BL59)阳跷郄穴。

【定位】在外踝后昆仑直上3寸处。

【解剖】腓骨短肌、姆长屈肌；穴区内有腓肠神经分支和小隐静脉属支，深层有腓浅神经、胫神经和腓动脉分支分布。

【主治】头重，头痛，腰腿痛，下肢瘫痪，外踝红肿。

35.昆仑(BL60)经穴

【定位】外踝尖与跟腱之间的凹陷处。

【解剖】腓骨短肌腱与跟腱之间；穴区内有腓肠神经分支和小隐静脉属支及腓肠神经与小隐静脉本干经过，深层有外踝后动脉分支分布。

【主治】后头痛、项强、腰骶疼痛、足踝肿痛等痛证；癫痫；滞产。

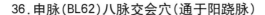

36.申脉(BL62)八脉交会穴(通于阳跷脉)

【定位】外踝直下方凹陷中。

【解剖】伸肌下支持带、趾短伸肌；穴区内有足背外侧皮神经分支和小隐静脉属支，深层有足底外侧神经和动脉分支分布。

【主治】头痛、眩晕；癫狂痫证、失眠等神志疾患；腰腿酸痛。

37.金门(BL63)郄穴

【定位】　在足外踝前缘直下，当骰骨下缘处。

【解剖】小趾展肌；穴区内有足背外侧皮神经分支和小隐静脉属支，深层有足底外侧神经和动脉分支分布。

【主治】癫痫，小儿惊风，腰痛，下肢痹痛。

38.京骨(BL64)原穴

【定位】在足第5跖骨粗隆下方，赤白肉际处。

【解剖】同金门穴。

【主治】头痛，项强，目翳，癫痫，腰腿痛。

39.束骨(BL65)输穴

【定位】第5跖骨小头的后缘，赤白肉际处。

【解剖】同金门穴。

【主治】头痛、项强、目眩等头部疾患；腰腿痛；癫狂。

40.足通谷(BL66)荥穴

【定位】在足第5跖趾关节前方，赤白肉际处。

【解剖】穴区内有趾背神经和趾背动脉分支及趾底固有神经、趾底固有动脉分支分布。

【主治】头痛，项强，目眩，鼻衄，癫狂。

41.至阴(BL67)井穴

【定位】足小趾外侧趾甲根角旁0.1寸。

【解剖】穴区内有趾背神经和动脉的分支分布。

【主治】胎位不正、滞产；头痛、目痛；鼻塞、鼻衄。

八、足少阴肾经

1.涌泉(KI1)井穴

【定位】足趾跖屈时，约当足底(去趾)前1／3凹陷处。

【解剖】跖腱膜、趾短屈肌腱、第2蚓状肌；穴区内有足底外侧神经皮支和足底内侧神经皮支，深层有足底外侧神经肌支和足底内侧动脉分支，并有第2趾底总神经干和第2跖底动脉本干经过。

【主治】昏厥、中暑、小儿惊风、癫狂痛等急症及神志疾患；头痛、头晕、目眩、失眠；咯血、咽喉肿痛、喉痹等肺系病证；大便难、小便不利；奔豚气；足心热。

2.然谷(KI2)荣穴

【定位】内踝前下方，足舟骨粗隆下缘凹陷中。

【解剖】母展肌；穴区内有隐神经和大隐静脉属支，深层有足底内侧神经和足底内侧动脉分支分布。

【主治】月经不调、阴挺、阴痒、白浊等妇科病证；遗精、阳痿、小便不利等泌尿生殖系疾患；咯血、咽喉肿痛；消渴；腹泻；小儿脐风、口噤。

3.太溪(KI3)输穴；原穴

【定位】内踝高点与跟腱后缘连线的中点凹陷处。

【解剖】母长屈肌；穴区内有隐神经分支和大隐静脉属支分支，深层有胫神经、胫后动脉本干经过，并有它们的分支分布。

【主治】头痛、目眩、失眠、健忘、遗精、阳痿等肾虚证；咽喉肿痛、齿痛、耳鸣、耳聋等阴虚性五官病证；咳嗽、气喘、咯血、胸痛等肺部疾患；消渴、小便频数、便秘；月经不调；腰脊痛，下肢厥冷。

4.大钟(KI4)络穴

【定位】太溪穴下0.5寸稍后，当跟腱内缘处。

【解剖】跟骨；穴区内有隐神经小腿内侧皮支和大隐静脉属支，深层前方有胫神经干和胫后动脉干经过。

【主治】痴呆；癃闭、遗尿、便秘；月经不调；咯血、气喘；腰脊强痛、足跟痛。

5.水泉(KI5)郄穴

【定位】在太溪穴直下1.0寸处。

【解剖】跟骨；穴区内有隐神经分支和大隐静脉属支，深层有胫神经干和胫后动脉干经过。

【主治】月经不调，痛经，小便不利，腹痛，头晕目花。

6.照海(KI6)八脉交会穴(通阴跷脉)

【定位】内踝高点正下缘凹陷处。

【解剖】胫骨后肌腱；穴区内有隐神经分支和大隐静脉属支，深层有足底内侧神经肌支和胫后动脉内侧支分支分布。

【主治】失眠、癫痫等精神、神志疾患；咽喉干痛、目赤肿痛等五官热性疾患；月经不调、带下、阴挺等妇科病证；小便频数、癃闭。

7.复溜(KI7)经穴

【定位】太溪直上2寸，当跟腱的前缘。

【解剖】拇长屈肌；穴区内有隐神经分支、小腿内侧皮神经和大隐静脉属支分支，深层有胫神经肌支和胫后动脉分支分布。

【主治】水肿、汗证等津液输布失调疾患；腹胀、腹泻等胃肠疾患；腰脊强痛、下肢痿痹。

8.交信(KI8)阴跷脉郄穴

【定位】在复溜穴前约0.5寸处。

【解剖】拇长屈肌；穴区内有隐神经和大隐静脉属支，深层有胫神经肌支和胫后动脉分支分布。

【主治】月经不调，崩漏，阴挺，泄泻，大便难，睾丸肿痛，五淋，疝气，阴痒，泻痢赤白，膝、股、腘内廉痛。

9.筑宾(KI9)阴维脉郄穴

【定位】在太溪与阴谷连线上，当太溪上5寸处。

【解剖】小腿三头肌；穴区内有隐神经分支和大隐静脉属支分支，深层有胫神经和胫后动脉分支分布。

【主治】癫狂痫证，呕吐，疝气，小腿内侧痛。

10.阴谷(KI10)合穴

【定位】屈膝，腘窝内侧，当半腱肌肌腱与半膜肌肌腱之间。

【解剖】半腱肌腱与半膜肌肌腱之间、腓肠肌内侧；穴区内有隐神经分支和大隐静脉，深层有胫神经肌支和腘动脉的膝上内侧动脉分支分布。

【主治】癫狂；阳痿、小便不利、月经不调、崩漏等泌尿生殖系疾患；膝股内侧痛。

11.肓俞(KI16)足少阴、冲脉会穴

【定位】脐旁0.5寸。

【解剖】腹直肌鞘前壁、腹直肌；穴区内有第10肋间神经前皮支和脐周静脉网，深层有第10肋间神经肌支及腹壁上动脉和腹壁下动脉的分支分布。

【主治】腹痛、泄泻、便秘等胃肠病证；月经不调；疝气。

九、手厥阴心包经

1.天池(PC1)手足厥阴、少阳会穴

【定位】乳头外侧1寸，当第4肋间隙中。

【解剖】胸大肌、胸小肌；穴区内有第4肋间神经外侧皮支和胸壁浅静脉分布，深层有胸前神经肌支、胸外侧动脉分支和第4肋间神经、第4肋间动脉分布。

【主治】咳嗽、痰多、胸闷、气喘、胸痛等肺心病证；乳痈；瘰疬。

2.曲泽(PC3)合穴

【定位】肘微屈，肘横纹中，肱二头肌腱的尺侧缘。

【解剖】旋前圆肌、肱肌；穴区内有前臂内侧皮神经、肘正中静脉和贵要静脉，深层有正中神经和肱动脉分支分布

【主治】心悸、善惊等心系病证；胃痛、呕血、呕吐等热性胃病；暑热病；肘臂挛痛。

3.郄门(PC4)郄穴

【定位】腕横纹上5寸，掌长肌腱与桡侧腕屈肌腱之间。

【解剖】指浅屈肌、指深屈肌；穴区内有前臂内侧皮神经、前臂外侧皮神经和前臂正中静脉，深层有正中神经干和正中动脉经过，并有骨间前神经和动脉分布。

【主治】心痛、心悸、心烦、胸痛等心胸病证；呕血、咳血；疔疮；癫痫。

4.间使(PC5)经穴

【定位】腕横纹上3寸，掌长肌腱与桡侧腕屈肌腱之间。

【解剖】指浅屈肌、指深屈肌；穴区内有前臂内侧皮神经、前臂外侧皮神经和前臂正中静脉，深层有正中神经干和正中动脉经过，并有骨间前神经和动脉分布。

【主治】心痛、心悸等心疾；胃痛、呕吐等热性胃病；热病、疟疾；癫狂痫。

5.内关(PC6)络穴；八脉交会穴(通于阴维脉)

【定位】腕横纹上2寸，掌长肌腱与桡侧腕屈肌腱之间。

【解剖】掌长肌腱与桡侧腕屈肌腱之间、旋前方肌；穴区内有前臂内侧皮神经、前臂外侧皮神经和前臂正中静脉，深层有正中神经干和正中动脉经过，并有骨间前神经和骨间前动脉分布。

【主治】心痛、胸闷、心动过速或过缓等心疾；胃痛、呕吐、呃逆等胃腑病证；中风；失眠、郁证、癫狂痫等神志病证；眩晕症；肘臂挛痛。

6.大陵(PC7)原穴；输穴

【定位】腕横纹中央，掌长肌腱与桡侧腕屈肌腱之间。

【解剖】腕横韧带；穴区内有腕掌侧浅静脉网和正中神经掌皮支分布，深层有正中神经和腕掌侧动脉分布。

【主治】心痛、心悸、胸胁满痛；胃痛、呕吐、口臭等胃腑病证；喜笑悲恐、癫狂痫等神志疾患；臂肘挛痛。

7.劳宫(PC8)荥穴

【定位】掌心横纹中，第2、3掌骨之间。简便取穴法：握拳，中指尖下是穴。

【解剖】掌腱膜、指浅屈肌腱、指深屈肌腱；穴区内有正中神经掌皮支，深层有指掌侧固有神经、尺神经掌深支、掌浅弓及其分支、指掌侧总动脉和掌深弓及其分支掌心动脉分布。

【主治】中风昏迷、中暑等急症；心痛、烦闷、癫狂痫等神志疾患；口疮，口臭；鹅掌风。

8.中冲(PC9)井穴

【定位】中指尖端的中央。

【解剖】穴区内有指掌侧固有神经和动脉静脉网分布。

【主治】中风昏迷、舌强不语、中暑、昏厥、小儿惊风等急症。

十、手少阳三焦经

1.关冲(SJ1)井穴

【定位】无名指尺侧指甲根角旁0.1寸。

【解剖】穴区内有指掌侧固有神经(尺神经分支)和指掌侧固有动静脉形成的动静脉网分布。

【主治】头痛、目赤、耳鸣、耳聋、喉痹、舌强等头面五官病证；热病、中暑。

2.液门(SJ2)荥穴

【定位】在手背第4、5指间，指蹼缘后 方赤白肉际处.

【解剖】穴区内有指背神经(尺神经分支)和掌背动脉分布。

【主治】头痛，目赤，耳聋，耳鸣，喉痹，疟疾，手臂痛。

3.中渚(SJ3)输穴

【定位】手背，第4、5掌骨小头后缘之间凹陷中，当液门穴后1寸。

【解剖】骨间背侧肌；穴区内有手背静脉网和尺神经皮支，深层有尺神经肌支和掌背动脉分布。

【主治】头痛、目赤、耳鸣、耳聋、喉痹、舌强等头面五官病证；热病；肩背肘臂酸痛、手指不能屈伸。

4.阳池(SJ4)原穴

【定位】腕背横纹中，指总伸肌腱尺侧缘凹陷中。

【解剖】伸肌支持带；穴区内有尺神经皮支，深层有腕背侧动脉分布。

【主治】目赤肿痛、耳聋、喉痹等五官病证；消渴、口干；腕痛、肩臂痛。

5.外关(SJ5)络穴；八脉交会穴(通于阳维脉)

【定位】腕背横纹上2寸，尺骨与桡骨正中间。

【解剖】小指伸肌、示指伸肌；穴区内有前臂背侧皮神经，深层有骨间后神经和骨间动脉分布。

【主治】热病；头痛、目赤肿痛、耳鸣、耳聋等头面五官病证；瘰疬；胁肋痛；上肢痿痹不遂。

6.支沟(SJ6)经穴

【定位】腕背横纹上3寸，尺骨与桡骨正中间。

【解剖】小指伸肌、拇长展肌；穴区内有前臂背侧皮神经，深层有骨间后神经和骨间后动脉分布。

【主治】便秘；耳鸣、耳聋；暴喑；瘰疬；胁肋痛；热病。

7.会宗(SJ7)郄穴

【定位】在腕背横纹上3寸，支沟穴尺侧约1寸，当尺骨桡侧缘处。

【解剖】尺侧腕屈肌；穴区内有前臂背侧皮神经、前臂内侧皮神经和贵要静脉属支，深层有骨间后神经和骨间后动脉分布。

【主治】耳聋，癫痫，上肢痹痛。

8.天井(SJ10)合穴

【定位】屈肘，当肘尖直上1寸凹陷处。

【解剖】肱三头肌腱；穴区内有臂内侧皮神经和臂背侧皮神经，深层有桡神经肌支和肘关节动脉网分布。

【主治】偏头痛，耳聋，瘰疬，胁肋痛，癫痫。

9.肩髎(SJ14)

【定位】肩峰后下方，上臂外展时，当肩　穴后寸许凹陷中。

【解剖】三角肌、冈下肌；穴区内有锁骨上神经外侧支，深层有腋神经和旋肱后动脉分布。

【主治】肩臂疼痛不举、上肢痿痹。

10.翳风(SJ17) 手足少阳会穴

【定位】乳突前下方与下颌角之间的凹陷处。

【解剖】腮腺；穴区内有耳大神经、面神经耳支和耳后静脉，深层有面神经干经过，并有舌咽神经腮腺支、耳后动脉和翼静脉丛分布。

【主治】耳鸣、耳聋等耳疾；口眼歪斜、面风、牙关紧闭、颊肿等面、口病证；瘰疬。

11.角孙(SJ20)手太阳、阳明、手足少阳会穴

【定位】折耳廓向前,当耳尖直上入发际处。

【解剖】耳上肌、颞肌;穴区内有耳颞神经皮支,深层有耳颞神经肌支和颞浅动脉分布。

【主治】头痛、项强;目赤肿痛、目翳;齿痛、颊肿。

12.耳门(SJ21)

【定位】耳屏上切迹前,下颌骨髁状突后缘,张口有凹陷处。

【解剖】腮腺;穴区内有耳颞神经和颞浅动脉干经过,深层有下颌神经和舌咽神经腮腺支分布。

【主治】耳鸣、耳聋、聤耳等耳疾;齿痛、颈颌痛。

13.丝竹空(SJ23)

【定位】眉梢的凹陷处。

【解剖】眼轮匝肌;穴区内有上颌神经颧颞支和颞浅动脉,深层有面神经颞支和颞浅动脉肌支分布。

【主治】癫痫;头痛、目眩、目赤肿痛、眼睑动等头目病证;齿痛。

十一、足少阳胆经

1.瞳子髎(GB1)手太阳、手足少阳会穴

【定位】目外眦外侧约0.5寸,眶骨外缘凹陷中。

【解剖】眼轮匝肌、颞肌;穴区内有三叉神经的眼神经、上颌神经,深层有面神经颞支、颧支和颞浅动脉分布。

【主治】头痛;目赤肿痛、羞明流泪、内障、目翳等目疾。

2.听会(GB2)

【定位】耳屏间切迹前,下颌骨髁状突后缘,张口凹陷处。

【解剖】咬肌筋膜、腮腺;穴区内有耳颞神经、耳大神经和颞浅动脉,深层有面神经丛、下颌神经肌支和舌咽神经腮腺支分布。

【主治】耳鸣、耳聋、聤耳等耳疾;齿痛、面痛、口眼㖞斜、口噤。

3.完骨(GB12)足少阳、太阳会穴

【定位】耳后,乳突后下方凹陷中。

【解剖】胸锁乳突肌;穴区内有枕小神经、耳大神经和耳后动脉,深层有副神经、颈神经丛肌支和枕动脉分布。

【主治】头痛、颊肿、口眼㖞斜、喉痹、齿痛等头面五官病证;颈项强痛;癫痫。

4.阳白(GB14)手足阳明、少阳、阳维会穴

【定位】目正视，瞳孔直上，眉上1寸。

【解剖】额肌；穴区内有眶上神经和颞浅动脉，深层有面神经颞支和眶上动脉分布。

【主治】前头痛；目痛、视物模糊、眼睑动等目疾。

5.头临泣(GB15) 足少阳、太阳、阳维会穴

【定位】目正视，瞳孔直上入前发际0.5寸，神庭与头维连线的中点。

【解剖】同阳白穴。

【主治】头痛；目痛、目眩、流泪、目翳等目疾；鼻塞、鼻渊；小儿惊痫。

6.风池(GB20)手足少阳、阳维会穴

【定位】胸锁乳突肌与斜方肌上端之间的凹陷中，平风府穴。

【解剖】头夹肌、头半棘肌；穴区内有枕小神经，深层有枕大神经和枕动脉分布。

【主治】中风、癫痫、头痛、眩晕、耳鸣、耳聋等内风所致的病证；感冒、鼻塞、衄衄、目赤肿痛、口眼歪斜等外风所致的病证；颈项强痛。

7.肩井(GB21)手足少阳、足阳明、阳维会穴

【定位】肩上，大椎穴与肩峰连线的中点上。

【解剖】斜方肌、肩胛提肌；穴区内有锁骨上神经内侧支分布，深层有副神经、肩胛背神经和颈横动脉分布，再深层有胸膜顶。

【主治】颈项强痛、肩背疼痛、上肢不遂；难产、乳痈、乳汁不下等妇产科及乳房疾患；瘰疬。

8.日月(GB24)胆之募穴足太阴、少阳、阳维会穴

【定位】乳头直下，第7肋间隙。

【解剖】腹外斜肌、肋间外肌、肋间内肌；穴区内有第7肋间神经前皮支，深层有第7肋间神经和动脉分布。

【主治】黄疸、胁肋疼痛等肝胆病证；呕吐、吞酸、呃逆等肝胆犯胃病证。

9.京门(GB25)肾募穴

【定位】在第12肋端下方，当章门穴后1.8寸处。

【解剖】腹外斜肌、腹内斜肌、腹横肌；穴区内有第11、12肋间神经外侧皮支，深层有第11、12肋间神经和肋下动脉分布。

【主治】小便不利，水肿，腰痛，胁痛，腹胀，泄泻。

10.带脉(GB26) 足少阳、带脉会穴

【定位】侧腹部，第11肋骨游离端直下平脐处。

【解剖】腹外斜肌、腹内斜肌、腹横肌；穴区内有第10肋间神经外侧皮支，深层有肋下神经和肋下动脉分布。

【主治】月经不调、经闭、赤白带下等妇科经带病证；疝气；腰痛、胁痛。

11.环跳(GB30)足少阳、太阳会穴

【定位】侧卧屈股，当股骨大转子高点与骶管裂孔连线的外1/3与内2/3交点处。

【解剖】臀大肌；穴区内有臀下皮神经、髂腹下神经、臀上皮神经和股外侧皮神经，深层有坐骨神经干经过，并有臀下神经和臀下动脉分布。

【主治】腰胯疼痛、下肢痿痹、半身不遂等腰腿疾患；风疹。

12.风市(GB31)

【定位】大腿外侧正中，腘横纹上7寸。简便取穴法：直立垂手时，中指尖下是穴。

【解剖】髂胫束、股外侧肌、股中间肌；穴区内有股外侧皮神经，深层有股神经肌支和旋股外侧动脉降支分布。

【主治】下肢痿痹、麻木及半身不遂等下肢疾患；遍身瘙痒。

13.阳陵泉(GB34)合穴；胆下合穴；八会穴之筋会

【定位】腓骨小头前下方凹陷中。

【解剖】腓骨长肌、趾长伸肌；穴区内有腓肠外侧皮神经，深层有腓浅神经、腓深神经和胫前动脉、膝下外侧动脉分布。

【主治】黄疸、胁痛、口苦、呕吐、吞酸等肝胆犯胃病证；膝肿痛、下肢痿痹及麻木等下肢、膝关节疾患；小儿惊风。

14.阳交(GB35)阳维脉郄穴

【定位】在外踝尖上7寸，腓骨后缘处

【解剖】小腿三头肌、腓骨长肌、踇长屈肌；穴区内有腓肠外侧皮神经，深层有胫神经肌支、腓浅神经肌支和腓动脉分布。

【主治】胸胁胀满，下肢痿痹，癫狂。

15.外丘(GB36)郄穴

【定位】在外踝尖上7寸，腓骨前缘平阳交处

【解剖】腓骨长肌、腓骨短肌、趾长伸肌、拇长伸肌；穴区内有腓肠外侧皮神经，深层有腓浅神经肌支、腓深神经肌支和胫前动脉分布，再深层有腓深神经干和胫前动脉、胫前静脉经过。

【主治】颈项强痛，胸胁胀满，下肢痿痹，癫狂。

16．光明(GB37)络穴

【定位】外踝高点上5寸，腓骨前缘。

【解剖】腓骨短肌、趾长伸肌、踇长伸肌；穴区内有腓肠外侧皮神经和腓浅神经，深层有腓深神经和胫前动脉分布，再深层有腓深神经干和胫前动脉、胫前静脉分布。

【主治】目痛、夜盲、近视、目花等目疾；胸乳胀痛；下肢痿痹。

17．阳辅(GB38)经穴

【定位】在外踝尖上4寸，腓骨前缘稍前处。

【解剖】趾长伸肌、拇长伸肌；穴区内有腓肠外侧皮神经和腓浅神经，深层有腓深神经和胫前动脉分布，再深层有小腿骨间膜及腓动脉、腓静脉经过。

【主治】偏头痛，目外眦痛，咽喉肿痛，瘰疬，胸胁胀痛，脚气，下肢痿痹，半身不遂。

18．悬钟(GB39)别名绝骨，八会穴之髓会

【定位】外踝高点上3寸，腓骨前缘。

【解剖】趾长伸肌；穴区内有腓肠外侧皮神经，深层有腓深神经和腓动脉穿支，再深层有小腿骨间膜及腓动脉、腓静脉经过。

【主治】痴呆、中风等髓海不足疾患；颈项强痛、胸胁满痛、下肢痿痹。

19．丘墟(GB40)原穴

【定位】足外踝前下方，趾长伸肌腱的外侧凹陷中。

【解剖】小腿十字韧带、趾短伸肌；穴区内有足背外侧皮神经、腓浅神经皮支，深层有腓深神经肌支和外踝前动脉分布。

【主治】目赤肿痛、目翳等目疾；颈项痛、腋下肿、胸胁痛、外踝肿痛等痛证；足内翻、足下垂。

20．足临泣(GB41)输穴；八脉交会穴(通于带脉)

【定位】第4跖趾关节的后方，足小趾伸肌腱的外侧。

【解剖】第4骨间背侧肌和第3骨间足底肌；穴区内有足背中间皮神经和足背静脉网分布，深层有足底外侧神经肌支和第4趾背动脉分布。

【主治】偏头痛、目赤肿痛、胁肋疼痛、足跗肿痛等痛证；月经不调、乳痛；瘰疬。

21．侠溪(GB43)荥穴

【定位】足背，第4、5趾间，趾蹼缘后方赤白肉际处纹头上凹陷处。

【解剖】穴区内有足背中间皮神经和足背静脉网，深层有第4趾背动脉和第4趾背静脉经过。

【主治】头痛、耳鸣、耳聋、目痛、眩晕等头面五官病证；胸胁胀痛；足跗肿痛；热病。

22.足窍阴(GB44)井穴

【定位】第4趾外侧趾甲根角旁0.1寸。

【解剖】趾甲根；穴区内有趾背神经和趾背动脉分布。

【主治】头痛、目赤肿痛、耳鸣、耳聋、咽喉肿痛等头面五官实热病证；喉痹；胸胁痛、足跗肿痛。

十二、足厥阴肝经

1.大敦(LR1)井穴

【定位】足大趾外侧趾甲根角旁约0.1寸。

【解剖】穴区内有趾背神经和趾背动脉分布。

【主治】疝气、少腹痛；遗尿、癃闭、五淋、尿血等泌尿系病证；月经不调、崩漏、阴缩、阴中痛、阴挺等月经病及前阴病证；癫痫、善寐。

2.行间(LR2)荥穴

【定位】足背，当第1、2趾间趾蹼缘上方纹头处。

【解剖】穴区内有趾背神经和趾背动脉分布。

【主治】中风、癫痫、头痛、目眩、目赤痛、青盲、口歪等肝经风热病证；月经不调、痛经、闭经、崩漏、带下等妇科经带病证；阴中痛、疝气；遗尿、癃闭、五淋等泌尿系病证；胸胁满痛。

3.太冲(LR3)输穴；原穴

【定位】足背，第1、2跖骨结合部之前凹陷中。

【解剖】第1跖骨间背侧肌、母收肌斜头；穴区内有趾背神经和足背静脉网，深层有足底外侧神经和第1跖背动脉分布。

【主治】中风、癫狂痫、小儿惊风；头痛、眩晕、耳鸣、目赤肿痛、口眼歪斜、咽痛等肝经风热病证；月经不调、痛经、闭经、崩漏、带下等妇科经带病证；黄疸、胁痛、腹胀、呕逆等肝胃病证；遗尿、癃闭；下肢痿痹、足跗肿痛。

4.中封(LR4)经穴

【定位】在内踝前1寸，胫骨前肌腱内缘凹陷处。

【解剖】小腿十字韧带、胫骨前肌腱；穴区内有足背内侧皮神经(隐神经分支)、大隐静脉，深层有腓深神经和足背动脉分布。

【主治】疝气，遗精，小便不利，腹痛，内踝肿痛。

5.蠡沟(LR5)络穴

【定位】内踝尖上5寸，胫骨内侧面的中央。

【解剖】趾长屈肌、胫骨后肌；穴区内有大隐静脉和隐神经分布，深层有胫神经和胫后动脉分布。

【主治】月经不调、赤白带下、阴挺、睾丸肿痛、遗尿等妇科及前阴病证；疝气；小便不利；足胫疼痛。

6.中都(LB6)郄穴

【定位】在足内踝尖上7寸，胫骨内侧面中央。

【解剖】同蠡沟穴。

【主治】疝气，崩漏，腹痛，泄泻，恶露不尽。

7.曲泉(LR8)合穴

【定位】屈膝，当膝内侧横纹头上方，半腱肌、半膜肌止端前缘凹陷中。

【解剖】缝匠肌、股薄肌、半膜肌腱、腓肠肌内侧头；穴区内有隐神经和大隐静脉，深层有股神经肌支、闭孔神经肌支、胫神经肌支和膝内上动脉、膝内下动脉分布，再深层有胫神经干和腘动脉、腘静脉分布。

【主治】月经不调、痛经、带下、阴挺、阴痒、产后腹痛等妇科病证；疝气、阳痿、遗精；小便不利；膝髌肿痛、下肢痿痹。

8.章门(LR13)脾之募穴；八会穴之脏会；足厥阴、少阳会穴

【定位】第11肋游离端下际。

【解剖】腹外斜肌、腹内斜肌、腹横肌；穴区内有第10、11肋间神经外侧皮支和胸腹壁静脉，深层有第10、11肋间神经和肋间动脉分布。

【主治】腹痛、腹胀、肠鸣、腹泻、呕吐等胃肠病证；胁痛、黄疸、痞块等肝脾病证。

9.期门(LR14)肝之募穴；足太阴、厥阴、阴维会穴

【定位】乳头直下，第6肋间隙，前正中线旁开4寸。

【解剖】腹外斜肌、肋间外肌、肋间内肌；穴区内有第6肋间神经外侧皮支，深层有第6肋间神经和肋间动脉分布。

【主治】胸胁胀痛、呕吐、吞酸、呃逆、腹胀等肝胃病证；奔豚气；乳痈。

附录三　奇经八脉

一、督脉

1.长强(DU1)络穴；足少阴、少阳会穴

【定位】跪伏或胸膝位，当尾骨尖端与肛门连线的中点处。

【解剖】肛尾韧带、肛门外括约肌深部、肛提肌；穴区内有肛神经皮支(属阴部神经)，深层有肛神经肌支和肛动脉(阴部动脉分支)分布。

【主治】腹泻、痢疾、便血、便秘、痔疮、脱肛等肠腑病证；癫狂痫；腰脊和尾骶部疼痛。

2.腰阳关(DU3)

【定位】后正中线上，第4腰椎棘突下凹陷中，约与髂嵴相平。

【解剖】有腰背筋膜，棘上韧带及肌间韧带，腰动脉后支，棘突间皮下静脉丛，腰神经后支内侧支。

【主治】月经不调、赤白带下等妇科病证；遗精、阳痿等男科病证；腰骶痛、下肢痿痹。

3.命门(DU4)

【定位】后正中线上，第2腰椎棘突下凹陷中。

【解剖】有腰背筋膜，棘上韧带及肌间韧带，腰动脉后支的棘突间皮下静脉丛，腰神经后支内侧支。

【主治】与肾俞有相似治疗作用。腰脊强痛、下肢痿痹；月经不调、赤白带下、痛经、经闭、不孕等妇科病证；遗精、阳痿、精冷不育、小便频数等男性肾阳不足性病证；小腹冷痛、腹泻。

4.至阳(DU9)

【定位】后正中线上，第7胸椎棘突下凹陷中。

【解剖】棘上韧带、棘间韧带；穴区内有胸神经后支皮支，深层有胸神经后支和肋间动脉背侧支分布。

【主治】与膈俞有相似治疗作用。黄疸、胸胁胀满等肝胆病证；咳喘；脊强、腰背疼痛。

5.身柱(DU12)

【定位】后正中线上，第3胸椎棘突下凹陷中，约与两侧肩胛冈高点相平。

【解剖】棘上韧带、棘间韧带；穴区内有胸神经后支皮支，深层有胸神经后支和肋间动脉背侧支分布。

【主治】与肺俞有相似治疗作用。咳嗽、喘息；脊背强痛；癫狂、小儿风痫。

6.大椎(DU14)诸阳经之会

【定位】后正中线上，第7颈椎棘突下凹陷中。

【解剖】棘上韧带、棘间韧带；穴区内有第8颈神经后支皮支，深层有第8颈神经后支和颈横动脉分布。

【主治】热病、疟疾、发热恶寒、咳嗽、气喘等外感病证；骨蒸潮热；癫狂痫证、小儿惊风等神志病证；项强、脊痛；风疹、痤疮。

7.哑门(DU15)督脉、阳维会穴

【定位】第1颈椎下，后发际正中直上0.5寸。

【解剖】项韧带、棘韧带、黄韧带；穴区内伴行动脉，深层有枕大神经和枕动脉，再深层有硬脊膜和脊髓。

【主治】暴喑、舌缓不语；癫狂痫、癔病等神志病证；头痛、颈项强痛。

8.风府(DU16)足太阳、督脉、阳维会穴

【定位】正坐，头微前倾，后正中线上，入后发际上1寸。

【解剖】同哑门穴。

【主治】中风、癫狂痫、癔病等内风为患的神志病证；头痛、眩晕、颈项强痛、咽喉肿痛、失音、目痛、鼻衄等内、外风证。

9.百会(DU20)诸阳经之会

【定位】后发际正中直上7寸，或当头部正中线与两耳尖连线的交点处。

【解剖】帽状腱膜；穴区内有滑车上神经和颞浅动脉分布。

【主治】痴呆、中风、失语、失眠、健忘、癫狂痫汪、癔病等神志病证；头风、头痛、眩晕、耳鸣等头面病证；脱肛、阴挺、胃下垂等气不固摄而致的下陷性病证。

10.上星(DU23)

【定位】在头部正中线，大囟门前1寸或前发际正中直上1寸。

【解剖】枕额肌额腹；穴区内有滑车上神经，深层有面神经颞支和眶上动脉分布。

【主治】头痛、目痛、鼻衄、鼻渊等头面部病证；热病、疟疾；癫狂。

11.素髎(DU25)

【定位】鼻尖正中。

【解剖】穴区内有眶下神经和鼻动脉分布。

【主治】昏厥、惊厥、新生儿窒息、休克、呼吸衰竭等急危重证；鼻塞、鼻衄、鼻渊等鼻病。

12.水沟(DU26)手足阳明、督脉会穴

【定位】人中沟的上1/3与下2/3交点处。

【解剖】口轮匝肌；穴区内有眶下神经，深层有面神经颊支和上唇动脉分布。

【主治】昏迷、晕厥、中风、中暑、休克、呼吸衰竭等急危重证；癫病、癫狂痫、急慢惊风等神志病证；鼻塞、鼻衄、面肿、口眼歪斜、齿痛、牙关紧闭等面鼻口部病证；闪挫腰痛。

二、任脉

1.中极(RN3)膀胱之募穴，足三阴、任脉会穴

【定位】前正中线上，脐下4寸。

【解剖】腹白线、腹横筋膜；穴区内有髂腹下神经皮支和腹壁浅动脉分支，深层有髂腹下神经和腹壁浅动脉分布。

【主治】遗尿、小便不利、癃闭等泌尿系病证；遗精、阳痿、不育等男科病证；月经不调、崩漏、阴挺、阴痒、不孕、产后恶露不尽、带下等妇科病证。

2.关元(RN4)小肠之募穴，足三阴、任脉会穴

【定位】前正中线上，脐下3寸。

【解剖】腹白线、腹横筋膜；穴区内有肋下神经前皮支和腹壁浅动脉，深层有肋下神经和腹壁下动脉分布，再深层可及腹腔。

【主治】中风脱证、虚劳冷惫、羸瘦无力等元气虚损证；少腹疼痛、疝气；腹泻、痢疾、脱肛、便血等肠腑病证；五淋、尿血、尿闭、尿频等泌尿系病证；遗精、阳痿、早泄、白浊等男科病；月经不调、痛经、闭经、崩漏、带下、阴挺、恶露不尽、胞衣不下等妇科病证。

3.石门(RN5)三焦募穴

【定位】在下腹部正中线上，当脐下2寸处。

【解剖】腹白线、腹横筋膜；穴区内有肋间神经前皮支和腹壁浅动脉，深层有肋间神经和腹壁下动脉分布，再深层可及腹腔。

【主治】腹痛，水肿，疝气，小便不利，泄泻，经闭，带下，崩漏。

4.气海(RN6)肓之原穴

【定位】前正中线上，脐下1.5寸。

【解剖】同石门穴。

【主治】虚脱、形体羸瘦、脏气衰惫、乏力等气虚病证；水谷不化、绕脐疼痛、腹泻、痢疾、便秘等肠腑病证；小便不利、遗尿；遗精、阳痿、疝气；月经不调、痛经、闭经、崩漏、带下、阴挺、恶露不尽、胞衣不下等妇科病证。

5.神阙(RN8)

【定位】脐窝中央。

【解剖】穴区内有第10肋间神经前皮支,深层有第10肋间神经和腹壁上、下动脉吻合支分布。

【主治】虚脱、中风脱证等元阳暴脱;腹痛、腹胀、腹泻、痢疾、便秘、脱肛等肠腑病证;水肿、小便不利。

6.下脘(RN10)任脉、足太阴会穴

【定位】前正中线上,脐上2寸。

【解剖】腹白线、腹横筋膜;穴区内有肋间神经前皮支,深层有肋间神经与腹壁上动脉分布,再深层可及腹腔。

【主治】腹痛、腹胀、腹泻、呕吐、饮食不化、小儿疳积等脾胃病证;痞块。

7.建里(RN11)

【定位】前正中线上,脐上3寸。

【解剖】腹白线、腹横筋膜;穴区内有肋间神经前皮支,深层有肋间神经与腹壁上动脉分布,再深层可及腹腔。

【主治】胃痛、腹痛、腹胀、呕逆、食欲不振等脾胃病证;水肿。

8.中脘(RN12)胃之募穴;八会穴之腑会;手太阳、少阳、足阳明、任脉会穴

【定位】前正中线上,脐上4寸,或脐与胸剑联合连线的中点处。

【解剖】腹白线、腹横筋膜;穴区内有肋间神经前皮支,深层有肋间神经与腹壁上动脉分布,再深层可及腹腔。

【主治】胃痛、腹胀、纳呆、呕吐、吞酸、呃逆、小儿疳积等脾胃病证;黄疸;癫狂、脏躁。

9.上脘(RN13)足阳明、手太阳、任脉会穴

【定位】前正中线上,脐上5寸。

【解剖】同中脘穴

【主治】胃痛、呕吐、腹胀、呃逆等胃腑病证;癫痫。

10.巨阙(RN14)心募穴

【定位】在上腹部前正中线上,当脐中上6寸处。

【解剖】同中脘穴。

【主治】胸痛,心痛,心悸,呕吐,癫狂痫。

11.鸠尾(RN15)络穴；膏之原穴

【定位】在上腹部前正中线上，当胸剑结合部下1寸处。

【解剖】同中脘穴

【主治】胸痛，呃逆，腹胀，癫狂痫。

12.膻中(RN17)心包之募；八会穴之气会；足太阳、少阴、手太阳、少阳、任脉会穴

【定位】前正中线上，平第4肋间隙，或两乳头连线与前正中线的交点处。

【解剖】胸骨；穴区内有第4肋间神经前皮支，深层有第4肋间神经和胸廓内动脉前穿支分布。

【主治】咳嗽、气喘、胸闷、心痛、噎膈、呃逆等胸中气机不畅的病证；乳少、乳痛、乳癖等乳部疾患。

13.天突(RN22)阴维、任脉会穴

【定位】胸骨上窝正中。

【解剖】左右胸骨舌骨肌之间、左右胸骨甲状肌之间、上纵膈蜂窝组织、气管前间隙；穴区内有颈横神经和颈静脉弓属支，深层有舌下神经降支和甲状腺下动脉分布，再深层可及气管前壁。向下刺可入胸骨柄后方，有胸腺、左右无名静脉及主动脉弓等结构。

【主治】哮喘、咳嗽、胸痛、咽喉肿痛、暴喑等肺系病证；瘿气、梅核气、噎膈等气机不畅病证。

14.廉泉(RN23)阴维、任脉会穴

【定位】微仰头，在喉结上方，当舌骨体上缘的凹陷处。

【解剖】下颌舌骨肌、颏舌肌；穴区内有颈横神经分布，深层有下倾神经肌支、舌下神经、舌动脉和甲状腺上动脉分布。

【主治】中风失语、暴喑、吞咽困难、舌缓流涎、舌下肿痛、口舌生疮、喉痹等咽喉口舌病证。

15.承浆(RN24) 手足阳明、督脉、任脉会穴

【定位】颏唇沟的正中凹陷处。

【解剖】口轮匝肌；穴区内有颏神经分布，深层有面神经下颌支和下唇动脉分布。

【主治】口眼歪斜、齿龈肿痛、流涎等口部病证；暴喑、癫狂。

三、冲脉

交会腧穴

会阴、阴交(任脉)，气冲(足阳明经)，横骨、大赫、气穴、四满、中注、肓俞、商曲、石关、阴都、通谷、幽门(足少阴经)。

四、带脉

交会腧穴

带脉、五枢、维道(均属足少阳经)。

五、阴维脉

交会腧穴

筑宾(足少阴经)，府舍、大横、腹哀(足太阴经)，期门(足厥阴经)，天突、廉泉(任脉)。

六、阳维脉

交会腧穴

金门(足太阳经)，阳交(足少阳经)，臑俞(手太阳经)，天髎(手少阳经)，肩井(足少阳经)，头维(足阳明经)，本神、阳白、头临泣、目窗、正营、承灵、脑空、风池(足少阳经)，风府、哑门(督脉)。

七、阴跷脉

交会腧穴

照海、交信(足少阴经)，睛明(足太阳经)。

八、阳跷脉

交会腧穴

申脉、仆参、跗阳(足太阳经)，居髎(足少阳经)，臑俞(手太阳经)，肩髃、巨骨(手阳明经)，天髎(手少阳经)，地仓、巨髎、承泣(足阳明经)，睛明(足太阳经)。

附录四　经络是如何正在被证明的

　　"经络"是中医用了几千年的名词。数千年前的中国古代，某些人生病时身体会出现红色发烫的线条，按摩那些线条可以治疗疾病。出现这种情形的人很少，这种人一般称之为经络人。因此，可以说经络学说是从治疗经验中发展出来的，是中医最重要的一部份。

　　我国在汉朝时曾经处决一个名为王孙庆的叛党头目，将其进行活体解剖，然后将细竹片放入血脉中，观察其流动。结果发现人体的血脉（血管）和医典中的经络不相吻合。这次的实体解剖，就经络学来说是一次失败的实验。因此，在中国的医学领域中，从此就放弃了解剖人体，解剖学在中国成为验尸官所必需了解的知识，而不是医生所必需学习的功课。

　　后来西方的解剖学传入中国，中国的医生在解剖中找不到经络，加上当时的中国国力薄弱，整个社会正进行全盘西化的改造，西方的所有科学都被中国人认为是先进的象征，中国人的自信心完全丧失。对中医的态度也一样，特别是西医对一些致命传染病的明确疗效，更让人们对中医失去了信心，甚至一度认为中医是一种没有根据的玄学。在汪精卫主政的南京伪政权，还曾经考虑立法废除中医。

　　1960年代，北韩有一个名为金凤汉的科学家，宣称找到了经络，并将之命名为"凤汉管"。这个发现轰动了全球医学界，也引发了各国对经络研究的兴趣。日本随即组织了大批的科学家进行经络的研究，扬言在十五年内解开经络之谜。当然，视中医为祖先遗产的中国也很紧急地组织了大批科学家到北韩去实地学习，并加紧研究，深怕这个祖先遗产——经络之谜由其它国家捷足先解。接下来的几年，全球科学家不断要求北韩公布研究成果，北韩却始终拿不出具体的证据，最终金凤汉由于拿不出具体的证据而跳楼自杀，这件事就不了了之。

　　这件事使得从事这项研究的科学家们非常尴尬，许多人放弃了研究，更有偏激的人根本否定了经络的存在，经络沦为谜信的一部份。一直到1970年，美国总统尼克松访问中国，中国政府在北京向美国代表团实体演示针刺麻醉下的开心手术，那种血淋淋的神奇场面，使得参观的美国专家们惊得目瞪口呆。但是此时的中国医界，分成了两派，一派人认为没有经络只有穴位，否则不能解释针刺麻醉的现象，另一派人还是坚持经络的存在，但是提不出具体的证据，辩论也就愈来愈低调了。

　　1990年代初期，中国政府高层认为经络是中国的文化遗产，必需投入资源加以研究，可是当时主导科学研究工作的多数专家都反对，只有复旦大学的费伦教授（本书的指导教授）认为经络存在了几千年，虽然我们至今没有找到具体的证据，但是也有可能是我们过去使用的手段不对，或科技能力不足，今日科学进步了，也许有新的方法可以找到经络的证据。因此，力排众议提议这项研究。然而，反对的声浪太大，该项目以十三比一的投票比数差点被否决了，这项研究仅拨了很少的经费。费伦教授自主成立项目进行研究。

　　由于费教授是一个精于分子物理学的化学家，不是一个医生，因此对这项研究采取和过去的研究完全不同的方法。首先放弃传统上成立正式组织的方式，采用一种名为虚拟组织的新式组织，项目中没有全职的研究人员，完全视研究需要机动的调集上海各种相关科学家及设备。经过近十年时间努力，终于找到了几项经络存在的具体证据。

　　这个研究首先认为，解剖学已经如此发达的今天，一定不会存在任何未发现的线状或管状组织，因此，将寻找的目标放在经络附近的组织分析，由于现代生物分子学进步，可以使用的工具和方法远较二十年前进步得多，加上这个小组的成员不再以医界专家为主，而以化学家、物理学家、数学家等基本科学的专家为主，从物质最基本的规律做起，因此成功的机会特别大。

　　在这个研究之前，天津有一个小组在经络研究方面，曾经发现当针刺入穴位时，会使穴位周围产生大量的钙离子。那份报告并没有说明这些钙从那里来，从常识判断人体的钙主要在骨头中，但是骨头里的钙不可能在针刺的瞬间释放出来。因此，判断在人体的穴位附近应该存在着可以随时释放钙离子的钙库。找到这个钙库应该可以找到部分穴位的物质存在证据。

　　小组首先在活人身上对穴位进行三维定位，并在磁共振(MRI)设备下观察针刺时的实际落点。同时备用一条离体的人腿，同步进行解剖。中医的穴位依照不同的深度分为天、人、地三层，针灸时，到了每一层会有针感，患者会感觉到酸、胀、麻，而施术的医生则会有粘针的感觉，这个实验瞄准的是腿上胃经的地层。经过穴位定位进行解剖后，发现小腿上的胃经所有穴位的地层均停针于腓骨和胫骨之间的骨间膜上，这是一种结缔组织，以往对它的了解仅止于是人体组织之间的连结功能。

　　于是小组将该片骨间膜割下来，送到物理实验室，用质子加速器进行分析，发现有七种元素钙（Ca）、磷（P）、钾（K）、铁（Fe）、锌（Zn）、锰（Mn）、铬（Cr）等，在穴位和非穴位上的含量有40～200倍之间的明显差异，而一个穴位的直径约5～8毫米，所有这些富集的众多分子都只存在于骨间膜的表层，约一个微米的厚度。这是非常令人振奋的成果，是人类第一次发现经络存在的物质证据，从此没有人可以怀疑经络和穴位是虚无飘渺的了。

接着小组继续对这片骨间膜的结构进行分析，发现它是由3条胶原纤维构成纤维条，再由5条纤维条卷成一束，数量繁多的这种线束结成片状，有点像计算机中的排线结构。再对这种胶原纤维进行分子层次的分析，发现它是由数种不同蛋白质分子构成的一种生物液晶态(Bio-LiquidCrystal)的物质。

根据物理学的常识，晶体结构的物质对声、光、电、热、磁等物理能量都具有一些特殊的性质。参考上海交通大学过去对特异功能人士的实验，知道气功师所发出的"功"当中，有很大的成份是发射出特定波长的远红外光。因此，小组对结缔组织的物理特性测试，首先就从远红外光的透光性做起。很快的又得到了令人振奋的结果，实验证明胶原纤维在径向对9～20微米的远红外线具有近100%的透光率，横向方面则几乎完全不透光，也就是说，对于该频率范围而言，胶原纤维具有光纤维的物理特性。

接着再从国外医学研究文献中了解，人体的所有组织，甚至小到个别的单一细胞，都至少有两根胶原纤维连结着，它很可能是人体内部的信息高速公路。而人体各个脏器外部的保护膜，也是一片密密麻麻的光纤维。中医经络分为经脉和络脉，其中经脉是主干，在一般的中医经络图中主要画的就是经脉。络脉是经脉的分支，几乎遍布全身，和研究的结果相吻合。

这项研究的论文1998年三月第一次发表在中国大陆的《科学通报》上，接着在2000年应邀在世界卫生组织的"传统医学研讨会"中发表，也在2001年在"两岸中医药研讨会"中发表。虽然这些报告受到相当程度的重视，但是这项研究最终将造成的影响必定远不止如此。

这项经络物质证据只是针对经络天、人、地三个层级中的地层所做的一小部份研究。除了这项证据之外，经络和穴位必定存在着其他的现象。上海复旦大学研究团队中的丁光宏博士所带领的小组，随后又发现人体的毛细血管多数呈不规则状，唯独在穴位点附近的毛细血管呈规则的并行线状，而且平行于经络。经过流体力学的计算，发现只要在相邻的穴位间有一定的压力差，在人体的经络中就会形成管线外毛细血管间的组织液流场。这有点像海洋中的洋流，没有管子，但有水流。这也很像在黄帝内经中所描述的荣卫之气的卫气。荣气是血管中的血液，这里发现的管外流场，很可能就是卫气。这项研究仍在继续进行中。受限于目前设备的极限，仍然很难在活体中直接观察到这个现象，而在死体上血压消失后经络根本就不再活动，也就无从看到这个现象。这就是经络研究中最大的困难，需要了解活体的细微变化。

　　这些经络附近的特异现象，可以说明人体的经络不是一个古代中国人想象中的系统。随着科技的不断进步，将逐渐出现更多经络存在的证据。例如，在"天"和"人"两层必定也有其它经络存在的证据，有待科学家们继续研究发现。

　　生物进化的过程，最早是从单细胞生物开始逐渐发展的，在早期简单的生物中，许多生物并没有大脑，却具有结缔组织（研究团队最早发现的经络组织），大脑是很高级的生物才具备的器官。从这个现象看来，主宰人体脏器运行的并不一定是大脑，更有可能是由经络系统直接调节和控制的。

　　用现代的计算机术语来说，人体很可能不是单一计算机控制的系统，而是多个计算机加上一个高速的通讯网路所建构的，大脑不过类似公司网络中总裁（CEO）的终端机而已。这也说明我们祖先对人体五脏六腑的定义中，包括了心、肝、脾、肺、肾——五脏，和小肠、胆、胃、大肠、膀胱、三焦——六腑，独独漏了"脑"的可能原因。

　　现代医学是建构在解剖学基础上的，经络系统在过去发展解剖学的年代中，限于科技能力而无法看到，直到上个世纪末人类的科技能力才刚有能力发现部份经络的证据。如果真如我们所推测的"经络是人体内部的信息高速公路"，那么原来的解剖学很可能漏掉了人体最重要的部份。这就像观察一棵树没看到树干只看到树叶一样；也像解剖计算机时，只看到部份的硬件就以为那是计算机的全部，没想到还有软件的存在，更不知有网络这样的怪物一样。

　　今日中医的没落，很大的原因是现代中医的教学。一进学校就先教了这种一知半解的解剖学，使得这些初学的准医生们脑子里就架了一个没有经络的人体结构，再开始教经络和穴位，当然满脑子充满疑问，如何学得懂中医呢？

　　随着经络物质证据的出现，在可预见的未来必定对整体医学界造成很大的影响，原有的解剖学必需跟着调整。当然，以解剖学为基础的整个现代医学也必定会跟着发生巨大的变化。

编者引自"360问答"网站

参考文献

[1]任公越.信息疗法——针灸原理初探.哲学研究,1980年(12)：43

[2]江本胜，长安静美.《生命的答案，水知道》(中译本).如何出版社，2002

[3]任公越.狭义信息疗法.科学导报.1999(8)

[4]Prinzing G.金、银针在针术中的不同作用.上海市医药科学技术情报研究站编.医学科学译丛《针灸专辑》.上海科学技术研究所,1962：28

[5]上海中医学院.针灸学——经络学说.人民卫生出版社,1962：130,131

[6]间中喜雄.关于补泻的商榷.上海市医药科学技术情报研究站编.医学科学译丛《针灸专辑》.上海科学技术研究所,1962：47

[7]谢新才.中医基础理论现代探析.中国中医药出版社,1994

[8]李鼎.经络学.上海科学技术出版社,1984：112

[9]张颖清.生物全息诊疗法.山东大学出版社,1987：115

[10]谢浩然.经络结构探索.河北省中医研究所,1984

[11]王本显.国外对经络问题的研究.人民卫生出版社,1984：125

[12]祝总骧等.针灸经络生物物理学,北京出版社,1998

[13]藤田六朗.从诊脉到五行.最新国外针灸文献汇编.中国科技情报研究所编辑出版，1959：74

[14]中谷义雄良.导络.最新国外针灸文献汇编中国科技情报研究所编辑出版，1959：41

[15]长滨善夫,丸山昌朗.经络之研究(中译本).上海卫生出版社,1956：53

[16]涂序彦，黄秉宪，郭荣江，潘华.生物控制论.科学出版社,1980

[17]涂序彦.《大系统控制论》.国防工业出版社,1994

[18]涂序彦，王枞，刘建毅.智能控制论.科学出版社,2010

[19]张颖清.生物全息律.自然杂志1981(4)：243

[20]间中喜雄.内脏体表反射及体表内脏反射的临床研究.《最新国外针灸文献汇编》中国科技情报研究所编辑出版，1959：64

[21]汪湘.任公越.中医经络信息协调诊疗系统研究.电子商务,2006(02)

[22]陈泽生等.Meridians Admittance Measurement and Diagnosis Computerization System, MEDINFO'86, 1986,1：232

[23]FujitaR等.金、银针补泻作用的实验研究.上海市医药科学技术情报研究站编.医学科学译丛《针灸专辑》.上海科学技术研究所,1962：37

[24]赤羽幸兵卫.知热感度测定法——针灸治疗学(中译本).上海卫生出版社,1955

[25]上海中医学院.针灸学——经络学说.人民卫生出版社.1962：130,131

[26]陕西中医学院.现代经络研究文献综述.人民卫生出版社,1980：6,12,13

[27]李定忠.关于经络的探讨《经络敏感人》.人民卫生出版社,1979;202,210

[28]Schmidt Genf P.巨刺.上海市医药科学技术情报研究站编.医学科学译丛《针灸专辑》.上海科学技术研究所,1962：25

[29]N.Wiener.控制论——或关于在动物和机器中控制和通讯的科学(第二版中译本).科学出版社,1963：195

[30]冯存札.对应点针刺治疗1944例的初步总结.新医药学杂志,1979(2)：18

[31]刘炳权.最佳时间针灸法.山东科学技术出版社,1989

[32]汪湘等.经络协调诊疗系统治疗常见精神病临床研究.第九届全国医药信息学大会论文集,1999：421

[33]汪湘,等.计算机化中医经络协调诊疗系统《电子工程师》.1999年10月增刊第八届全国医药信息学大会论文集,1999：531

[34]上海中医学院.腧穴学.上海科技出版社,1960

[35]任公越.情报疗法の基本法则 全日本针灸学会杂志.1985年12月刊，3.4期合刊